人文科普 －探 询 思 想 的 边 界－

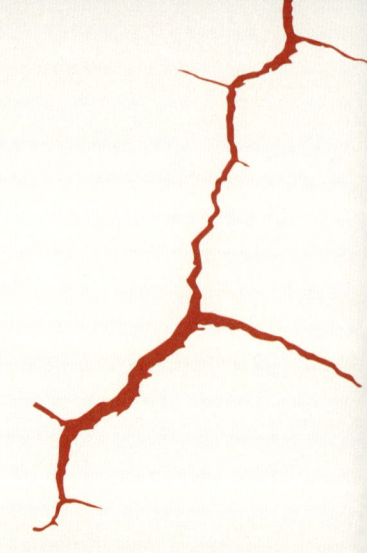

医学人文系列

已出版：

《血液循环：东西方之间的一段发现史》
《疫苗的史诗：从天花之猖到疫苗之殇》
《病患悖论：为什么"过度"医疗不利于你的健康？》
《病床边的陌生人：法律与生命伦理学塑造医学决策的历史》
《生命的七种迹象：来自重症监护室的故事》
《改变自己的物种：繁荣如何重塑人类生命》
《坏血病：一段跌宕起伏的医学发现史》
《白色巨塔的裂缝：医学的现代性批判与公众科学的重构》

即将出版：

《疯狂病毒史》
《发明医学：从荷马到希波克拉底》
《肌肉大揭秘：力量从何而来》
⋮

潘隆斐 —— 等著

白色巨塔的裂缝

医学的现代性批判
与公众科学的重构

中国社会科学出版社

图书在版编目（CIP）数据

白色巨塔的裂缝：医学的现代性批判与公众科学的重构 / 潘隆斐等著 . -- 北京：中国社会科学出版社，2025.8. --（鼓楼新悦）. -- ISBN 978-7-5227-5182-5

Ⅰ. R-05

中国国家版本馆 CIP 数据核字第 2025L24F17 号

出 版 人	季为民
责任编辑	侯苗苗　朱悠然
责任校对	夏慧萍
责任印制	郝美娜

出　　版	中国社会科学出版社
社　　址	北京鼓楼西大街甲 158 号
邮　　编	100720
网　　址	http://www.csspw.cn
发 行 部	010-84083685
门 市 部	010-84029450
经　　销	新华书店及其他书店

印刷装订	北京君升印刷有限公司
版　　次	2025 年 8 月第 1 版
印　　次	2025 年 8 月第 1 次印刷
开　　本	880×1230　1/32
印　　张	10.75
字　　数	209 千字
定　　价	69.00 元

凡购买中国社会科学出版社图书，如有质量问题请与本社营销中心联系调换
电话：010-84083683
版权所有　侵权必究

目 录

推荐序　为生民立命　1

前言　裂缝显现　1

第一章　怀疑权威：健康自由意志的哲学基础　1

    第一节　反思科学主义　4

    第二节　反智主义的发展与蔓延　12

    第三节　否认主义的蔓延　16

    第四节　公众科学与右翼政治　20

    第五节　"新左派"与公众科学　27

    第六节　"科学为民"　32

    第七节　从怀疑科学到怀疑医学　37

第二章　基础医学：医学的科学化及其影响　42

    第一节　从经验的医学到科学的医学：基础医学研究的信任危机　42

第二节　医学知识的历史局限　97

第三章　临床医疗实践：在科学与经验之间　140

第一节　临床医学实践：经验与科学的张力　141

第二节　重大公共卫生事件的负面影响　162

第四章　医药产业：商业利益与健康福祉的碰撞　202

第一节　药品市场的科学信任危机　204

第二节　狂飙的药价：民生之痛与医药行业之病　224

第三节　健康自由主义与科学主义的碰撞：保健品监管的挑战与反思　260

第五章　公众科学的困境：以福岛核危机为例　274

第一节　公众科学的兴起与发展　276

第二节　公众科学的三重困境　280

第三节　公众科学的社会实践：以福岛核危机为例　285

第四节　超越公众科学　291

余论　裂缝的弥合　300

参考文献　303

推荐序

为生民立命

横渠四句里有一句"为生民立命",很符合本书的意蕴。它超越"救命",抵达生命意义、医学价值的洞悉与建构。医学的现代性困境本质上是一场"除魅"之后的精神危机。当技术主义、消费主义盛行,"白衣天使"褪去圣洁的光环,行医的动机不再纯粹;当希波克拉底誓言中的"神圣技艺"被异化为医疗流水线上的技术操作,人们不得不追问:**医学的终极价值何在?** 然而,仅有扼腕长叹无益,更需要理性的针砭与建构。隆斐老师的这部新作以锐利的学术刀锋剖开现当代医学演进中的系统病灶,将西方医学伦理的溃败、科学主义的傲慢、资本逻辑的侵蚀一一呈现于众。字里行间既流淌着痛彻心扉的感悟,又不乏振聋发聩的警示。因此,在我看来,这不仅是一部医学社会学论著,更是一份直指现代文明病灶的诊断书。

从上古巫医同源的"通天之术",到中世纪修道院医院的慈悲济世，医学始终承载着人类对生命的终极关怀。然而，自第二次世界大战之后，医疗产业化的狂飙，将医学推入工具理性的"滑雪口"。以美国为代表的商业化医疗体系，将医生从"仁者"异化为"供应商"，将患者从"被眷顾者"降格为"消费者"。如同书中对奥施康定丑闻的剖析，恰如一记正义的重锤，敲碎了裹在药企巨头身上的道德伪装，他们为利润操纵科研数据的真相被曝光，让公众见识了临床上那些消除躯体大患的止痛药如何沦为资本收割生命的镰刀，在这些黑幕之下，医学的"救赎"使命早已让位于"生意"逻辑。这种异化并非西方医药界的专利，中国的医改探索中，也曾若隐若现地表现出过度市场化倾向，同样值得我们警惕。

本书的特色是意气风发，激扬文字，其学术锋芒不仅撕破了科学主义的温情面纱，还透析了现代医学的诸多悖论。譬如，医学的除魅并未带来预期的理性繁荣，反而催生了反智主义与健康自由意志主义的合流。当公众目睹藤井善隆的学术造假、黄禹锡的干细胞骗局，科学权威的崩塌便成为必然。这种崩塌不仅是对科学精神的否定，还是对科学异化的诏媚。书中对"公众科学运动"的辩证分析，令我深有感触：2011年福岛核泄漏事件中，日本市民自发检测辐射值的行动，既展现了公众参与科学监督的勇气，也暴露了信息碎片化带来的认知混乱。这提示我们，医学民主化不能走向极端，而需在专业性与公共性之间寻找平衡。

医学的现代性重构在当今时代意义重大：它是对生命无常的敬畏，是对技术局限的坦诚，更是对资本逻辑的抵抗。这种思考与我在临终关怀领域的田野研究不谋而合。我曾见证一位肿瘤科医生，用"叙事医学"方法倾听晚期患者的生命故事——他不急于开具处方，而是通过共情，理解患者的恐惧与尊严需求。这种实践颠覆了"医生主导"的传统模式，却在医患之间重建了神圣性的纽带。它证明，**医学的神圣性不在于全知全能，而在于对生命复杂性的谦卑；不在于征服死亡，而在于陪伴人类与苦难和解**。当然，西方流行的"公众科学对抗专家权威"的二元框架，或许值得进一步商榷。医学的民主化不应沦为非此即彼的对抗，而应走向基于协商的理性。在基因编辑、AI 诊疗等前沿领域，我们既需要打破知识垄断，也需要防止科学议程被干扰。这让我想起希波克拉底箴言中"艺术"与"技术"的并重——**真正的医学进步，应是技术进步与人文关怀的共生**。

掩卷沉思，这部著作的思想价值远超学术领域。当疫苗犹豫、养生骗局、医患冲突不断冲击社会共识，当各类言论在舆论场角力，本书揭示了这些乱象的根源：医学失去神圣性的社会，必然陷入价值混乱的荒原。它警醒我们，医学的救赎从不是单纯的技术问题，而是关乎人类如何安顿生命意义的文明命题。在此意义上，每一位医务工作者都应重思特鲁多医生的墓志铭——"有时治愈，常常帮助，总是安慰"；每一位政策制定者都需谨记，医疗改革不能止于效率至上，而要以人性温度丈量制度得失；每一位公众也应意识到，**健康自由绝非放任自流，而是对生命共同体的责任担当**。

此书问世之际，正值全球医学站在十字路口：基因技术挑战自然边界，人工智能重构医患关系，资本洪流冲击伦理堤坝。此时此刻，我们尤其需要这样有锋芒的文章来刺痛麻木，更需要高擎这样的"思想火把"照亮前路。愿本书能触发一场跨学科的对话——激发我们"为生民立命"的豪情，让医学、哲学、社会学、伦理学携手同行，在技术价值除魅后的精神原野上，**重建一座属于现代人价值高原的医学圣殿**。那里没有全知全能的神祇，却有对生命的深切敬畏；没有商业逻辑的算计，却有痛楚中共鸣的体温。**这或许正是医学神圣性的真谛：它不在云端，而在人间；不是奇迹，而是对脆弱生命的温柔忠诚**。

北京大学医学人文学院教授、

北京大学叙事医学研究中心学术委员会主席

王一方

2025年5月于肖家河

前言

裂缝显现

医疗行业固有的强道德属性是近年来的公共卫生政策研究中常常被忽略的因素。当我们凝视现代医疗系统这座高耸的"白色巨塔"时，往往被其技术进步的光环遮蔽，却忽视了墙体深处蔓延的裂缝——这些裂缝既是工具理性对道德根基的侵蚀，也是全球医疗资本化进程中系统性危机的先兆。医疗行业专家和决策者对于医疗行业的认识显然存在一定张力，这也是近年来我国医疗体制改革在医疗行业内部存在巨大争议，却在人民群众中普遍反响较好的重要原因。从工具理性的视角看，如果仅仅将医疗看作一般意义上的商业化专业服务，将药品或医疗器械看作一般商品，那么我国的医疗事业公益化方向改革就缺乏完善的逻辑。医疗这一领域显然并非一般意义上的商业化专业服务，不能从单纯经济范式出发去探讨医疗改革。20世纪90年代以来，由于国际政治形势剧变，美式全球化和美式理论认知开始迅速在世界范围内流行，世界多数地区的医疗加速向美国模式的方向演进。部分专家试图用纯粹的工具理性去认识医疗服务，并发明了类似"医疗不可能三角"（效率、成本、质量难以兼得）的理论来说明医疗中的资源配置问题。然而这样的认识却很难得到公众认同，因为这座白色巨塔的裂缝，恰恰暴露了将医疗降格为技术官僚命题的致命缺陷——当生命权被简化为资源配置的算术题，当医生的白袍沦为资本竞逐的遮羞布，体系的道德地基必然在效率至上的震颤中崩塌。

在人类的文明传统中，医疗长期是一个充满神圣性的专业领域。上古时期，巫医同源，医者也承担了原始宗教中祭司的角色，先民们不能理性认知草药的力量和精神抚慰的效果，于是将原始医学认知为神灵的赐福，我们至今仍然能够从萨满的仪式中窥见一二。再后来，原始宗教逐渐消失，社会不断进步，但医疗依然保持了其神圣性。在我国古代，人们素有"医者仁心""医者仁术""不为良相，便为良医"等认识，无不强调医生的道德性。古希腊的希波克拉底医学同样将医者塑造为拥有高尚道德的哲人王，希波克拉底关于行医的道德誓言至今仍然流传于全世界的医学院。现代西方医学传承自基督教医学，依然保留了希波克拉底医学的道德传统，医院在历史上是基督教会的附属机构。公元 325 年，第一次尼西亚公会讨论了教会建立医疗和收容机构的议题，随后，每个拥有大教堂的城镇都开始建造医院，医院骑士团（Knights Hospitaller，现简称马尔他骑士团）甚至发展为基督教三大骑士团之一，至今仍然是联合国观察员。尽管18世纪开始西方国家出现了志愿医院运动，其他社会力量也开始参与医院建设，但这些志愿医院仍然是慈善事业的一部分，与教会保持着密切关联。可以说，在工业文明之前，医疗始终是文明殿堂的承重墙，其神圣性为白色巨塔浇筑了最初的伦理混凝土。

真正的结构性裂缝始于第二次世界大战后的美国。美国实业家亨利·凯萨（Henry Kaiser）在第二次世界大战期间为保障公司雇员福利，采用与医生签订长期合同的方式避免传统的按次收费服务，他在战后将这一模式发展为商业医疗保险并向全美推广，从此保险公司成为美国医疗费用的主要支付者。自此之后，医疗事业实际上主要由政府机构和商业保险公司主导，这座白色巨塔的浇筑材料开始变质——资本的水泥替代了道德的黏合剂，保险精算师的算力侵蚀了希波克拉底誓言。从功利主义视角看，新的世俗化医疗系统显然在可及性和效率方面优于过去教会主导的医疗系统，但世俗化带来了强烈的道德不信任。虽然现代性早已冲击了几乎所有的社会领域，但患者仍然被医疗领域的现代性冲击得措手不及。他们开始将医院看作冰冷的官僚机构或者以营利为目的的经济组织，医生不再具有神父般的道德权威性。医疗系统自身的道德定位也在发生变化，医务工作者开始将自己的工作"去神圣化"，人文关怀出现了明显滑坡，以至于西方医学院在20世纪60年代末开始设立医学人文学科，以应对业已形成的医疗"冰冷化"现象。当各种技术手段不断将白色巨塔垒向云端，塔体却在过度医疗、学术造假、伦理失守的震动中裂开缝隙。

医疗在第二次世界大战后的美国向来是一个极具道德争议的领域，直到今天依然是美国社会最受关注的政治议题之一。美国医疗具有"产业化"的基本特征，在高效的资本主义运行模式下，医疗科技飞速发展，医疗在GDP中的比重不断增加，但学术造假、过度医疗、不道德医学实验等一系列的非伦理行为也层出不穷。白色巨塔的裂缝已深入核心结构：当医疗成为GDP竞赛的勋章，当制药公司的股价与患者的生存率挂钩，体系的异化便成为必然。面对医学权威的逐渐去道德化，美国社会在20世纪60年代后发起了一系列社会运动以反抗资本主义异化下的医疗。冷战结束后，美式全球化开始流行的同时，也将美国产业化的医疗模式向全球推广，全世界的医疗普遍出现了去神圣化、去道德化的趋势。

中国自改革开放以来，经历了众多领域的重大调整，医疗亦不例外，美国医疗也一度成为中国的学习模板，美国医疗工作者的高收入、医药产业的活力、医学科技的高度创新性一度被我国医疗界称道，但美国医疗被诟病的另一面则被长期忽视。我国将卫生定义为一项"事业"，美国则将卫生定义为一项"产业"，这背后的道德动机是完全不同的。在产业逻辑下，医疗行为是世俗化的，并不具备道德层面的超越性，这使得医疗领域同样会涌现大部分商业领域容易出现的乱象。当我们仰望现代医疗巨塔的技术巅峰时，必须清醒认识到其潜在的裂缝——健康权如何异化为特权，算法诊断如何消解医患共情，这些危机正在全球医疗体系中复制蔓延。在传统的西方医学话语体系中，医生是类似神父的道德圣人角色，会尽己所能为患者谋福祉。但在美国引领的世俗化医疗大潮中，众多卫生工作者将个人利益置于患者利益之上，这使得公众对于医者的信任大打折扣，爆发了反对医疗家长主义、追求健康自由的思潮，在此之上又产生了医疗领域的公众科学运动。本书试图揭示医疗这座白色巨塔系统性裂缝的生成机制与修复可能，主要涉及三个方面的历史：健康自由意志与公众科学的思想史、现代医学在发展过程中的各方面历史困境，以及公众科学运动的实践案例。我们希望让读者知道，医疗领域在失去其道德超越性后所展现出的主要问题。

本书第一章主要从社会思潮和哲学的角度向读者揭示，为什么白色巨塔的裂缝首先出现在医患信任的接缝处，并寻求一种更自由平等的医患关系。第二章到第四章则向读者揭示，现代医学在基础研究、临床实践和药物监管方面都存在一定的异化现象，裂缝既体现在实验室数据造假的砖石松动，也暴露于临床过度医疗的钢筋锈蚀，更蔓延在药价狂飙的混凝土剥落中。这几个章节有大量生动的案例，揭示了现代医学的局限性，读者也能从这些案例中得到警示，防止自己在健康决策中遭遇类似的问题。第五章则探讨了公众科学作为一种修补裂缝的修复剂的可行性与局限性。事实上，只有在政府避免新自由主义意识形态的基础上，公众科学才能真正发挥作用。但归根结底，依然要重建一种道德化的医学。让白色巨塔不再以资本为攀升动力，而是以生命的尊严为地基；让医疗回归"事业"的初心，而不是在"产业"的竞赛中加速崩解。

我和北京大学哲学系戚文秀博士共同完成了本书的撰写工作，文秀对本书涉及的诸多案例进行了收集整理。文秀本科就读于北京大学临床医学专业，后进入北京大学哲学系科技哲学专业攻读博士学位，对于医学人文学科深怀热忱。值本书付梓之际，欣闻文秀喜获千金，谨致祝福。

第一章

怀疑权威：健康自由意志的哲学基础

当代中国人生活在一个前所未有的信息爆炸时代。发达的移动互联网给了所有人发声的机会，过去相对统一的对于外在世界的价值观念逐渐变得多样，公众开始因性别、种族、国别、经济差异等问题不断产生不同的新观点。以上内容主要涉及价值判断，产生分歧很容易理解，但关于科学技术与医学的知识看似属于事实判断的范畴，可也同样产生了巨大的观念差异。而这些事实判断范畴内的观念差异往往并非科学共同体内的学术争议，而是大众认知与专家认知的差异，其中尤以医学为甚。大部分人的生活都不会与艰深的科技知识有过多交集，但每个人都会去看医生，也就产生了这样的悖论：虽然身体是你的，但更懂你身体的却是医生。传统上，中国人显然对医学专家的道德和权威信任有加，古有"医者仁心""不为良相，则为良医"的谚语。但随着自媒体时代的到来，中国人对于医学知识客观性的认知也产生了不信任的情绪。

传统的公众科学作为一种社会运动或社会思潮的时间并不长，大约起源于20世纪六七十年代的美国，而它作为一种实践却历史悠久。在人类历史的大部分时期，科学（或者说自然哲学）都是自费研究人员的追求，柏拉图、亚里士多德、牛顿和达尔文实际上都并非职业科学家，而是将知识视为兴趣的绅士。他们是一群为思想生活的人，而并非靠思想生活的人。19世纪，科学在德国逐渐成熟并建制化，开始有职业化的科学家群体出现，后来世界各国也逐渐跟进，使得科学成为知识精英的职业，医学也在科学职业化后迎来了科学化的大好时期。在第二次世界大战后，大科学在美国兴起，专家型政府也被建立起来，科学取得了无上的权威，但也引起了美国公众的怀疑。这样的怀疑逐渐扩散到了欧洲。艾萨克·阿西莫夫（Isaac Asimov）曾经这样评价美国公众对于科学的看法："美国存在一种无知崇拜，而且一直存在。反智主义的压力一直贯穿我们的政治和文化生活，它受到民主所谓的'我的无知和你的有知一样好'的错误观念的滋养。"[1] 公众开始怀疑他们并不熟悉的专业知识，在医学领域这一现象尤其明显，健康自由意志主义由

---

[1] Isaac Asimov, "A Cult of Ignorance (My turn)." *Newsweek,* Jan 21, 1980, p.19.

此兴起。用今天的话说，既然"每个人都是自己健康的第一责任人"，那么每个人都要对健康产生独立的认知，而不是服从于知识权威。我们将从思想史层面探索健康自由意志主义的观念是如何产生与传播的，进而探讨公众科学的社会思想基础。在不少现代社会，都产生了与公众科学和健康自由相关的社会思潮，高度怀疑医学权威的道德性。**对于科学主义（Scientism）的反思、反智主义和否认主义（Denialism）的蔓延、右翼和左翼政治思想、后现代主义科学思想共同构成了相关思潮的思想基础。**我们在这里梳理以上各种思潮的思想史，意在探讨 20 世纪中叶以来西方专家（尤其是医学专家）在资本主义框架下越来越不受公众信任的思想根源。理论上讲，似乎摆脱了一切现代医学的父权化、中心化的决策束缚就能获得健康自由，但科学也并不是完全非客观性的知识，失去理性判断的情绪化自由并非真正的自由。公众对于专家的怀疑具有合理性，也具有盲目性。这种怀疑的根源在于科学和医学在第二次世界大战后逐渐开始去神圣化和世俗化，科学家和医生不再扮演过去类似哲人和圣人的角色，但这种怀疑带反智主义、否认主义和政治化的特色。世俗化的科学和医学使得公众对于专业知识分子的信任逐渐崩溃。在信任崩溃之下，权威已然陨落，新的理性认知却还没有建立。

第一节　反思科学主义

19世纪中后期，科学与技术的结合展现出了强大的改造世界的能力，逐渐在西方社会取得了难以挑战的权威，科学主义也应运而生。所谓的科学主义就是将科学和科学方法视为理解世界真相的最佳方法的一种世界观，这个说法是经济学家哈耶克（Hayek）经由观察最早提出的。早在1942年，哈耶克就批判经济学家开始盲目地模仿科学研究的方式进行经济学研究，将复杂的经济现象用简单的数学模型分析，看似"科学"，却难以解决真实世界的问题。[1]虽然科学主义的各类实践并不一定能够得到最优解，但伴随着启蒙运动、现代化和资本主义的崛起，人类思想的理性化与世俗化在所难免，这就意味着人类有意识的行动往往是基于经济性计算与相对严整的逻辑，而不是源于道德、情感或习俗，这必然导致现代人容易被科学主义所左右。现代化（Modernization）这个术语直到20世纪50年代才被西方学术界广泛应用来描述文艺复兴以来欧洲社会思潮的变化，西方通过现代化，逐渐由封建与宗教的社会走向世俗与理性的社会。但伴随现代化而来的就是第二次世界大战后对于现代化的反思，似乎人类的两次世界大战都有受现代化的影响，现代

---

[1] Friedrich August Hayek, "Scientism and the Study of Society. Part I", *Economica*, Vol.9, No.35, 1942, pp. 267–291.

化带来了更先进的生产力，更开放的社会，更自由的竞争，但也带来了资本主义对于人的异化和世界范围内如潮水般的革命。当思想界开始总结现代化时，后现代（Postmodern）的思潮也随之产生了，对于科学主义的反思就是一种典型的后现代思潮。

第二次世界大战后，鉴于纳粹在科学主义意识形态影响下酿成的种族灭绝等悲剧，不断有学者反思科学主义的危险性和局限性。物理学家埃内斯托·萨巴托（Ernesto Sábato）在他1951年的文章《人与机制》中写道，"科学迷信"是所有迷信中最严重的，因为这是"迷信不应该迷信的事物"且"科学已经成为一种新的魔法，越相信它的人，就越不了解它。"[1]数学家亚历山大·格洛腾迪克（Alexander Grothendieck）在其1971年的论文《新宇宙教会》中将科学主义描述为一种类似宗教的意识形态，主张科学还原论、科学威权主义、政治技术统治和技术拯救，同时否认情感和经验（例如爱）的认识论有效性。他预测，"未来几年，主要的政治分界线将越来越少地落在传统的'右'和'左'之间，而越来越多地落在科学主义的追随者与反对者之间，前者主张'不惜一切代价实现技术进步'，后者则认为生命的丰富性和多样性的增强是至高无上的价值。"[2] 1977年，经济学家恩斯特·弗里德里希·舒马赫（Ernst

---

[1] Ernesto Sábato, *Hombres y Engranajes: Heterodoxia*, Spain: Alianza Editorial, 2000.
[2] Alexander Grothendieck, "The New Universal Church", *Survivre et Vivre*, Vol.9, 1971, pp. 3–8.

Friedrich Schumacher）在他的《困惑者指南》中批评科学主义是一种贫乏的世界观，仅仅局限于可以计算、测量和衡量的东西。"现代世界观的缔造者，特别是伽利略和笛卡儿，认为那些可以称重、测量和计算的东西比那些无法量化的东西更真实。换句话说，如果它不能被计算，它就不存在。"[1]舒马赫一直都是经济学家中的实践派，他在第二次世界大战后，担任了英国控制委员会的经济顾问，负责重建德国经济。1970年，他又担任了英国国家煤炭委员会的首席经济顾问，为英国能源产业的布局作出了卓越贡献。他在长期的经济政策研究中发现，越来越科学化和规范化的经济学已经越来越难以指导实践，这种观察与哈耶克反对科学主义的观念不谋而合。对科学主义批判得最为犀利的当数哲学家保罗·费耶阿本德（Paul Feyerabend），他年轻时是科学主义的狂热支持者，后来则强调科学不值得"处理知识"的排他性垄断，并且科学家从来没有在一个独特的、狭隘的自我定义的传统中运作。在《反对方法》中，他将当代科学教育的过程描述为一种温和的灌输形式，旨在"使科学史变得更乏味、更简单、更统一、更'客观'并且更容易接受严格和不变的规则的处理"。"社会，特别是民主社会，必须受到保护，免受科学的侵害……因此，在民主国家，科学机构、研究计划和建议必

---

[1] David Orr, *Environmental Literacy: Education as if the Earth Mattered*, England: Human Scale Education, 1994.

须受到公众控制,国家和科学必须分开,就像两者之间存在分离一样。科学应该作为多种观点中的一种观点来教授,而不是作为通往真理和现实的唯一道路。"[1]齐格蒙特·鲍曼(Zygmunt Bauman)在《现代性与大屠杀》中论证了科学主义、理性与现代性如何导致了纳粹大屠杀,阐释了理性的有限性。[2]

到20世纪90年代冷战结束后,科技竞赛的脚步放缓,对科学主义的反思也达到了高潮,欧美学术界出现了"科学大战"(Science War)。所谓"科学大战",就是欧美的文理科学者关于科学在对世界做出权威主张方面的社会地位的一系列学术和公众讨论,他们对于科学的合法性和权威性呈现了两极分化的态度。一方关注的是捍卫植根于客观证据和理性程序的科学权威,另一方则认为将科学作为机构和社会技术网络进行研究是合理且必要的。双方的争论最初主要发生在美国的学术界和主流媒体上。科学现实主义者指责许多被他们称为"后现代主义者"的学者实际上拒绝了科学客观性、科学方法、经验主义和科学知识。他们认为,文科学术界的文化研究、女性主义研究、比较文学、媒体研究,尤其是科学技术与社会(Science Technology and Society, STS)这一研究领域,都存在强烈的构建主义和相对主义倾向,在试图消解科学的权威性。

---

[1] Paul Feyerabend, *Against Method*, London: Verso, 1993.
[2] Zygmunt Bauman, *Modernity and the Holocaust*, New York: Cornell University Press, 2000.

科学家们普遍认为文科知识分子不懂科学，没有资格批判科学。而文科知识分子们则驳斥了这些指控，认为这些指控幼稚、不明智且自私。事实上，直到20世纪中叶，科学哲学一直专注于科学方法和知识的可行性，为科学理论和观察的真实性提供支撑，并试图在哲学层面上发现科学为何起作用。卡尔·波普尔（Karl Popper）是20世纪逻辑实证主义的早期反对者，他否定经典的观察主义/归纳主义形式的科学方法，转而支持经验证伪。[1]波普尔的证伪主义哲学思想被科学界广泛接受，而它本身恰恰是科学相对主义的思想基础。波普尔之后的众多科学哲学家，大部分都在论证纯科学的逻辑模型不适用于实际的科学实践。托马斯·库恩（Thomas Kuhn）于1962年出版的《科学革命的结构》提出，科学的进化部分是由社会决定的，并且它不是在简单的实验室条件下运作。库恩认为科学知识的发展不是真理和理解的线性增长，而是一系列周期性的革命，推翻了旧的科学秩序并用新的秩序（他称之为"范式"）取而代之。库恩将这一过程归因于科学中人类参与者的互动和策略，而不是其固有的逻辑结构。[2]库恩和他之后的大部分科学哲学家通常被归为"后现代主义"，因为他们开始通过实践者的

---

[1] Karl Popper, *The Logic of Scientific Discovery*, Abingdon: Routledge, 2002.
[2] Thomass Kuhn, *The Structure of Scientific Revolutions*, Chicago: University of Chicago Press, 1962.

视角重新解释过去的科学成就，常常将政治和经济学的影响置于科学理论的发展中。20 世纪 90 年代的"科学大战"（Science War）期间，双方都继续坚称对方不理解自己的理论，或者将建设性批评和学术调查误认为是攻击。布鲁诺·拉图尔（Bruno Latour）认为，"科学大战"中，科学家们总是在会议上大谈"弥合两种文化的鸿沟"，但当许多来自科学领域之外的人开始建造这座桥梁时，他们会惊恐地退缩。[1]虽然科学家们普遍反对"后现代主义"，并把冷战后政府对于科技发展的资助减少归结于这些"后现代主义者"，但这并没有阻止反思科学主义甚至发展为一种思想层面的政治正确。不懂反思科学，在当今的西方社会甚至会被视为受教育程度低的一种表现。

第二次世界大战后的思想界在谈论科学主义时往往会带着一些负面的价值判断，批判科学主义成为一种后现代思想的潮流，他们所批判的科学主义主要有三种：第一种是对科学知识权威性过于迷信，把科学当作真理。科学史向我们不断证明，科学知识往往是片面的、不断演进的，盲信科学权威常常会造成巨大的社会灾难。第二种则是对科学方法论过度推崇和不当使用。哈耶克在《科学的反革命》中将以科学方法研究社会视为一种理性滥用，因为这些方

---

[1] Bruno Latour, *Pandora's Hope: Essays on the Reality of Science Studies*, Cambridge: Harvard University Press, 1999.

法试图消除"人为因素",而社会科学(包括他研究的经济学领域)主要关注人类行为的研究。[1]脱离研究者自身的体验、观察与直觉去研究社会科学,得到的结论往往是无用、荒谬但严谨的。第三种是将科学作为唯一正确的人类价值观,这终将导致社会实践的人文性缺失,纳粹的种族灭绝行为也与此有直接关系。

有鉴于第二次世界大战后思想界对于科学主义深刻而充分的反思,知识精英们也开始怀疑现代医学的有效性,医学界也开始探索医学实践的不确定性和循证医学方法。于是就出现了这样的现象:越是受过较好教育的群体,越理解现代医学的局限性与不确定性,医学的科学主义神话首先在知识精英群体中破灭,他们出于对科学主义局限性的深刻洞见怀疑一部分现代医学实践,而他们的怀疑与思考也传播到公众当中,进一步扩大了公众对现代医学的不信任。

中国正处于现代化进程中,目前我们拥有全世界最大的理工科人才培养体系,学生在义务教育阶段全面学习基础的科学知识,唯物主义认识论也在教育中全面普及,社会上也在积极塑造科学家的崇高形象,这使得中国成为当今世界上最相信科学的国家之一。中国曾经历由于生产力落后造成的百年国耻,因而在塑造现代国家的

---

[1] Friedrich August Hayek, *The Counter-revolution of Science: Studies on the Abuse of Reason*, Carmel: Liberty Press, 1979.

过程中，发展科技实现工业化自然成为不容怀疑的努力方向。在西方人看来，中国人具有强烈的科学主义倾向，缺乏对科学的反思，这其实是可以理解的正常现象。科学诞生于西方，科技发展带动生产力进步的同时也带来了两次世界大战、人的苦难和对环境的破坏，因此西方对于科学已经形成了普遍的"去神化"和反思。中国具有发展科学技术的后发优势，科技发展在大部分情况下没有展示出双刃剑的另一面，因而仍然处于科学主义的昌盛期。目前，中国国内关于科学主义争论最盛的领域当数中医。中医是以中医药理论与实践经验为主体，研究人类生命活动中健康与疾病转化规律及其预防、诊断、治疗、康复和保健的医学。在实践层面，中医有大量成功的经验，青蒿素的灵感就来自经典中医典籍《肘后备急方》，屠呦呦也因为发现青蒿素的抗疟作用而获得了2015年的诺贝尔生理或医学奖。青蒿素获奖后，有些人认为，青蒿素研究的灵感来源于传统医学经典，是中医给世界的馈赠。有些人则认为，青蒿素的抗疟作用研究范式是标准的现代医学研究，中医经典仅仅提供了灵感，因此对于中医应该废医验药。尽管《中华人民共和国中医药法》对中医行业、中药、问诊方式、中医原理、参照医书、教学方法都做了详细的规范，也特别规定，中医的医药实践不能以西医为参考模板，其研究必须围绕着纯中医的理论为基础，但这样的诊疗在科学主义者看来无疑是应该被淘汰的。支持中医的公众往往则抨击现代医学工业化而冷酷的医疗过程和西医的医疗局限性，发出反思科学主义的声音。

第二节　反智主义的发展与蔓延

目前看来，全世界公众科学运动最为盛行的国家是美国，有超过2000个规模化社会组织在从事与公众科学相关的社会活动。这些社会活动的动机有两个方面：一方面是对理性的思考方式与知识的怀疑；另一方面是对知识分子群体的鄙视与怀疑。启蒙运动后，科学与理性的光辉开始照耀欧洲，宗教的价值统治逐渐消退，社会的整体思潮都沿着现代性的洪流汹涌向前。直到20世纪中叶前，欧洲关于人类理性的有限性的讨论都还主要集中在知识分子圈内。美国社会则不同，从建国初期开始就缺乏对于哲学知识与理性主义高度崇拜的精英阶层，因而酝酿了深厚的反智主义传统。

美国的反智主义始于殖民时代早期，毕竟当时来到新大陆的主要是欧洲社会的中底层人士，其中少数受过教育的移民还往往是受政治和宗教迫害的逃亡者，对于欧洲社会以哲学为代表的"上层建筑"并无太大兴趣。从殖民地时代到第二次世界大战前，新教神职人员一直是美国社会为数不多的意识形态领袖，他们基于新教传统，对于启蒙运动和欧洲知识分子长期存有偏见。比如清教徒领袖约翰·科顿（John Cotton）就这样评价知识分子："你越有学问、越机智，你就越适合为撒旦行事。我说，不要被这些浮夸、空洞的表演和肉眼可见的美好状况所欺骗。"[1]托马斯·索维尔（Thomas Sowell）认为，从殖民时期开始，美国社会就是一个"斩首"社会，并没有欧洲社会那样的长期受到良好教育的统治阶层。社会精英和有头衔的贵族没有理由冒着生命危险横渡大西洋去危险的新大陆开拓。在殖民地时期，美国大多数白人的身份是契约劳工，而非裔的身份则是奴隶，后来的移民潮的主流也是欧洲农民和无产阶级。因此，美国作为经济、政治和军事强国的崛起，是普通人的胜利，给了以血统精英和知识精英为代表的傲慢者一记响亮耳光。[2]

19世纪中后期，美国开启了大规模工业化，现代教育开始逐渐普及，不识字的体力劳动者已经不再能代表美国人的形象，但此时的美国教育仍然以高度实用主义的职业教育为主。1862年《宅地法》颁布之后，美国的新兴大学也多是高度实用的农科和工科大学，缺乏欧洲式的庞大的科学和哲学研究建制。尽管在19世纪末，美国大学也开始逐渐模仿欧陆大学进行改革，知识分子群体开始在美国成规模出现，但知识分子并不具备欧洲那样的重大影响力。20

---

[1] Richard Hofstadter, *Anti-Intellectualism in American Life*, New York: Knopf Doubleday Publishing Group, 1963.
[2] Thomas Sowell, *Intellectuals and Society*, New York: Basic Books, 2012.

世纪初，欧洲民族国家的政府已经由各种专家和知识分子主导，但美国依然对这种欧洲传统持有怀疑态度。1912 年，伍德罗·威尔逊（Woodrow Wilson）在竞选美国总统的公开演讲中就曾表示："我担心的是专家政府。但愿上帝保佑，在一个民主国家，我们应该放弃把政府交给专家这个任务。如果我们要由少数唯一懂这份工作的绅士来科学地照顾我们，我们还有什么意义呢？"[1]伍德罗·威尔逊最终竞选成功，但值得玩味的是，他本人在走入政坛前曾担任普林斯顿大学校长，是美国高等教育进步主义的代言人，是当时美国社会非常具有代表性和知名度的大知识分子。作为一名高级知识分子，在总统竞选中极力避免民众认为他将建立专家型政府，可见美国大众对于专家的深度不信任。理查德·霍夫施塔特（Richard Hofstadter）认为，美国社会的这种普遍的反智主义来源于中产阶级"暴民"对精英阶层的反抗。[2]在第二次世界大战前，大众化的高等教育体系并未建立起来，知识分子往往来自社会精英阶层，是"含着金汤勺出生的人"，而美国大众则更加推崇"白手起家的人"，那些生来富有的受过精英教育的人并不能代表美国梦。过人的出身、财富、见识、举止、言谈等阶级标志在欧洲可以被大众接受，

---

[1] Thomase Cronin, *On the Presidency: Teacher, Soldier, Shaman, Pol*, Oxfordshire: Taylor & Francis, 2015.
[2] Richard Hofstadter, *Anti-Intellectualism in American Life*, New York: Knopf Doubleday Publishing Group, 1963.

在美国则受到大部分民众的唾弃。

尽管在大萧条至第二次世界大战中罗斯福的专家政府表现优异，美国也在第二次世界大战后事实上建立了由专家主导的大政府社会，但社会的文化惯性很难在短时间内改变。德怀特·艾森豪威尔（Dwight Eisenhower）上任后，长期致力于削减在第二次世界大战中建立起来的大型专家政府和军工复合体（Military-Industrial Complex），因为这种由专家主导的社会显然和美国传统价值有根本冲突。1957年，苏联在十月革命40周年之际发射人造地球卫星，震撼了整个资本主义世界。本来已经受到压制的大型专家政府和军工复合体得到了全面扩张，美国开启了与苏联的基于社会制度比较的全方位竞争。不依靠专家和大政府的力量，这样的竞争是不可能实现的，任何国家都不可能通过单纯的市场力量实现阿波罗登月那样宏伟的空天计划。但这种专家深度参与和主导的社会恰恰是和美国传统价值相左的。自20世纪60年代后，美国社会的反智主义得以长期昌盛，因为美国在事实上已经成为一个专家主导的社会，不再是那个曾经的怀有单纯改变生活梦想的白手起家创业者主导的社会。

直到今日，美国社会依然蔓延着强烈的反智主义。与其他国家相比，美国的教育质量处于中等水平，77%的美国公立学校的学生知道乔治·华盛顿（George Washington）是美国第一任总统，大约1/5的美国人相信太阳绕着地球转，大约50%的美国高中毕业生没有为大学水平的阅读做好准备。在美国农村，反智主义是某些基督教教派文化的重要特征。美南浸信会和福音派则谴责进化论和气候变化的信仰是一种罪过，并斥责科学家是试图为一己之私欺骗大众的骗子知识分子，创造了"新自然异教"。政治制度中的基因使得美国大众拥有了这样的自信：虽然"你"可能拥有某些方面的专业知识，但"你"和"我"在对事物的判断方面是平等的，并不能认为"你"的专业知识多就一定正确，或者一定要听从于"你"。第二次世界大战后，美国在向全世界推广其价值观和制度的过程中，也将"普却信"的反智主义传统带到了曾经精英价值主导的欧亚大陆，让其成为民粹主义的重要体现。

第三节　否认主义的蔓延

卡尔·波普尔认为，科学源于假说与验证，猜想与反驳。科学知识不是永恒真理，需要经历检验，必须可以证伪。许多著名科学家一直对曾经或后来的主流科学立场持怀疑态度，科学是在不断地证伪与证明中发展的。例如，恩斯特·马赫（Ernst Mach）曾经怀疑原子的存在。威廉·奥斯特瓦尔德（Wilhelm Ostwald）也对原子论表达过怀疑，但在1908年转而支持原子论。阿尔伯特·爱因斯坦（Albert Einstein）的相对论在发表初期也遭到过物理学同行的怀疑，爱因斯坦本人也曾怀疑过量子力学。怀疑本身在科学共同体内部很常见，也是科学文化的一部分。但随着科学对社会作用的增强和科学的政治化，对于科学知识的怀疑延伸到了大众领域，这就使**否认主义**开始大行其道。所谓否认主义，是指拒绝科学共识中无可争议、得到充分支持的事实和概念，而支持激进的、有争议的或捏造的想法。这就是我们通常所说的事实判断与价值判断混淆的现象。

否认主义者的来源很复杂，其中有很多是职业科学家，他们通常基于商业利益或意识形态原因而故意拒绝科学共识，他们通常用证据不足或缺乏严谨性的科学方式来否定一些有扎实证据的科学结论。比如，虽然烟草是导致肺癌的重要因素这一结论在20世纪50年代就已经有了扎实的科学证据，但烟草公司却一直雇佣科学家以证据不足、实验不可靠等说辞来否认烟草致癌，其中甚至有科学家是在过去参与过烟草致癌研究的。在公共关系中，甚至存在着富有否认主义色彩的"吉布森定律"（Gibson's law）——"对于每个博士，都有一个对等且相反的博士"[1]。政府和企业在遭受科学质疑

---

[1] Ramas Singh, Costasb Krimbas and Dianeb Paul et al., *Thinking about Evolution: Historical, Philosophical, and Political Perspectives*, Cambridge: Cambridge University Press, 2001.

时，往往会找到持有对立观点的专家来反驳，但这些专家实际上代表的是政府和企业的利益，不一定是科学事实本身。除了这部分科学家之外，否认主义的主流是阴谋论者、伪科学支持者和神秘主义支持者等，这些人通常没有受到过较好的科学教育，容易被否认主义科学家和专业人士裹挟，他们往往缺乏理性的思辨能力，乐于听到符合自己直觉的声音。

在公共场域内，否认主义常常会带来科学的政治化，与科学共识不一致的观点可能会对公众对科学的认知产生不利影响，并影响各项政策的决策。当没有适当比例地突出宣传时，不同意见会给外行人留下不确定的印象。在这种情况下，诸如全球变暖争议和疫苗争议等公共政策问题也就产生了。石油工业不遗余力地抹黑全球变暖研究，夸大不确定性，雇佣科学家抨击全球变暖是政治阴谋，实际上和自身的产业利益高度相关。由于科学具有不确定性，政府和企业公关时往往会采用"奥威尔式策略"，试图否认对某些问题的所有讨论，因为"更可能的结论仍然不确定"，而不是"结论在科学上最有可能"，以进一步抹黑科学研究。政府和企业通过转移话题、不承认事实以及利用对科学共识的怀疑等策略已被用来为那些被科学证据破坏的观点赢得更多关注。有些科学家已经属于基于意识形态的利益集团，自称在科学问题上拥有专业知识，他们成功地开展了"虚假信息运动"，强调科学固有的不确定性，以质疑人为造成的气候变化等科学问题，否认科学界已就人类在气候变化中发挥的作用达成了实质共识。

在健康领域，对于统一问题的认识冲突往往不是科学与反科学的冲突，而是以营利为目的的商品化科学与以人道主义为目标的道德化科学之间的冲突，是实事求是与简单二元论认知之间的冲突。公众能够普遍意识到不良饮食的危险，但什么是不良饮食则值得讨论。在铺天盖地的商业宣传之下，大部分公众难以准确辨别，只能去相信他们愿意相信的，否认他们不愿意相信的。比如，尽管科学界普遍认可转基因食品的安全性，但无论如何证明，一部分公众仍然坚持否认相关研究的客观性。在20世纪70年代，现代医学之外的医学实践被归为"替代医学"。作为当时反文化运动的一部分，大量公众开始使用"替代医学"进行治疗。美国医学会于1975年废除了"替代医学"的使用，表明了其强烈的科学主义立场。尽管有一些"替代医学"实践被证明有效，现代医学的支持者依然否认这些治疗的有效性。而反文化主义者则坚持反对现代医学的治疗方式，尽管这些治疗方式被证明非常有效。支持和反对替代医学的人本质上都是强烈的否认主义者。

在2020年新型冠状病毒流行期间，时任美国总统唐纳德·特朗普（Donald Trump）曾公开否认新型冠状病毒的严重性，他的带头否认引发了美国国内的一系列反疫苗运动。公众相信不同的医学专家，从而互相否认对方的观点，无视客观的科学证据。判断能力相对弱的公众容易被互联网平台算法驯化，封闭在信息茧房之中，被各种伪科普和假知识迷惑。否认主义的一大特征是只有立场而没有真相，否认主义者会基于偏见观念"撕咬式"质疑，而忽视真正的证据。

第四节　公众科学与右翼政治

在世界范围内，科学家和知识界的政治立场往往都偏向左翼和进步主义。美国的大学里，普遍存在明显基于左翼价值的"政治正确"。而以共和党为代表的右翼政治势力则以反对左翼价值为重要政治纲领，因而在美国，共和党支持者往往容易怀疑科学家的言论，这在全世界的公众科学领域都算是一个非常特殊的现象。在健康领域，美国右翼拒绝将健康决策权交给专家，形成了右翼政治主导下的"健康自由"。

在欧洲大陆，现代知识分子阶层是伴随着文艺复兴和启蒙运动崛起的。教士、先知和哲学家都是早期知识分子，他们追求生命的终极意义与价值，思考人类与社会、宇宙的关系，是大众思想的引领者，社会和时代的眼睛和代言人。科学在西方由自然哲学演化而来，科学家作为知识分子，同样对于欧洲社会产生了巨大的影响。19世纪，科学在德国逐渐开始建制化，科学也彻底重塑了人类的物质世界和观念世界。欧洲知识分子开始怀疑和否定上帝造人的宗教观念，相信进化论；世界的宗教神圣开始消亡，代之以科学的理性。应该说，19世纪之后科学家占据了过去教士、先知和哲学家的思想生态位，开始重新塑造人类的世界观。现今的人很难理解纳粹德国在第二次世界大战期间的一系列反人类罪行，但纳粹的意识形态却是基于时行的优生、进化等一系列科学观念，所以在当时蛊惑了一大批民众。欧洲天然存在的严整的社会阶级让科学成为具有统治地位的意识形态，也给了科学家至高无上的地位。

第二次世界大战期间，一大批欧洲社会精英为躲避战乱移民美国，其中当然也包括一大批科学家。阿尔伯特·爱因斯坦、恩利克·费米（Enrico Fermi）、西奥多·冯·卡门（Theodore von Kármán）、约翰·冯·诺伊曼（John von Neumann）、汉斯·贝特（Hans Bethe）这些人类科技史上的璀璨明星都在这一时期移民美国，这些科学家的移民帮助美国在第二次世界大战期间完成了曼哈顿计划、雷达工程等大科学计划，成为美国在第二次世界大战中最终获胜的关键因素。第二次世界大战期间，美国实际上是以战时国家主义将欧洲的移民科学家们组织起来开展军工研究工作，在战后这种组织方式马上就面临合法性危机。科学家在第二次世界大战前的欧洲是一个特殊的群体，他们和大多知识分子一样，普遍来自富裕的家庭，脱离了吃饱穿暖的简单物质追求，对于社会改造和人类生产力发展都有强烈的道德动机。在苏联，知识分子依然保持了如欧洲般较高的社会地位，拥有相对丰厚的工资和优先的供给。但在美国，并不存在对于知识分子的强烈崇拜和认同，供养知识分子并不具有道德优先性。更重要的是，美国在大萧条之后开启了罗斯福新政，一大批学者型官员进入罗斯福内阁，大幅扩充了联邦机构，事实上建立了专家型的大政府，应对基础设施建设、产业发展、金融安全、社会稳定等问题。而罗斯福新政当中也存在大量的国家干预市场、保护劳工、保护妇女的因素，与新生的苏联有许多相似之处，因而美国右翼政治势力经常批判罗斯福新政为"共产主义"或"红色阴谋"。专家学者也被打上了左翼烙印，直到今天美国的右翼政治势力依然经常批判专家决策，认为专家们试图将美国带入一个没有自由意志的世界。

以第二次世界大战为分水岭，人类的科研组织方式产生了根本变化。科学史家称第二次世界大战前为小科学时代，而第二次世界大战后为大科学时代。在小科学时代，科学家本身往往是具有丰富社会和经济资本的绅士，他们的科研活动不需要政府的过多干预。第二次世界大战中，很多逃往美国的科学家变为无产者，他们在新大陆缺乏足够的社会与经济资本，需要依靠军工科研体系支撑科学活动。第二次世界大战结束后，战争期间负责美国军工研究的总统科学顾问万尼瓦尔·布什（Vannevar Bush）争取将战时的科研组织恒常化，建立由政府支持的国家科研体系，但并不顺利。1945—1950 年，美国进行过三次争论激烈的立法尝试。**第一次**包括 1945 年马格努森法案（S. 1285）、1945 年科学技术动员法案、1945 年妥协法案（S. 1720）、1946 年妥协法案（S. 1850）和米尔斯法案（HB 6448）。其中，马格努森法案由参议员沃伦·马格努森（Warren Magnuson）发起，由万尼瓦尔·布什领导的科学研究和发展办公室起草，呼吁支持科学家自由科研的机构。而科学技术动员法案是由保守派议员哈雷·基尔戈尔（Harley Kilgore）推动的，他支持建立由政府严密控制的科研机构。最终，双方未能达成妥协，不欢而散。1947 年的**第二次**尝试包括参议员亚历山大·史密斯（Alexander Smith）的 S. 526 法案和参议员埃尔伯特·托马斯（Elbert Thomas）的 S. 525 法案。这两个法案再次反映了万尼瓦尔·布什的想法，基本的立法诉求与前一年的妥协法案（S. 1850）相同。经过修改后，史密斯法案被提交到总统的办公桌上，但遭到哈里·S. 杜鲁门（Harry S. Truman）总统的亲自否决。杜鲁门认为，支持科学家自由科研的机构将"脱离人民的控制，这意味着对民主进程明显缺乏信心"。**第三次**尝试始于 1948 年 S. 2385 法案的出台。

这是史密斯和基尔戈尔共同发起的折中法案，该法案主要由布什的助手约翰·蒂特（John Title）起草，但未能通过。1949 年，发起 S. 2385 法案的参议员们提出了 S. 247 法案。S. 247 法案与 S. 2385 法案的内容基本相同，经过一些修改最终在参议院和众议院获得通过。该法案于 1950 年 5 月 10 日由杜鲁门总统签署。但这样的法案也是在与苏联激烈的科技竞争压力下产生的，基于资本主义的功利化泰罗制（Taylorism）科研组织方式也引起了科学家们的强烈不满。

1949 年 8 月 29 日，苏联在哈萨克苏维埃社会主义共和国塞米巴拉金斯克（Semipalatinsk）基地进行了首次成功的核武器试验，这使得美国陷入了前所未有的惶恐之中。苏联拥核直接使得先前屡屡难以通过的国家支持科学发展的法案得以通过，也在美国国内掀起了麦卡锡主义（McCarthyism）的狂潮。事实上，苏联能够快速完成原子弹研发，确实与英美存在一大批同情和支持左翼社会运动的科学家有直接关系。一方面，19 世纪中后期开始，欧洲的科学家长期受马克思主义思潮影响，大部分对于社会主义和共产主义学说表达过直接和间接的支持（比如爱因斯坦），他们虽然不一定完全支持苏联的模式，但对于平等、民主、科学、唯物主义、理想主义有深度认同；另一方面，美国用工业管理的方式管理科研，以 KPI 和各种官僚化指标衡量科研成就，也让从欧洲移民过来的科学家们感受到了羞辱，毕竟这种管理方式既不自由，也难体面。美国政府通过维诺那计划（Venona project）[1]获悉英美科学界的大量左翼政治支持者对于苏联的原子弹计划提供了支持，对科学界进行了严密的监控和打压。

共和党参议员约瑟夫·雷芒德·麦卡锡（Joseph Raymond McCarthy）于1950年2月9日在西弗吉尼亚州惠灵共和党妇女俱乐部的演讲中声称："我手里有一份205人的名单——这份名单被国务卿告知为共产党员，但他们仍在本国工作和制定政策"。[2]虽然他的这一指控可以说毫无根据，但却引起了美国媒体的高度关注和曝光，也使得整个20世纪50年代的美国被"红色恐慌"和右翼政治所笼罩，科学家和专业人士都受到了广泛的打压和审查。1950年，时任英国核能研究机构理论物理部主任克劳斯·福克斯（Klaus Fuchs）承认战争期间在美国洛斯阿拉莫斯国家实验室（Los Alamos National Laboratory）从事曼哈顿计划研究工作时为苏联提供了原子弹情报，被判处14年监禁。同年，曾参与曼哈顿计划的朱利叶斯·罗森伯格（Julius Rosenberg）与埃塞尔·罗森伯格（Ethel Rosenberg）被捕，罪名是为苏联窃取原子弹机密，并于1953年被

---

[1] 美国和英国的情报机构联手合作进行的一项长期的秘密情报收集和分析任务，目的在截获和破译苏联情报机关（大部分在第二次世界大战期间）所发出的消息。
[2] Robert Griffith, *The Politics of Fear: Joseph R. McCarthy and the Senate*, Amherst: University of Massachusetts Press, 1987.

处决。他们死后，他们的亲属甚至因惧怕右翼人士的迫害，拒绝收养他们的孩子。时任加州理工学院古根海姆喷气推进研究中心主任的钱学森也被隔离审查，并于1950年8月30日起被美国司法部拘留在特米诺岛监狱里15天。由于加州理工学院的不懈努力和抗争，钱学森最终被取保候审，但被禁止离开洛杉矶。在麦卡锡主义泛滥期间，美国有数百名科学家被监禁，约有12000人失业。[1]美国科学界对麦卡锡主义深恶痛绝，但一部分右翼立场大众却很欢迎麦卡锡主义。麦卡锡主义的泛滥也帮助共和党取得了政治优势，使得艾森豪威尔得以在1953年当选总统并执政8年，这使得后来共和党的政治倾向往往与科学家群体对立。直至今日，大量共和党政客依然将否认气候变化、否认进化论、否认唯物主义作为其重要政治立场，在替代医学、环境保护和宗教等问题的观念上往往反对科学家群体。

共和党人的基本盘是私营企业和保守派基督教组织，他们习惯系统地否认、贬低和歪曲与公共政策相关的科学信息。进化论、酸雨、全球变暖、避孕套在预防性传播疾病传播方面的功效、膳食中过量糖和脂肪对健康的影响、所谓的堕胎和乳腺癌之间的联系、濒危物种、禁欲性教育计划的功效、成体干细胞的治疗潜力等都从科

---

[1] Ellen Schrecker, *Many Are the Crimes: McCarthyism in America*, Princeton: Princeton University Press, 1998.

学议题变为政治议题。他们呼吁减少政府对教育、研究和环境保护的资助。尽管在共和党执政期间，美国的科学研究也并未遭到明显削减，但该党的政治宣传已经成为公众观念。[1]

在新型冠状病毒流行期间，共和党总统特朗普发表了一系列令全世界侧目的言论。更令人想象不到的是，特朗普一系列言论竟然得到了大批美国民众的支持。实际上，将科学问题政治化，否定科学家的权威性是共和党的政治传统。特朗普感染新型冠状病毒期间使用了抗体鸡尾酒疗法治疗，而并不是像他本人所说的那样：服用"消毒剂"就能恢复。但反对科学家群体作为一种右翼政治正确，可以拉拢支持者，也符合右翼群体"健康自由"的基本价值。全世界科学界几乎都与美式右翼政治形成了明显对峙，但这种对峙越激烈，右翼政治的支持者也就越忠诚。

第五节 "新左派"与公众科学

公众科学作为一种思潮和社会运动最早是在美国产生进而在全世界扩散的。整个 20 世纪 50 年代，美国都纠结于大型专家政府的

---

[1] Naomi Oreskes, "Anti-realism in Government", *Science*, Vol.310, No.5745, 2005, p. 56.

现实和美国传统的小政府理想的矛盾。艾森豪威尔执政后承诺缩小政府规模减小政府开支，让美国回到第二次世界大战前的小政府时代。但冷战的开启又迫使美国必须维持逐渐专家化的大政府与苏联竞争，政府和各类专业机构变得越来越庞大。艾森豪威尔在1961年1月17日发表的总统告别演说中用"军工复合体"一词来形容美国科技界、工业界、军队和政界的密切联系，警告美国人民警惕军工复合体对于公共政策的绑架。在第二次世界大战中，美国通过大科学的组织方式开启了曼哈顿计划等研究项目，最终赢得了第二次世界大战的胜利。但在大科学形成的过程中，军工复合体这样的利益集团也出现了，并随着冷战的延续而尾大不掉。科学家个人往往在政治上是左翼的，追求科学理想和人类解放，而军工复合体则是被资本主义异化得非常彻底的利益集团。军工复合体的核心利益是维持自身耗资巨大的运行，需要发动或促进非必要的战争或军事行动，也可能引发非必要的军备竞赛及武器扩散，更可能为资本利益而掩盖科学真相。

基于对大型专家政府和军事工业共同体的反对，欧美各国在20世纪60年代后兴起了广泛的新左派社会运动。区别于以经典马克思主义为意识形态的传统左派，新左派的关注重点并非阶级斗争和工人运动，他们更加关注文化而非经济问题。引领新左派思潮的法兰克福学派[1]认为，由于工业和科技的发展，资本主义社会已逐渐变成"富裕社会""发达的工业社会"，马克思主义的工人阶级贫困化理论已经不是主要的社会问题，所以工人阶级富裕起来以后不再是革命的动力，新的革命力量是所谓的"新反动派""新左派"，包括怀有激进情绪的学生、青年知识分子以及某些受到排挤和被遗弃的社会阶层。同时认为新的革命已不是社会革命，而是心理的或本能结构的革命，因为人的本能受到各种社会文化抑制，不能自由发展，处于异化的状态，社会革命的目的在于制止异化，实现人自由而全面的发展。赫伯特·马尔库塞（Herbert Marcuse）认为现代工业社会技术进步给人提供的自由条件越多，给人的种种强制也就越多，这种社会造就了只有物质生活，没有精神生活，没有创造性的麻木不仁的单向度的人。他试图在弗洛伊德文明理论的基础上，建立一种理性的文明和非理性的爱欲协调一致的新的乌托邦，实现"非压抑升华"。

社会学家赖特·米尔斯（Wright Mills）在1960年发表的一封公开信《致新左派的一封信》（"Letter to the New Left"）主张建立一

---

[1] 以德国法兰克福大学的"社会研究中心"为中心的一群社会科学学者、哲学家、文化批评家所组成的学术共同体。其主要的人物包括第一代的狄奥多·阿多诺（Theodor Wiesengrund Adorno）、赫伯特·马尔库塞（Herbert Marcuse）、麦克斯·霍克海默（Max Horkheimer）、艾瑞克·弗洛姆（Erich Fromm）、瓦尔特·本雅明（Walter Benjamin）；第二代尤尔根·哈贝马斯（Jürgen Habermas）等人。

种新的左派意识形态，摆脱美国老左派对劳工问题的关注（因为老左派在美国根深蒂固的领导层支持冷战和实用主义的建制政治），转而更广泛地关注反对异化、失范和专制主义等问题。米尔斯主张从传统左派转向反主流文化的价值观，认为无产阶级（指马克思主义中的工人阶级）已经无法再成为革命力量，革命变革的新推动者是世界各地的青年知识分子。一时之间，美国的新左派运动在大学中风起云涌。1964—1965学年，加州大学伯克利分校校园内出现了反对政府侵犯言论自由的抗议活动，迅速影响了加州的诸多大学。在当时前所未有的抗议活动中，学生们坚持要求大学行政部门解除对校园政治活动的禁令，并承认学生的言论自由和学术自由的权利，特别是在此期间，学生领袖马里奥·萨维奥（Mario Savio）发表了极具煽动性的非暴力反抗演讲，指出专制势力统治下的大学类似于工厂，教师是员工，学生是代加工的原料，当工厂机器运作不正常甚至让人无法接受时，学生就必须以身作则让机器停下来。萨维奥号召学生们抵制冰冷的政治和资本机器对人的异化，"向拥有机器、运行机器的人表明，除非自己获得自由，否则机器永远无法工作"。[1]在冷战期间，新左派在大多数情况下也没有主动拥抱社会主义或共产主义，但他们反对社会中无所不在的权力结构。他

---

[1] Mario Savio, "Sit-in Address on the Steps of Sproul Hal", American Rhetoric（1964-12-2）, https://www.americanrhetoric.com/speeches/mariosaviosproulhallsitin.htm.

们称各种限制和异化人的权力结构为"建制",而反对这种结构者就称为"反建制"。在当时,美国最大的"建制派"显然是庞大的军工复合体,第二次世界大战后出于军民融合和产业转化的需求,大量的战时军事工业开始转向民用化发展,彻底改变了美国人的日常生活。例如,出于军工食品需求,美国在战争期间建立了庞大的预制菜工业体系,第二次世界大战后这些预制菜工业普遍转向民用化。专家们声称,这些工业化的预制食品解放了家庭妇女,也更加卫生营养。而事实则是,肥胖在那之后成为一直困扰美国的健康问题。在核能应用、基础设施建设、公共卫生等方面,美国人的生活也被科学家重新塑造,并随之出现了一大批丑闻。新左派大多来源于大学,对科学持科学态度,但本着反建制的基本原则,他们不希望科学的解释权被掌握在建制派手中,进而改造公众的生活,控制公众的选择自由,因而公众科学成为新左派运动的重要组成部分。至今,美国科幻电影的终极反派往往是科学家,这与当时新左派发起的公众科学运动有直接关系。

与此同时,新左派运动也在欧洲传播。1968年,法国爆发"五月风暴",进行了持续七周的学生运动,这场运动的特点是大规模自发的新左派学生运动,批判政府的父权制和家长作风,抵制资本主义和消费主义,公众科学也成为运动的核心议题。福柯的一系列技术批判思想在运动中起到了重要作用,学生们拒绝被建制派用技术的方式统治。这次学运平息后，法国新左派的反核、环保等公众科学运动一直活跃至今。在英国，受美国大学新左翼思潮影响，素来有社会主义立场的伦敦政治经济学院成为英国学生运动的中心。而英国的新左翼运动相对温和，主要的抗议集中于公共卫生、核能、工业和环保等领域，基本仍然属于公众科学的范畴。

第六节 "科学为民"

20世纪60年代，在汹涌的新左派思潮中，兴起了"科学为民"（Science for the People，简称SftP）运动，该运动倡导建立不与社会隔离的科学机构，利用科学发现来倡导和推进社会正义，并批判性地将从事科学视为一项资本主义制度下的谋生职业。该运动由大学教授、学生、工人和其他关心科学与社会的公民组成，最终形成了稳定的社会组织，寻求制止科学的异化。在运动早期，"科学为民"组织内部分为两大派系，第一派为经典马克思主义派，强调关注科学发展中的阶级斗争问题，防范科学权威阶层的压迫，强调科学为人民服务；另一派为科学界内部的批判良知，主张从科学共同体内部揭露滥用科学的危险性。

1969年，该运动发起初期就因批评美国科学促进会（American

Association for the Advancement of Science, AAAS）与政府的统治精英沆瀣一气而闻名，他们在美国科学促进会的会议现场进行纠察、示威、即兴演讲和干扰。"科学为民"组织批评美国科学促进会作为世界上最大的科学家协会，并没有捍卫科学的尊严，而是逐渐成为战争、性别歧视、种族主义和资本主义的同谋，这最终导致"科学为民"组织的部分活动人士在1973年被捕。在强大的外部压力下，大部分关注阶级斗争的活动人士离开了该组织，剩下的则主要在科学共同体内部反对科学滥用。比如加州大学伯克利分校的核物理学家查尔斯·施瓦茨（Charles Schwartz）1967年试图修改美国物理学会（American Physical Society, APS）章程，允许1%的会员就任何社会或科学问题进行投票。他的动议被否决，因为物理学家们普遍认为协会不应该在社会问题上表明立场。再比如，由于1968年民主党全国代表大会上芝加哥警察的暴力行为，施瓦茨向美国物理学会请愿，取消1970年的芝加哥物理学年会。美国物理学会理事会对会员进行了民意调查，维持了在芝加哥举行会议的决定。接下来几年，经过施瓦茨等"科学为民"的运动人士不断努力，美国物理学会在社会责任方面采取了一定的措施，批判将物理学用于战争手段。罗纳德·威尔逊·里根（Ronald Wilson Reagan）总统的科学顾问乔治·基沃斯（George Keyworth）强烈批评了美国物理学会的反战态度。20世纪70年代中期，"科学为民"对推广核电作为煤炭的安全且环保的替代品的方式提出了警告。1976年5月，该组织出版了一本小册子，认为美国推动核能而非太阳能和其他更清洁、更便宜的替代能源的做法有利于原子工业联合体，而不是普通公众。1979年美国三英里岛核泄漏之后，"科学为民"对核能及其产生的有毒废物的环境安全提出了质疑。

"科学为民"的核心理念是科学非中立，特别强调生物学和医学的非中立。因为生物学和医学与公众的生活联系最为密切，相关主题活动影响最大。该组织不仅认为他们有责任防止生物学和医学被资本利用，成为资本增殖工具而非治病救人的工具，还应积极向公众进行知识科普（例如美国当时比较严重的石棉和其他化学品的环境暴露），让公众掌握真正的科学知识。20世纪70年代初，波士顿的几位"科学为民"成员（称为波士顿科学教学小组）出版并分发了一系列遗传学和生态学等主题的小册子，其他作为专业教育工作者的成员自愿在波士顿师资较差的学区教授生物学。1971年，该组织试图改革大学生物学课程，在波士顿大学创建了具有社会意识的大学一年级课程，名为"反对客观性：生物学课程"。该课程涵盖基因工程、身体和社会限制以及人类基因图谱的影响、多基因遗传和产前诊断。它还讨论了生殖、节育和堕胎，包括有关生殖健康的当代研究和公共政策。其他主题包括人口增长以及马尔萨斯和马克思主义理论以及人类研究的伦理学。

20世纪60年代是非裔民权运动的高潮期,当时的非裔群体由于经济地位低下难以享受较好的教育和医疗服务,甚至成为一些未经伦理审查的医学实验的对象。"科学为民"和黑豹党积极合作,为非裔社区创建免费的科学教育计划,以增强他们的科学知识,尤其是健康知识。"科学为民"的反种族主义意识形态与社会生物学和遗传决定论的概念相矛盾,该组织的生物学家对社会生物学持高度批评态度,认为社会生物学为种族主义、资本主义和帝国主义提供了理论合法性。"科学为民"谴责当时社会生物学界提出的论点,即基因差异是非裔和白人教育成就差异的根本原因。"科学为民"还在1975年对哈佛大学的XYY染色体研究项目提出了质疑。该项目的研究目标是评估额外的Y染色体所带来的犯罪风险。"科学为民"科学家指出上述研究在伦理和方法上双重失败,是对XYY染色体携带者的污名化,也缺乏严格的控制变量和双盲。

作为"科学为民"成员的医疗工作者致力于加强经济落后社区的医疗保健基础设施。他们为少数族裔提供医疗服务,因为他们大部分没有医疗保险,难以进入正规医疗机构进行治疗。"科学为民"与卫生政策咨询中心、医学人权委员会等其他新左派健康组织一起,争取公平公正的医疗体系,倡导妇女的生殖权利。"科学为民"成员,例如韦恩州立大学(Wayne State University)的癌症研究员约翰·瓦伦丁(John Valentine),揭露了推动生物医学研究的资本主义利益。他认为，理查德·米尔豪斯·尼克松（Richard Milhous Nixon）总统签署的1971年《国家癌症法案》未能资助对癌症原因的研究，例如预防性医疗保健不良、职业危害和环境暴露等。他还批评仅使用公共资金来开发新的化疗药物，而不是使用其中一些资金来最大限度地减少由工作场所接触的致癌消费品而导致的癌症风险。"科学为民"生物学家还反对在其公共健康和环境影响得到彻底阐明之前进行重组DNA（rDNA）研究。他们表达了担忧，并准确预测rDNA可以将生物医学研究商业化，使其成为市场商品。他们敦促科学界和公众考虑谁决定进行哪些研究以及谁从这些决定中受益。

"科学为民"对于农业科学和食品健康方面的社会影响很大，他们认为现代农业模式既没有使消费者受益，也没有使农民受益。虽然美国的食品产量年年创新高，但公众的饮食健康水平堪忧，高质量食品的价格不断提升，农民也不得不成为大企业实际上的分包商。而现代农业的主要受益者是化肥企业、杀虫除草剂企业、农机企业和农业金融公司。"科学为民"的成员组成了新世界农业集团（NWAG），试图发现和开发生态合理的替代农业方法，保护环境和保持长期生产能力的方法。新世界农业集团还提议与农场劳工组织合作，帮助结束工人剥削和不平等的财富分配。

"科学为民"组织积极的公众科学活动深刻影响了欧美公众对现代科学尤其是医学的认识。该组织的大部分活动人士来自科学共同体内部，对于科学服务于资本的异化有深刻的批评，对于现代生物学和医学的批评影响最大，引起了公众对资本与科学联合的警觉，最终掀起了公众科学的社会运动浪潮。

第七节　从怀疑科学到怀疑医学

在 20 世纪 60 年代后，对于科学的质疑逐渐扩大到了医学领域，并逐渐成为公众科学运动的主要关注领域。第二次世界大战前，世界范围内并没有建立庞大的公共医疗体系，大部分医学诊疗都以私人交易的方式进行，西医的诊所大部分规模并不大，分布于熟人社区中。第二次世界大战后，伴随着世界卫生组织（World Health Organization, WHO）的建立和主要工业国建设公共医疗体系，个人的健康逐渐被发展为公共事业的一部分，现代医学开始进入个人生活的方方面面。由于大部分人在生活中接触的与科学关系最大的问题就是个人健康，在种种怀疑科学的思潮出现之后，怀疑医学也成为怀疑科学思潮的一部分。事实上，大部分公众科学运动都与医学相关，因为唯有医学才能广泛调动起公众对于知识客观性的怀疑。并不是所有公众都对宇宙飞船带回地球的岩土样本真实性感兴趣，但大部分公众都对医学知识感兴趣，这使得几乎所有的怀疑科学思潮都会导致怀疑医学。

自19世纪末起,随着现代科学的飞速发展,传统的、主要依赖经验知识的医学模式受到了深刻影响,进而催生了现代医学的崭新篇章。现代医学,这一立足于实证科学的医学体系,通过融合生物学、医学技术及其他自然科学知识,深入探究人类疾病的起源、演变及其防治之道。自古以来,医学就在预防疾病、治疗病患以及提升生活质量方面发挥着举足轻重的作用,如今的医学更是为人类社会带来了前所未有的关于生老病死与健康观念的革新,但是不可否认的是,现代医学也正在当下遭遇前所未有的挑战与质疑。其中最为严峻的问题之一是,随着医疗领域的专业化程度不断加深,公众在关乎自身健康的决策中的参与度却逐渐降低。这种趋势引发了一个令人费解的现象:尽管医学技术和治疗理念在持续进步,但公众对医疗从业者的信任度却呈现出下滑的趋势。

医学的进步如同一把双刃剑,一方面它带来了治愈的希望和可能,另一方面也加剧了信息的不对称和理解的困难。现代医学的信任危机,既暴露了现代医学日益专业化后,不断增加的复杂性所导致的认知隔阂问题,也反映了公众期待与医疗现实之间难以弥合的心理落差。当然,造成这种现象的原因是多元且错综复杂的,此处从几个常见的核心要点切入进行探讨,希望能为读者理解提供一些思路。

现代医学的复杂性不断增加，不仅在于生物技术的迅猛发展，也在于疾病本身的多样性和变化性。这使得普通公众很难全面、深入地理解医学知识和医疗决策背后的科学依据。当面对专业的医学术语和复杂的治疗方案时，他们往往感到无所适从，进而对医疗行业产生不信任。此外，医学专业主义加剧了医患双方的信息严重不对等，医患之间的矛盾摩擦导致了更加普遍的医学不信任。在传统医学时代，医患双方对疾病本身的叙事具有高度同一性。在东方，患者可以基本理解医生所说的虚实、阴阳、五行等描述疾病的理论体系；在西方，患者同样能够理解医生所说的四体液学说。但随着现代医学的科学化进程，医学知识变得越来越专业化，其愈加艰深的专业术语和科学知识可能导致专业人员与公众之间的沟通困难，使公众在医疗决策中的参与度逐渐降低，甚至被边缘化。这种边缘化不仅剥夺了公众应有的知情权和决策权，更容易滋生对医疗体系的不信任情绪，进一步加剧了医患关系的紧张。如果公众无法理解科学，那么他们对科学的信任度自然会受到影响。

其次，公众对医疗的期待与现实之间往往存在较大的落差。在信息时代，公众接触到的医疗信息日益丰富，但同时也更加碎片化、片面化。他们往往通过社交媒体、网络搜索等途径获取医疗信息，这些信息往往缺乏科学性和系统性，甚至存在误导性。当这些信息与他们的实际医疗体验不符时，就会产生心理上的落差和不满。更令人担忧的是，在现代医学研究中，伦理争议和学术不端行为屡见不鲜。这些问题的根源在于医学本身的科学性与复杂性，为了推进医学进步，研究人员不得不投入大量的时间、金钱和人力资源进行实验和临床试验。这种高成本和高风险的现代医学研究特点，使得现代医学研究容易受到商业利益、政治因素等外部因素的影响，也在一定程度上诱发了不良行为的发生。现代医学研究的特性及不断见诸新闻报道的医学伦理争议，则进一步加剧了公众对医学的不信任。例如，某些药物或治疗方法的安全性和有效性可能受到质疑，但由于背后有强大的商业利益支持，可能会被过度宣传或强行推广，当此类医疗丑闻被曝光时，往往已经对患者造成了不可磨灭的影响，引发了药物安全危机，极大地冲击了公众的心理防线，甚至造成社会性的恐慌和指责。同时，这种高投入和长期化的特点也使得医学研究难以进行系统性的检验，为学术不端行为的滋生提供了温床。不断出现的论文撤稿，学术造假的新闻使得公众对于医学研究的科学性和可信度产生怀疑，进一步动摇了对现代医学信任的根基。更重要的是，现代医学研究还需要跨学科合作和国际合作，这也增加了上述行为发生的风险。不同学科和不同地区的研究人员可能有不同的伦理标准和规范，容易导致合作中的误解和冲突，同时也在一定程度上扩大了这些行为造成的后果所带来的影响。

科学主义者将现代医学的怀疑者视为反智主义者，认为他们的言论无知可笑，但这样的傲慢却难掩他们自身的无知与可笑。所有对于科学主义的反思在医学层面同样适用，且与公众距离更近。公众呼吁构建自身健康的自由，因为他们的选择权确实被庞大的现代医学体系限制和裹挟。理性是有限的，更可怕的是这种理性对于广大公众而言是未可知的。如果公众情愿相信医学工作者都是道德上的圣人，并且将自己的生命交给这些圣人，那和前现代社会迷信于经验和权威的古人没有本质区别。启蒙运动以来，人类觉醒的一大标志就是对自己不理解的事物进行怀疑并试图用理性理解。现代医学由于难以逃离与资本主义的互构，也难以避免其自身的异化。公众寻求健康自由，正是源于对于这种异化的对抗。在基础医学、临床医学、药物开发与分销过程中，世俗化的医学充分地展示了其异化过程，本书接下来的章节将对这些异化现象进行深度讨论。

第二章

基础医学：医学的科学化及其影响

第一节 从经验的医学到科学的医学：基础医学研究的信任危机

自 19 世纪中期以来，自然哲学在德国逐渐演变为科学，与此相应，指导医学的哲学也转变为科学，基础医学（Basic Science of Medicine）随之诞生。在基础医学诞生之初，路易·巴斯德（Louis Pasteur）、费迪南德·科恩（Ferdinand Julius Cohn）、罗伯特·科赫（Robert Koch）等人对于微生物的研究彻底改变了现代医学的认知和实践模式，在医学与健康方面，微生物学的应用显著提高了人类的预期寿命，充分体现了科学之于医学的价值。此后，科学不断改造传统医学，逐渐形成了现代医学。

20 世纪 50 年代后，科技发展的社会化、复杂性与系统化特征日渐凸显，美国率先完成了"小科学"模式向"大科学"模式的转变。以基础医学为例，专业从业者不断增加，医学的科学化程度不断加深，这种转变带来了斐然的科研成果，引得各国纷纷效仿。然而，在近几十年中时不时爆出的一些丑闻，也在一次次挑战该领域的声誉和公众信任。**归根结底，第二次世界大战后"大科学"是基于资本主义的高度功利化的科研体系，虽然效率极高，但潜藏的道德危机也常为人诟病，具有较高的伦理风险，这种伦理风险也必然指向基础医学。**

在"大科学"模式下，科研是以工业模式管理的，科研主要由政府主导的科研基金资助和评价，而政府科研基金本质上是一个官僚体系，需要量化的资助和评价标准，这使得关键绩效指标（KPI）成为大部分科学家的囚笼。比如，某个科学家申请了三年期的资助，如果在期限内无法完成预期的考核指标，那么这个研究就很难考核通过，他也很难继续申请新的研究。再比如，科学家的职称晋升和发表论文数量以及基金资助数额高度相关，如果研究不顺利很可能影响职业发展。为了应对官僚系统的考核与科研规律的固有矛盾，发表低质量论文和论文造假（俗称"水论文"）的现象在美国大规模出现，后又扩散到全世界。

"大科学"模式也直接促成了临床医学和基础医学的分离。在第二次世界大战前，基础医学的研究者往往有一定的临床医学经验，二者的结合是有机的，能够相互推动的。而第二次世界大战后，由于基础医学和临床医学的分工逐渐细化，二者的结合往往需要药物企业或医疗器械企业作为桥梁。而企业是以经济利益为终极追求的，一些企业和科学家合谋进行研究造假，或者将未经严格验证的研究成果用于临床，这进一步影响了基础医学的声誉。

随着现代医学的科学化，患者也已经不再是单纯的诊疗对象，也有可能成为医学的研究和实验对象。于是就出现了这样的悖论：基础医学的研究目的是促进人类的医学进步进而治病救人，但基础医学的研究过程却可能致病伤人。有不少科学家只考虑基础医学的科学价值，却不考虑医学与人类社会固有的内嵌结构，这也使得近年来医学研究的伦理问题逐渐成为学术界热议的内容。基础医学领域的不良事件，不仅触动了公众对医学研究的信任底线，也引发了行业内外的广泛关注和深刻反思。从数据造假、伦理违规到科研资金的不当使用，一系列问题的曝光揭示了该领域在快速发展过程中积累的某些深层次矛盾与监管漏洞。为了深入探索基础医学的异化现象，我们将分别从医学科研领域的腐败与信任危机、商业利益与公众福祉之间的冲突以及医学实验中的公众知情同意问题这三个方面进行分析，并结合具体的案例进行深入讨论。基础医学领域存在的这些问题不仅会损害医学研究的声誉，更可能影响到患者治疗及公共卫生的长远发展，因此，加强基础医学的伦理审查与监管机制，重建并巩固公众信任，已成为当务之急。

一　并不单纯的医学圈：科研腐败与知识造假

在现代社会的文化观念中，科学往往被赋予了至高无上的地位，被视作是绝对的权威，科学在一些后发国家甚至被赋予了崇高的价值概念。科学家作为探寻真理、捍卫事实的先驱者，被广大社会公众所尊敬和景仰。这种尊重在医学领域中体现得尤为明显，因为医学被认为是人类对抗疾病、拯救生命的有力武器。医生、基础医学研究者以及其他的医疗专业人员，都被看作承载了神圣使命的群体，他们的职责是守护生命、治愈病患。然而，科学和医学，就像人类社会的其他领域一样，并非完全纯净无瑕。尽管绝大多数的科学家和医疗从业者都能够坚守道德准则，以专业、正直的态度进行科研和医疗活动，但他们同样生活在复杂多变的社会中，有时也难免会受到诸如个人欲望、经济利益等因素的影响。就如同政治领域和商业领域会存在腐败现象和不正之风一样，医学领域也无法完全避免研究不端、权力争夺等问题的出现。

现代医学的进展紧密依赖于基础医学的研究成果，尽管医学研究的道路充满了挑战，从实验室的基础研究到临床应用之间存在较大的距离，但每当有新的医学论文公布在疾病认知和治疗上的突破性进展，它都为普通大众尤其是患者提供了更多的希望。例如，干细胞研究为多种尚无明确治疗手段的疾病，诸如帕金森病、多发性硬化症和某些心血管疾病等，提供了新的治疗思路。在乙肝和艾滋病等传染性疾病、阿尔茨海默病等神经性疾病，以及越发常见的乳腺癌和肺癌等肿瘤疾病领域，科学家研究的进展不仅可能通过研发出更高效的治疗方案减轻患者的痛苦，更会鼓舞患者及其家人，让他们对未来保持信心，积极生活。

近些年来，科研腐败与知识造假的现象在医学圈内时有发生，严重损害了医学研究的声誉和公信力。2023年12月，《自然》（Nature）期刊发文称，过去一年中撤稿的学术论文数量急剧上升，截至发文前，仅2023年就已经有超过1万篇学术论文被撤回，打破了既往年度撤稿量的纪录。[1]尽管整体而言，医学期刊的撤稿行为相对少一些，但是有资料表明该领域的论文撤稿率也正在稳步增长，而撤稿的主要原因则是剽窃和数据捏造等。[2]这些不法行为不仅违背了科学研究的初衷和伦理原则，更可能对患者的治疗和公共卫生安全造成不可估量的影响。

20世纪50年代后，世界进入大科学时代，美国政府通过设立国家研究基金的方式成为科学研究的主要资助者，也开启了科

---

[1] Richard Van Noorden, "More than 10,000 Research Papers Were Retracted in 2023 — a New Record", Nature,（2023-12-12），https://www.nature.com/articles/d41586-023-03974-8.
[2] Bianca Barros Parron Fernandes, Mustafa Reha Dodurgali and Carlos Augusto Rossetti et al., "Editorial – The Secret Life of Retractions in Scientific Publications", *Principles and Practice of Clinical Research*, Vol.9, No.1, 2023.

研管理的官僚化时代。科研官僚必须用量化的关键绩效指标（Key Performance Indicator，简称为 KPI）评判科学家的研究工作，这使得医学研究领域的学术造假开始风行，其中基础医学领域更是造假的重灾区。与大部分基础科学研究不同的是，基础医学研究聚焦于对疾病机制等问题的探索，其涉及的人员更为广泛，其中利益问题也更加多元化，而且基础医学研究的数据造假成本相对较低，且更加难以被揭露，这使得医学基础研究在科研诚信和质量控制方面面临更为严峻的挑战。基础医学也丑闻频出，到目前为止依然是科学论文造假最多的研究领域之一。尽管科研领域中造假行为屡见不鲜，然而，这些行为所受到的法律制裁却相对较少，往往仅限于道德上的谴责。这种情况导致科研造假丑闻频繁发生，但却缺乏有效的制约机制来真正遏制这种行为。公众对科研领域的信任度因此受到严重损害。以下将结合几个著名的学术造假风波进行探讨。

（一）藤井善隆（Yoshitaka Fujii）：日本麻醉学研究员的造假科研生涯

藤井善隆曾是日本麻醉学领域的顶尖专家，以其在临床麻醉方面的卓越表现而广受赞誉，却因严重的学术不端行为而陷入舆论的漩涡。调查显示，藤井善隆的研究成果涉嫌数据篡改、结果捏造等造假行为，他也因此一度成为单一作者撤稿次数最多的纪录保持者，篇数达到惊人的 183 篇，约占 1980—2011 年所有撤稿论文的 7%。[1] 这一事件不仅让他的个人声誉受到严重损害，更对整个学术界的诚信体系构成了严峻挑战。

1991 年从东京医科齿科大学博士毕业后，藤井善隆曾任职于多个研究机构，还在加拿大蒙特利尔皇家维多利亚医院和麦吉尔大学担任过研究员。2005 年，他加入东邦大学任教。藤井善隆的主要研究方向是治疗术后经常出现的恶心和呕吐的药物临床试验，藤井善隆自正式工作后就开始出现伪造数据等科研不端行为，截至 2011 年发表的最后一篇文章，藤井善隆撰写或合著发表了超过 200 篇论文，也就是说在他二十年左右的职业生涯中，几乎平均每个月都会发表至少 1 篇论文。藤井善隆的研究有一大半都是随机对照试验（Randomized Controlled Trial, RCT），这是一种科学严谨的研究方法，被视为医疗决策的"黄金证据标准"，这种研究往往体量庞大、耗费时间，因而如果不是存在科研不端行为，也很难解释他是如何做到在完成如此复杂的医学研究的，同时又保持如此高的发表频率。另外，RCT 通常用于评估某种药物等干预措施相对于安慰剂对患者健康状况的影响，本质上应当是更为科学、合理的研究方法，旨在通过严格的研究设计为临床实践提供有效的证据和可靠的指导

---

[1] Adam Marcus, Ivan Oransky, "How the Biggest Fabricator in Science Got Caught", Nautilus,（2015-05-11）, https://nautil.us/how-the-biggest-fabricator-in-science-got-caught-235421/.

和依据，但是科学家不负责任的不端行为不仅违背了这一初衷，还可能适得其反引发一系列更为严重的问题，对医学研究和患者治疗造成不可估量的负面影响。

科学界的同行评议制度虽然有助于发现科研不端的行为并进行自我纠正，但从有人质疑到最终认定并非易事，这也给了心存侥幸的科学家们时间和机会持续科研造假。早在 2000 年，就已经有研究者在学术期刊中公开对藤井善隆的研究结果表示质疑，尤其是他关于药物格拉司琼（Granisetron）在控制术后恶心和呕吐方面的有效性的研究，部分研究人员形容其 47 篇论文中的数据近乎"完美至难以置信"，因为多数研究的副作用表现均相似。在这些论文中，有 21 篇论文中最常报告的副作用是头痛，其中 13 篇文章的头痛频率在所有组中都是相同的，而在其他组中，头痛的频率最多只有 1 个。在涉及两个以上受试者组的 18 项研究中，有 10 项在所有组中头痛的发生率相同，他们计算出这种情况偶然发生的概率小于一亿分之一。质疑者虽然没有直接指控藤井善隆存在学术欺诈的行为，但分析研究的含义很明确，即"一定有一种潜在的影响导致了藤井等人报告的数据如此令人难以置信"。[1] 尽管被质疑，但因为并没

---

[1] Peter Kranke, Christian Apfel and Norbert Roewer, "Reported Data on Granisetron and Postoperative Nausea and Vomiting by Fujii et al. Are Incredibly Nice!", *Anesthesia & Analgesia*, vol.90, no.4, 2000, pp. 1004–1006.

有马上引起足够的重视，藤井善隆甚至得以继续在学术期刊中大量发表研究论文。直至2010年，更多的学术期刊的编辑开始认识到藤井善隆的研究可能存在问题，并启动了对其学术成果的初步审查。2012年3月，8篇藤井善隆教授的论文因不符合临床研究的伦理规范而被撤销。同时，英国麻醉师约翰·卡莱尔（John Carlisle）发布了一份对藤井善隆教授168篇论文的统计分析，指出其中大量数据集"极不可能仅由随机过程产生"，暗示其存在严重的学术不端行为。[1] 2012年4月，23家科学期刊的编辑联名要求对藤井善隆教授的研究进行更深入的审查。这次审查结果揭示，藤井善隆教授所发表的249篇论文中，有212篇存在问题，其中172篇存在伪造数据，且其中126篇数据完全为虚构。最终，藤井善隆的两百多篇学术论文的发表中，仅3篇论文被认定为真实有效。审查进一步发现，藤井善隆教授似乎有意识地模糊其研究的具体时间和地点，意图减少其不端行为被查出的风险。至2023年初，藤井善隆教授因不端行为导致的论文撤稿已达183篇，并有额外的47篇因疑似存在学术不端而受到关注，他也因此一度成为人类科研史上单一作者论文撤稿数量最多的人物。讽刺的是，这个纪录很快就被刷新了，德国吉森大学的麻醉师约阿希姆·博尔特（Joachim Boldt）在

---

[1] John Carlisle, "The Analysis of 168 Randomised Controlled Trials to Test Data Integrity", *Anaesthesia*, Vol.67, No.5, 2012, pp. 521-537.

2023 年 7 月被撤稿 184 篇，截至 2024 年 6 月他的撤稿数量则已经高达 210 篇，不仅稳居最多撤稿的"宝座"，还成为第一位撤稿超过 200 次的作者。[1]

藤井名声扫地之前，一度是日本顶尖国际知名的麻醉领域基础医学科研明星。早在 2000 年，就已经有同行开始举报藤井的科研造假——因为他的发表太多太顺利了。如果没有持续的举报，藤井很有可能成为日本这一领域的科研泰斗。藤井直到在 2012 年左右引起舆论公愤，才被东邦大学解职。[2] 更加值得玩味的是，因为藤井主动向日本麻醉协会提交了辞呈，日本相关学术团体以此为由并未对藤井进行谴责和处罚，藤井工作过的那些著名科研机构也对藤井的行为三缄其口。藤井在舆论上已经臭名昭著，却被学术共同体"轻拿轻放"，这不禁让人怀疑学术共同体的动机。毕竟基础医学论文的造假在 20 世纪 50 年代之后就已经比较常见，认真算"这笔账"，可能祸及的就不只是藤井一人。如果不是因为藤井"走得太快"被同行举报，他的造假研究很可能永远不会被发现，他本人也会持续享受科学家光环带来的荣誉和财富。如果公众不对知识生产

---

[1] Adam Marcus, "The New Retraction Record Holder is a German Anesthesiologist, with 184", Retraction Watch, (2023-07-12), https://retractionwatch.com/2023/07/12/the-new-retraction-record-holder-is-a-german-anesthesiologist-with-184/.

[2] Donald Miller, "Retraction of Articles Written by Dr. Yoshitaka Fujii", *Canadian Journal of Anesthesia*, Vol.59, 2012, pp. 1081-1088.

进行质疑和监督，只要科学共同体不发生内部的"叛乱"，那么公众就可能永远被造假的知识欺骗。显然，在"大科学"模式下，科学共同体合作的动机要远远大于相互质疑的动机，敢于质疑同行的科学家往往会被学术共同体抛弃而非奉为英雄。

伴随着学术管理模式的全球化，我国近年来也出现了大规模的论文撤稿。根据《自然》期刊统计数据，仅 2021—2023 年，涉及中国学者的论文撤稿量就已经达到了 17000 篇，其中基础医学和生物学是论文撤稿的"重灾区"。[1] 这些撤稿，以及其他期刊的撤稿，对我国学术声誉和学术环境产生了不利影响。目前全世界主要国家的科研管理模式都在学习美国，而美国在第二次世界大战后发明的这套基于工业管理经验的 KPI 管理模式显然和科研活动存在一定矛盾，因此容易导致世界范围内的结构性造假。

（二）黄禹锡（Hwang Woo-suk）：学术不端和生命伦理的双重审判

黄禹锡曾经是韩国风头无二的基础医学科学家，在首尔大学担任动物繁殖与生物技术教授期间，他声称自己成功攻克了人类胚胎克隆的难题，并从中提取出了珍贵的胚胎干细胞。这一成果当时震

---

[1] Mallapaty S. "China Conducts First Nationwide Review of Retractions and Research Misconduct", Nature,（2024-02-12），https://www.nature.com/articles/d41586-024-00397-x.

惊了整个国际科学界，被誉为划时代的重大突破。黄禹锡因此成为韩国的民族骄傲，被誉为"韩国之光"，无数荣誉接踵而至，甚至有人预言，他将成为韩国首位问鼎诺贝尔奖的科学家。然而，在他科研生涯的巅峰时刻，造假丑闻也接踵而至。

2004年，黄禹锡及其团队在《科学》期刊上发文宣称，他们已成功地通过体细胞核转移法（Somatic Cell Nuclear Transfer, SCNT）创造出胚胎干细胞。[1]尽管黄禹锡早已成为动物克隆专家并在韩国享有盛誉，但这个人类体细胞克隆成功的首次报道还是让很多人倍感意外，因为此前人们普遍认为，由于灵长类动物的复杂性，通过克隆创造人类干细胞几乎是不可能的。次年，黄禹锡团队宣布了一项更大的成就，从11名女性患者体内成功提取并培养出克隆胚胎干细胞。[2]这一研究成果被视为当代医学领域极具潜力的突破性研究进展，因为这项技术使得人类可以从成年个体的体细胞中提取培养出能发展为胚胎的细胞，意味着有可能为患者制造与其基因完全相匹配的干细胞，这为移植、组织修复和其他再生医学领域提供了巨大的可能性，也为某些尚无有效治疗手段的遗传性疾病提供了可

---

[1] Woo Suk Hwang, Young June Ryu and Jong Hyuk Park et al., "Retracted: Evidence of a Pluripotent Human Embryonic Stem Cell Line Derived from a Cloned Blastocyst", *Science*, Vol.303, No.5664, 2004, pp. 1669–1674.
[2] Woo Suk Hwang, Sung Il Roh and Byeong Chun Lee et al., "Retracted: Patient-specific Embryonic Stem Cells Derived from Human SCNT Blastocysts", *Science*, Vol.308, No.5729, 2005, pp. 1777–1783.

能的治疗方法。因此，黄禹锡受到了国内外主流媒体和社会大众的广泛关注，他的研究成果为韩国在全球生物医学领域中赢得了较高的地位。

然而，这一轰动性的科研成果公布不久后，种种争议开始蔓延开来，使其开始被外界质疑。一是科研伦理问题。黄禹锡团队在进行实验过程中，如何获取所需的卵子这一核心步骤引起了广泛的争议。一些评论家和伦理学家开始质疑：这些卵子的来源是否得到了适当的伦理审查？参与者是否提供了充分、明确的知情同意，以确保她们充分理解实验的性质和潜在风险？这些质疑迅速引起了公众和学术界的广泛关注，对此前的研究成果投下了伦理的阴影。[1] 二是更为严重的学术造假问题。当外部研究人员试图复制黄禹锡的研究成果时，发现了一些与原始数据不符或难以解释的现象。进一步的调查揭示，黄禹锡团队所发布的研究数据中可能存在刻意修改或伪造的情况。[2] 这种指控使之前备受赞誉的研究成果的真实性和可靠性受到了强烈质疑。如果数据造假成立，那么不仅意味着该研究

---

[1] 相关的伦理问题还有很多，例如2004年5月，《自然》期刊发表的一篇文章称黄禹锡曾使用过两名研究生的卵子，并提出问题：这些学生是否可能被迫捐献卵子，因此这种捐献是否如黄禹锡在科学论文中声称的那样是"自愿的"。当时，黄禹锡否认他曾使用过学生的卵子。参见 David Cyranoski, "Korea's Stem-cell Stars Dogged by Suspicion of Ethical Breach.", *Nature*, Vol.429, No.6987, 2004, pp. 3–4.
[2] Davidb Resnik, Adil Shamoo and Sheldon Krimsky, "Commentary: Fraudulent Human Embryonic Stem Cell Research in South Korea: Lessons Learned", *Accountability in Research*, Vol.13, No.1, 2006, pp. 101–109.

本身的失效，还可能对整个干细胞研究领域产生长期的不良影响。

面临众多质疑，黄禹锡坚称自己是清白的，但首尔大学调查后发现，黄禹锡2005年论文中所声称的11个干细胞系并不存在，2004年的研究也存在严重问题。2006年，首尔大学宣布黄禹锡的部分关键研究数据被认定为伪造，他本人则因此被学校解聘。[1]黄禹锡的行为不仅令广大科研工作者和期望治疗的患者深感失望，而且导致了公众对基础医学"突破性进展"的质疑。

（三）皮耶罗·安维萨（Piero Anversa）：无中生有的心肌干细胞

21世纪基础医学领域最为轰动的学术骗局主角是曾享誉国际的心肌干细胞领域权威学者——原哈佛大学医学院终身教授、再生医学中心主任皮耶罗·安维萨，从2001年开始，安维萨发表了上百篇"高质量"的论文，宣称"发现"心脏含有可以实现受损心肌再生的干细胞（c-kit），为心脏病患者提供了新的治疗方法，甚至由此开辟了一个新的医学研究领域，在全球范围内吸引了一大批科学家投身于心肌干细胞的研究。然而事实是，他的所谓"突破性发现"不过是一场精心策划的学术欺诈。

---

[1] "S Korea Cloning Expert Suspended", BBC News, (2006-02-10), http://news.bbc.co.uk/2/hi/asia-pacific/4697210.stm.

从20世纪80年代开始，安维萨就已成为心肌细胞研究领域的世界级专家。随着新千年的开始，安维萨将实验室的重点转移到新兴的干细胞生物学领域及其在心血管再生中的作用。干细胞研究是近些年医学研究领域的热点问题，然而在国际上还处于基础研究起步阶段，目前临床上使用的只有骨髓造血干细胞的移植。最早在2001年，安维萨就以通讯作者身份先后在著名的《新英格兰医学杂志》《自然》等期刊发表文章，宣称心脏中可能存在原始的未分化的干细胞，并将其命名为c-kit细胞，这一研究成果直接挑战了既往对心脏的认知。[1][2]此后17年间，安维萨及其科研团队又相继在《柳叶刀》《细胞》等知名学术期刊上发表了大量相关研究，其影响力也与日俱增。

在2001年，由于伦理问题，美国布什政府禁止了新的人类胚胎干细胞的研究，这导致利用胚胎干细胞再生人类心脏的希望迅速破灭。这些联邦法规以及宗教和政治团体的游说对人类胚胎干细胞研究构成了重大打击，使得心血管再生研究陷入了困境。就在此时，安维萨发表论文声称可以通过使用成年患者自身的干细胞修复

---

[1] Antonio Beltrami, Konrad Urbanek and Jan Kajstura et al., "Evidence that Human Cardiac Myocytes Divide After Myocardial Infarction", *New England Journal of Medicine*, Vol.344, No.23, 2001, pp. 1750-1757.
[2] Donald Orlic, Jan Kajstura and Stefano Chimenti et al., "Bone Marrow Cells Regenerate Infarcted Myocardium", *Nature*, Vol.410, No.6829, 2001, pp. 701-705.

心脏组织，绕开围绕胚胎干细胞研究的伦理争议，为干细胞治疗心脏病开辟了道路。在此背景下，有关"心肌干细胞修复心脏"的研究受到同行的密切关注，不但激励大量学者投身这一全新的科研领域，还启发不少初创企业研发对心脏病的新疗法，干细胞治疗也因此成为心血管疾病领域的研究热点。

然而随着时间的推移，众多实验室证伪了皮耶罗·安维萨的研究成果。自2004年3月起，多家国际知名实验室在《自然》《科学》等权威期刊上发表了一系列的研究，均表示尽管采用了相似的实验方法和技术，仍无法复现安维萨的实验数据。2018年10月，哈佛大学医学院进行的深入调查揭露了事实真相：皮耶罗·安维萨教授在其31篇学术论文中存在众多数据伪造和篡改行为，这些论文随即被相关学术期刊撤销。[1] 此事震惊了整个学术界，《科学》期刊甚至将其称为本世纪最臭名昭著的科学欺诈事件。

据安维萨研究小组的内部知情人爆料，该研究团队长期坚守一个核心观点：心脏或骨髓中的c-kit（cd117）阳性细胞就是心脏祖细胞，它拥有修复心肌梗死形成的瘢痕，甚至为正常心脏提供所需心肌细胞转换的神奇能力。基于这一诱人但错误的设想，该实验室

---

[1] Carolyn Y. Johnson, "Harvard Investigation Finds Fraudulent Data in Papers by Heart Researcher", The Washington Post,（2018-10-15）, https://www.washingtonpost.com/science/2018/10/15/harvard-investigation-finds-fraudulent-data-papers-by-heart-researcher/.

在过去十年里累计获得了超过 5000 万美元的研究经费。更令人震惊的是该团队极不规范的科研组织模式，在安维萨的领导下，任何与这一核心观点相悖的数据都被粗暴地贴上"错误"标签并遭到删改，那些敢于质疑的研究人员，往往会被轻蔑地斥为"白痴"，并面临被解雇的风险，因此即便他们内心对某些研究成果存有疑虑，也不敢轻易发声。此外，实验室从未进行过任何可能证伪该假设的实验，小组成员之间的沟通交流更是不受欢迎，这种信息隔离使得普通员工难以了解研究项目的真实进展，更不用说质疑特定成果。[1]

安维萨的这场精心策划的心肌干细胞骗局，最终给国际医学研究和医疗产业带来了难以估量的损失。作为曾备受尊敬的权威学者，他的欺诈行为在全球范围内误导了无数科研工作者，导致他们白白浪费了宝贵的时间、精力和巨额研究经费。据粗略估计，全球在这一错误的研究方向上可能已经投入了高达数百亿美元的资金，其中包括大量的临床试验和企业投资的研究项目。这场骗局不仅让人们对心肌干细胞治疗的希望破灭，更让人们对科学研究的诚信和严谨性产生了深刻的怀疑。在中国，此次事件同样引发了广泛的关

---

[1] Marisa Taylor, "Brad Heath, Years After Harvard Scandal, U.S. Pours Millions into Tainted Field", Reuters,（2022-06-21）, https://www.reuters.com/investigates/special-report/health-hearts-stem-cells/.

注与讨论。中国知网的数据显示，涉及心脏干细胞的学术论文和学位论文数量已经超过上万篇，令人震惊的是，其中有相当一部分研究都是基于安维萨的错误实验数据和理论框架进行的。这不仅意味着巨大的学术研究资源被浪费了，也暗示着一些研究者可能存在学术不端。

安维萨的实验室最终在2015年关停，他本人也于这一年结束了学术生涯——他已经77岁了。最终哈佛大学赔偿美国政府1000万美元了结此事，但安维萨学术造假的危害已经难以估量。很难想象一位基础医学领域的泰斗级学者竟然是非常善于编造数据骗取政府科研经费的"资深骗子"。他深谙"大科学"模式中KPI考核的各种规则和漏洞，并利用它们行骗。如果不是人生最后阶段被揭穿骗局，他将以非常体面的方式退场。这不禁让我们怀疑一个问题：学术泰斗们往往都是熟谙科研规则的人物，他们如此熟悉"游戏规则"，真的不会利用"游戏规则"吗？显然，科学并不崇信权威，而权威科学家也并不一定能够提供可信的知识。

（四）埃里克·波尔曼（Eric Poehlman）：被送进监狱的科学家[1]

基础医学研究中经常出现学术不端的情况，对于这种行为的惩

---

[1] Rex Dalton, "Obesity Expert Owns up to Million-dollar Crime.", *Nature*, Vol.434, No.7032, 2005, pp. 424–425.

戒往往只是论文撤稿和科学家离职,以及其他科研人员乃至社会大众的伦理道德层面的谴责,很少会上升到法律诉讼的层面。埃里克·波尔曼（Eric Poehlman）学术造假案却是一个引人注目的例外,他成为全球首个因学术造假被送进监狱的科学家。

波尔曼曾是佛蒙特大学（University of Vermont）教授,主要从事衰老、肥胖、新陈代谢以及围绝经期等方面的研究,在国际上享有极高声誉。他作为首席专家负责一个重点实验室,手下有十几名学生和博士后。发现波尔曼学术不端并搜集证据举报他的,正是他曾经的优秀学生代表、后来留在实验室做技术员的沃尔特·德尼诺（Walter DeNino）。

2000年秋,德尼诺在佛蒙特大学实验室研究血脂水平随年龄的变化时,首次发现了埃里克·波尔曼在处理研究数据时的异常。当实验初步分析结果与波尔曼的预期不一致时,他选择将实验数据带回家进行"纠正",然而德尼诺注意到"更正错误"的数据变化之大,无法用简单的输入错误来解释。对比新旧数据,德尼诺发现除了符合波尔曼假设的数据,其他数据都被修改了,于是他向波尔曼提出查看患者档案的要求,但却遭到了无视。为寻求建议,德尼诺联系了前实验室成员安德烈·切尔诺夫（Andrei Chernov）,得知类似情况也曾在波尔曼和其他实验室成员身上发生过,并被告知要小心行事。德尼诺又找到了波尔曼的亲密合作者德怀特·马修斯（Dwight Matthews），对方忠告他，如果没有确凿证据，揭露此事可能会对他们所有人的职业生涯和大学声誉造成毁灭性影响。

随着时间的推移，德尼诺收集了更多关于波尔曼造假的证据，并最终向佛蒙特大学正式提出了对波尔曼的科研不端行为指控。面对指控，波尔曼表现得十分恼火，坚称这只是数据错误而非个人有意篡改。在面对调查小组时，波尔曼更是找了一系列不可靠的解释，例如不熟悉 Excel 操作、需要数据估算，他还试图通过暗示举报人歧视同性恋来破坏其可信度。波尔曼一直否认指控，并试图阻挠调查。然而，经过深入调查，检察人员发现波尔曼至少在其职业生涯的一半时间存在严重的学术欺诈行为，波尔曼的案件最终被刑事起诉，在铁证面前，他最终还是承认了自己的罪行。

2006 年，在量刑听证会上，埃里克·波尔曼承认在联邦科学基金申请中存在欺诈行为，在研究中捏造了关于肥胖、围绝经期和衰老的科学数据，并向朋友、前同事及自己的前学生沃尔特·德尼诺等人道歉。作为美国历史上第二位因伪造研究数据而面临刑事起诉的科学家，也是首位因学术造假而受到刑事处罚的科学家，波尔曼的学术造假行为包括在讲座和发表的论文中提供虚假数据，并利用这些数据从美国国立卫生研究院（National Institutes of Health,

NIH）获得了数百万美元的联邦拨款。尽管波尔曼有 10 篇科学论文被要求撤回或进行更正，同时他也被永久性地禁止接受公共研究资金的资助，并且支付了近 20 万美元的高额赔偿金，波尔曼最终仍然被判处长达五年的监禁。

事实上，基础医学领域大部分的学术不端都不会受到严重处罚，从单纯的利益视角看，学术共同体实际上没有必要对不诚实的科学家"赶尽杀绝"，甚至会隐瞒和保护。沃尔特·德尼诺起初是在学术共同体内部反映相关问题，但他发现成名的科学家们并不互相质疑，而是基于合作关系而倾向于互相包庇，于是他对于科学共同体不再信任，严格搜集证据，直接递送检察机关。最终，检察机关作为第三方严肃处置了波尔曼。但包庇波尔曼的科学家们就不存在学术造假吗？如果他们倾向于包庇波尔曼，那他们也明显是有道德瑕疵的，他们的研究又值得信任吗？遗憾的是，现在全世界都缺乏监管科学研究造假的暴力机构，对于科研不端的处罚实际上缺乏震慑。20 世纪 50 年代后不断有基础医学领域的造假论文被曝光，但像波尔曼一样因为学术不端被送进监狱的却寥寥无几。造假甚至成为一些年轻科学家发展的"捷径"，成名科学家撤掉早年的研究成果并不鲜见，这是一种基于游戏规则的"优化算法"，但对于人类的知识体系而言，这显然是不负责任的。大部分的医学基础研究造假是难以被发现的，因为大部分科学家并未开辟新的研究领域，很难引起科学界的广泛怀疑。此外，验证科研数据既昂贵又困难，这也为学术造假行为提供了掩护。

（五）基础医学的结构性学术不端

以上四个案例，为我们呈现了"大科学"时代基础医学研究中存在的一些结构性问题，尤其是学术不端行为的盛行。学术造假问题频繁出现，可能与竞争激烈、职业压力加剧以及经济利益诱因等多重因素有关。当研究者面临道德抉择时，这些外部因素可能导致他们采取不正当手段，更为重要的是，学术不端行为往往具有较低的成本与较高的效益。相较之下，规范的科学研究进程可能异常缓慢，有时需要经过严谨的实验验证，建立实验室、采购相关设备往往还需投入巨额经费。与此相比，简单地复制、粘贴、抄袭他人的研究成果甚至伪造实验数据显得更为"高效"，可以更好应对学术官僚机构的考核标准，在 KPI 方面表现良好。

而一旦有科研人员冒险造假，就会对整个科研生态产生系统性影响。具体而言，造假的知识会污染知识库。新的医学研究都是建立在文献综述基础上的，而文献综述往往会天然假设前人的研究为真，那么后人就可能基于错误的前人研究成果，浪费大量的时间、经费和人力资源并陷入错误的循环，即伪造数据继续造假。如前文所述，鲜有科学家敢于质疑安维萨这样的学术泰斗的研究，在安维萨错误的理论基础上，很多科学家难以实现科研进展，最终只能编造数据。在心肌干细胞研究领域有海量基于安维萨研究的"成果"，在安维萨东窗事发后，这一领域的文章开始不断撤稿。这些科学家或许起初不打算造假，但是考核的压力以及一个学术共同体并不怀疑的虚假理论逼迫他们只能造假，而他们的研究可能会继续引发其他的科学家造假。因而，当安维萨的谎言被戳破后，基于安维萨理论的造假研究并没有被过度追责，学术共同体能够理解这些科学家的难处。"大科学"时代，大部分科研活动实际上是由政府的官僚系统领导的，官僚系统的考核体系实际上是基于工业泰罗制的，即假设单位时间内一定水平的科研人员的成果取决于个人的努力程度。但科学研究和工业生产不同的是，努力不一定有结果，但失败很可能有意义。而在工业泰罗制的视角下，失败就是失败，这样的"科研工人"是需要被淘汰的。为了避免被淘汰，如果实验不顺利，往往只能造假。当实验室的运行、科学家的职业生涯、学生是否能够顺利毕业等问题往往取决于一些实验数据的时候，铤而走险实际上是一种理性选项。造假可能会输，不造假则必然会输。[1]此外，由于论文造假给基础医学知识蒙上了高度不确定的阴影，很少有临床医生会直接使用基础医学领域的新知识，其进一步加剧了

---

[1] David Geggie, "A Survey of Newly Appointed Consultants' Attitudes Towards Research Fraud", *Journal of Medical Ethics*, Vol.27, No.5, 2001, pp. 344–346.

基础医学和临床医学的分离。因此，当今时代临床医学采用新技术往往需要医药企业作为技术中介，而不是直接关注基础医学论文。医药企业的新药和新技术需要经过严格的验证和监管才能上市，在这一过程中经不起检验的基础医学知识大部分会被过滤掉，而临床医生很难在当今时代具备这样的能力，因而很难将最新论文中产生的基础医学知识直接用于临床。欧美目前癌症和罕见病领域出现了一批私人实验室，旨在越过传统药企将基础医学新研究成果迅速应用于临床以拯救病患。但这些私人实验室无法回避基础医学新知识可能造假的问题，2022年英国剑桥晶体学数据中心（Cambridge Crystallographic Data Centre, CCDC）宣布，因为数据库被论文工厂污染，需要大规模撤回数据。[1]而使用相关数据库制药的私人实验室显然可能已经让他们的用户服用了基于造假的基础医学知识研制的药物。

所有人都承认，科研造假于人类社会而言是一种不道德行为，但它却很难被制止。从单纯的利益算计视角看，学术共同体并不倾向于揭发同行的造假行为。在第二次世界大战前，科学家的研究经费来源比较多样，不存在政府科学基金的支撑模式，科学家人格相

---

[1] Ellie Kincaid, "Crystallography Database Flags Nearly 1000 Structures Linked to a Paper Mill", Retraction Watch,（2022-07-26），https://retractionwatch.com/2022/07/26/crystallography-database-flags-nearly-1000-structures-linked-to-a-paper-mill/.

对独立，并未形成利益共同体。第二次世界大战后，"大科学"的模式在美国被发明，政府开始用科学基金来支撑科研，学术共同体迅速形成，每个领域的科学家都想向政府说明本领域有广阔的研究前景。如果某一研究领域出现大规模科研造假的丑闻，必然会影响政府对于该领域的整体支持。同时，在"大科学"模式中，政府官僚负责KPI的设计和考核，而评审角色则由同行扮演，勇敢揭露同行造假风险过大，很容易受到学术共同体的评审排挤。在什么样的情况下科研造假容易被揭发出来呢？我们发现，当造假者因造假而获益过大，遭遇同行嫉妒和学术共同体公愤时才容易被关注和揭发。

即使科研造假被揭发，论文撤稿也是一个相对漫长的过程。刊登科研论文的期刊并非科研监督机构，并没有条件对论文中的实验进行复现，他们常采用各种方法忽视对所发布内容的批评，导致有明显瑕疵的作品未被及时标注出来。实际上，大部分科研期刊背后都是以营利为目的的出版商，如果不影响期刊本身的学术声誉，他们没有任何经济动机去核查和撤销受到质疑的论文。现代学术审查制度也将期刊的监督责任撇清了，期刊本质上是由学术共同体内的其他学者审查的，刊登后也有通讯作者制度让质疑者和文章作者直接交流。这使得很多已经被证明造假的文章也没有被及时撤稿，仍然长期污染人类的知识库。以科学界创造撤稿世界纪录的德国麻醉学家约阿希姆·博尔特（Joachim Boldt）为例，截至2023年年末已经有他的199篇学术论文被撤稿[1]。然而，尽管他的学术造假行为早在2013年就已经被证实，但他的一些论文直到十年后才被撤回。期刊似乎更注重保护自己和作者的声誉，而不是及时修正错误记录。

基础医学论文能够成为论文造假的重灾区还与论文证伪难度大直接相关。数学和理论物理都是逻辑链极为缜密的学科，非常容易从逻辑层面证伪，造假难度极大。而基础医学论文涉及的逻辑并不复杂，如果想证伪文章往往需要复现实验。以大部分科学家的忙碌程度，并没有过多精力去复现他人实验以寻求证明或证伪。即使有科学家通过实验证伪了某项研究，被证伪的研究者同样可以宣称他人的实验不严谨，与自己的实验室条件不同，等等。这也是目前基础医学研究被证伪者的主要说辞。

"大科学"模式形成后，美国政府也意识到了这种官僚化管理很容易导致学术造假。1974—1981年，美国大约披露了12起严重的科研造假丑闻，而这12起丑闻全部出自生物或基础医学研究领域。而美国国立卫生研究院、涉事大学和其他研究机构对这些指控

---

[1] Adam Marcus, "A Retraction Milestone: 200 for One Author", Retraction Watch, （2024-05-22），https://retractionwatch.com/2024/05/22/a-retraction-milestone-200-for-one-author/#more-129263.

没有做出严肃的回应。很显然，科研造假在当时的美国已经成为公共问题，众议院科学技术委员会调查和监督小组委员会主席、众议员小艾伯特·戈尔（Albert Gore, Jr.）在1981年就这一新出现的问题举行了第一次听证会。[1]鉴于基础医学是美国学术造假的第一"重灾区"，美国卫生与公众服务部（United States Department of Health and Human Services, HHS）在1982年就建立了全世界最早的科研不端记录系统，并于美国国立卫生研究院专门设立了科学诚信办公室，后几经机构变革，成立了美国政府研究诚信办公室，负责监督政府资助的研究中的造假行为。[2]但实际上，科学家和大学达成了潜在的默契，一直在努力削弱美国政府研究诚信办公室的权力。大学律师通常会告知知情人保持沉默，这种学术界的"奥默塔"现象导致学术欺诈行为者能够轻易逃脱惩罚。同时，被举报者往往是一些通过学术造假取得了一定声名、具有一定地位的著名学者。他们有时将这些不当行为归咎于外部因素，并起诉批评者，甚至予以报复。尽管他们很少在法庭上胜诉，但此类诉讼的威胁以及辩护的成本对那些愿意挺身而出的人产生了寒蝉效应。在2006年，拉杰沙希大学（Rajshahi University）的一位教授在检举其同事

---

[1] "Historical Background", The Office of Research Integrity, https://ori.hhs.gov/historical-background.
[2] 胡金富、史玉民：《美国科研不端记录系统的制度内涵》，《中国科学基金》2017年第2期。

米亚·穆罕默德·穆希丁（Prof Syed Taher Ahmed）副教授发表的11篇研究论文中有10篇存在剽窃和盗版行为后遭到杀害。穆希丁原本指望着依靠这些论文获得晋升，但却遭到举报，这意味着他的职业生涯就此结束。于是，穆希丁作出了复仇式的报复——雇人杀害了举报者[1]。从波尔曼案中学术共同体的态度也可见，基础医学研究的数据造假并不鲜见，成名科学家们甚至倾向于见怪不怪和互相保护。如果不是处于实验室底层的科研人员坚持对波尔曼进行举报，他大概率能一直保持光鲜的医学专家形象。这使得公众不得不怀疑各色现代医学知识的有效性——它们到底是可靠的知识，还是为利益而形成的骗局？

基础医学在20世纪50年代后一直是全世界论文撤稿数量最多的研究领域，直到今天，当我们查询撤稿观察数据库（Retraction Watch Database），依然能看到海量的造假论文被撤稿，这使得怀疑基础医学知识的可靠性变得非常合理。公众实际上没必要完全相信各种有论文支撑的"最新医学研究成果"，因为目前全世界都没有开发出在"大科学"时代杜绝基础医学论文造假的成熟制度，这种造假是结构性的。我们没必要反对和否定基础医学，但我们需要知道，在基础医学界存在很多打着科学名义制造的虚假知识。

---

[1] Shamsad Mortuza, "The Snowball Effect of Academic Crimes", The Daily Star,（2023-07-29）, https://www.thedailystar.net/opinion/views/blowin-the-wind/news/the-snowball-effect-academic-crimes-3381266.

二 药代影响科学：医药推销背后的利益链

在"大科学"时代，基础医学和临床医学的分野逐渐增大，临床医生鲜有精力和资源发明新药和新治疗方法，在产学研结合方面更有优势的医药公司成为开发新药和新治疗方法的主力。医药公司有对医疗专业人员推销新药和新治疗方法的需求，因而产生了医药代表这一职业。原本，医药代表主要是作为医药公司与医疗机构之间的桥梁，向医生介绍新上市药品的疗效、使用方法以及相关的临床研究数据，不仅有利于新药的推广与销售，更能让医生及时了解并掌握最新的药物治疗信息，从而为患者提供更加精准、有效的治疗方案。

随着医药市场的竞争日益激烈，医药代表的角色也逐渐发生了演变。除了传递新药信息外，医药代表开始承担起更多的销售任务，包括推广特定药品、争取处方量、维护医生关系等。这种变化使得医药代表的角色变得更加复杂和多元，他们不再仅仅是信息传递者，而是成为医药销售和市场策略的重要执行者。甚至于，一些医药代表可能采用了不当的推广手段，如提供回扣、赞助医生参加学术会议和性贿赂等，以换取医生对特定药品的处方支持。这些行为不仅违背了医疗伦理和法律规定，也损害了医疗行业的公信力和患者的利益。

在医药公司与医疗行业从业者之间错综复杂的利益纠葛背后，一些医药代表与医生之间的交流已经超越了简单的信息传递，逐渐演变成一场利益的博弈。当临床医生选择与医药代表沆瀣一气时，不仅违背了医疗伦理，更可能对患者的健康造成潜在威胁。例如，当医生在开具处方时受到外部利益的影响，他们可能会偏离以患者为中心的治疗原则，转而选择那些能为自己带来回扣或利益的药品。这种行为不仅剥夺了患者获得最佳治疗的机会，还可能因药物的安全性问题和不良反应而给患者带来更大的风险。

以下两个典型案例将进一步揭示医药推销和回扣如何影响医疗决策，并带来灾难性的后果。这些案例不仅令人震惊，更引发我们对新自由主义主导的现代医疗体系的深刻反思。

（一）"我也是药物"（"me-too" drugs）——罗非昔布（Vioxx）

1999年，由默克公司开发的非甾体抗炎药罗非昔布（Vioxx）被宣传为治疗骨关节炎相关疼痛的绝佳选择，而事实证明这是一场"我也是药物"[1]的营销骗局。默克公司声称，与其他同类药物相比，罗非昔布在减少胃肠道副作用方面有着显著的优势。尽管罗非昔布被临床医生广泛赞誉，默克公司内部的科学家们却已经知晓其

---

[1] 一种讽刺，指的是创新水平低却声称具有"革命性"的药物。

潜在的心血管风险。在早期研究中，为了证明罗非昔布在胃肠道安全性方面的优势，默克公司发起了名为 VIGOR 的研究[1]。这项研究的设计初衷是将罗非昔布与纳普洛先（NaProsine）进行比较，以彰显其较低的胃肠道风险。然而，研究结果揭露了一个惊人的事实：使用罗非昔布的患者比使用纳普洛先的患者心血管疾病风险高出不少，这成为悬在默克公司头顶上的达摩克利斯之剑。这一发现本可成为默克公司重新评估其药物的契机，但面对 VIGOR 研究的令人不安的结果，默克公司选择了一条高风险的道路。他们采取了一系列措施来掩盖罗非昔布的心血管风险，包括对数据的操纵和通过医药代表对医生及公众进行市场误导。

默克公司的市场推广策略中，医药代表起到了至关重要的作用。这些代表被公司精心培训并派往全国各地的医院和诊所做公关，他们与医生进行面对面的交流，积极推销罗非昔布这一"革命性"的新药。在这一过程中，医药代表的核心任务是强调罗非昔布在治疗骨关节炎时的效果，同时对其可能带来的心血管风险保持淡化甚至沉默。具体而言，他们会向医生提供免费的药物样品，提供翔实的研究数据，详细介绍罗非昔布的作用机制和优异疗效。医生

---

[1] Claire Bombardier, Loren Laine and Alise Reicin et al., "Comparison of Upper Gastrointestinal Toxicity of Rofecoxib and Naproxen in Patients with Rheumatoid Arthritis", *New England Journal of Medicine*, Vol.343, No.21, 2000, pp. 1520–1528.

让患者使用罗非昔布样品后会发现效果确实很好，患者的关节疼痛明显缓解。同时，医药代表只会告知医生罗非昔布可以在抗炎的同时具有更高的肠道安全性，这一优势很容易在临床实践中被证明，这使得医生对其疗效和安全性更有信心，从而在未来的处方中更倾向于选择罗非昔布。然而医药代表所掩盖的罗非昔布的心血管疾病风险，在短期临床实践中难以显现。这种来源于医药代表的信息偏差在很大程度上影响了医生的医疗决策。除此之外，默克公司还通过医药代表资助医生进行与罗非昔布相关的研究。这种资助往往以研究经费、设备支持或其他形式出现，其目的是让医生在科研层面对罗非昔布有更深入的了解，并为其疗效和安全性提供更多的科学依据。通过这样的资助，医药代表们不仅促进了医生对罗非昔布的了解和接受，还在一定程度上操控了研究的方向和结果，以确保其对公司有利。另外，赞助医学会议也是医药代表们常用的推销手段之一。他们会选择性地赞助一些在医学界具有影响力的会议和研讨会，以确保公司的品牌和罗非昔布在医学界得到广泛的曝光和认可。在这些会议中，医药代表们会邀请知名的专家学者发表演讲，介绍罗非昔布的疗效和安全性，同时还会为参会的医生提供详细的药物资料和宣传材料。通过这些手段的综合运用，药品企业和医药代表们成功地影响了医生的处方决策，使罗非昔布在短期内的销量显著提升。然而，这种市场推广策略也埋下了伦理与安全上的隐患。医生们在受到免费样品、资助研究和赞助医学会议等利益诱惑的同时，可能会对药物的疗效和安全性产生过于乐观的估计，从而忽视了潜在的风险。这种做法不仅损害了患者的利益，也破坏了医药行业的公信力。

以上介绍的这些医药代表的策略在医药行业当中很常见，罗非昔布并不特殊。大部分医药代表都会介绍产品优势，掩盖产品劣势，并通过赞助科研和学术会议等形式直接或间接地为医生提供经济上的好处。但毕竟药物并非一般商品，夸大药物效果和掩盖药物的副作用的伦理争议都很大。2004 年，一项名为 APPROVe 的研究最终证明罗非昔布显著增加了心血管疾病的风险，而其抗炎效果也并非"革命性"的。这一发现导致默克公司不得不从全球市场撤回罗非昔布。默克公司在这一丑闻中遭受了重大经济损失，它也揭示了一个更加深刻的问题：在基础医学和临床医学高度分离的"大科学"时代，科研成果往往要依靠医药企业进行转化。医药企业在追求利润最大化的过程中，时常会忽略一些潜在的药物风险。医药研发是一个高投入、高风险、高收益、长周期的过程，要获利更大就要尽量减小投入、控制风险、缩短周期。因此，医药企业研发的底线往往不是伦理，而是法律。试验数据只要能够符合三期临床等硬性标准即可，于标准之外出现的新问题往往会被忽略，甚至有时会使用隐瞒和欺诈的手段跨越审查走向市场。

罗非昔布事件引发了公众对医药公司诚信和药物推广伦理的质疑，这引出了另一个严肃问题：药品作为一种特殊的商品，到底能否以常规商品的商业宣发模式推广？在商业层面熊彼特所描述的那种"创造性破坏"[1]并不常见。虽然企业习惯性地宣传"革命性""颠覆性"等理念，但在一定历史时期内"创造性破坏"是非常有限的。比如智能手机的出现显然是对于传统手机行业的"创造性破坏"，但随着智能手机的发展和成熟，新智能手机很难实现用户体验和功能上的颠覆。近年来，虽然智能手机厂商每几个月就会发布各种"革命性"的新机型，但它们本质上和几年前的旧版本在使用体验上没有巨大差异。新产品的生产与宣发是由商业规律决定的，并不是由科研规律决定的。同样的故事也发生在球鞋上。虽然运动用品厂商总是宣传新球鞋在技术上有"革命性"的进步，但20年前甚至30年前的球鞋依然会以"复刻"的形式大规模出现，舒适度和保护性并不比现在的版本差。在新能源汽车出现前，传统燃油车的技术迭代也是相对缓慢的——虽然每年都会推出各种"革命性"的新版本，但这显然不是新能源汽车那样的"创造性破坏"。那么，如果"新药"相比已经过了专利保护期的"旧药"并没有真正的"革命性"创新，是否应该容忍药企用类似其他领域企业的商

---

[1] 美籍奥地利经济学家约瑟夫·熊彼特的著名理论，认为动态失衡是健康经济的"常态"（而非古典经济学家所主张的均衡和资源的最佳配置）。创造性地打破市场均衡，才会出现获取超额利润的机会。

业宣发手段赚取超额利润呢？毕竟，在现代商业社会，大部分超额利润不是靠"创造性破坏"赚取的，而是靠商业宣发。

目前，全世界大部分国家都无法在监管层面回应"我也是"药物的困局。在罗非昔布事件中，最令人不安的是，作为监管的三大主要力量——美国食品药品监督管理局[1]、美国国立卫生研究院和默克公司——都没有履行他们对公众的健康责任。自20世纪80年代以来，医药产业已经成为全球最盈利行业之一，[2]美国更是有17%的GDP由医药产业创造。在新自由主义的意识形态下，医药产业作为一种"支柱产业"，健康是一种高价商品。过度监管医药产业实际上并不符合部分国家将其作为"支出产业"而非"社会事业"的经济战略。美国在20世纪80年代就将医药产业定位为国家的核心经济产业，通过了《贝赫—多尔法案》（Bayh-Dole Act, 1980）鼓励医药创新。该法案也被称为1980年的技术转让法案，允许政府资助的研究（主要由美国国立卫生研究院资助）产生可以申请专利的发明。尽管该法案的初衷是为大学和其他学术研究中心提供一种管理其知识产权的财政激励机制，但实际上，它催生了一个反常的体系，使得公共资助的研究成果以垄断权的形式落入科

---

[1] Food and Drug Administration，简称FDA，以下为行文方便使用其简称。
[2] Marcia Angell, *The Truth About the Drug Companies: How They Deceive Us and What to do About It*, New York: Random House Publishing Group, 2005, pp.3-5.

学家私人手中。他们倾向于把这些研究成果卖给企业进行成果转化,企业也同样乐于研发这些创新药物,在专利保护期内赚取高额利润。但这显然阻碍了更便宜的仿制药和专利过期的有效药物的普及。

让我们结合罗非昔布的案例来说明这个体系是如何运作的。该药物是由公共税收资助开发的,然后它被卖给一家私人公司——默克公司。该公司为其申请专利,阻止非专利药品的销售,并以过高的价格将其卖给消费者。所有人都被告知,这种药物的高价是必要的,因为它能确保持续地研究和开发更高效、更改良的药物。但事实上,这两个所谓的理由并不成立。新的药物通常不是与其他药物进行对比测试,而是与安慰剂进行测试,因此我们只能了解它们的相对疗效,而非绝对疗效。此外,自1998年以来,FDA批准的415种新药中,超过四分之三只是对旧有分子的微小修改,被戏称为"我也是药物"("me-too" drugs)。这些被认为比旧有便宜药物更有效的药物实际上并无显著疗效提升,但仍以高价出售,使得制药公司得以开发更昂贵的"我也是药物"版本。

医药公司为了维持这种不公正的现状,需要满足三个主要条件。首先,"我也是药物"必须针对非常常见的终身慢性疾病。其次,市场必须对开发针对付费客户的药物感兴趣。最后,市场不仅需要足够大,还需要有足够的"弹性",以便为该药物找到新的适应症，从而增加持续使用该药物的患者数量。一个典型的例子就是罗非昔布，它虽然是一种治疗关节炎等慢性疾病的抗炎药物，但也可以轻易地用于所有类型的疼痛治疗。大量的"我也是药物"造就了医药产业的恶性循环：药品定价过高、医生群体接收大量的"免费样品"，并被诱导参与反竞争行为、非法推广药物未经批准的用途、从事直接面向消费者的广告以及与非专利公司勾结，以阻止更便宜的替代品进入市场。

（二）"阿片战争"的引发者——奥施康定（OxyContin）

阿片类药物危机是当今全球最大公共卫生的挑战之一，其起源可以追溯到20世纪90年代。当时，为了应对日益严重的慢性疼痛问题，欧美医生开始给患者大量开具阿片类止痛药。起初，药企宣称这类药物经过严谨的科学研究被验证是安全且有效的。但随着时间的推移，它们的潜在成瘾性和滥用风险逐渐显露出来。但这一认识来得太晚，已经导致了大量患者对阿片类药物的依赖，以及与之相关的死亡案例激增。其中，普渡制药（Purdue Pharma）是引发阿片类药物危机的关键药企之一。

1996年，普渡制药推出了奥施康定，这是一种长效的阿片类止痛药。普渡制药对奥施康定采取了非常积极的市场推广策略，甚至宣称其相比其他阿片类药物具有更低的成瘾风险。为了加强这种观点的市场接受度，公司投入巨额资金进行广告宣传，并通过医药代表与医生进行直接沟通，强调奥施康定的所谓"优势"，并提供各种激励措施以促进该药物的处方开具。同时，普渡制药的市场策略致力于将奥施康定定位为一种创新且安全的长效止痛药，这一信息通过广告、医学会议和公关活动广泛传播。普渡制药强调奥施康定的"12小时持续效果"，这成为其广告宣传的关键点，尽管后来这一说法受到了质疑。普渡制药极力通过医药代表与医生建立个人关系以推广奥施康定。医药代表们往往具备专业级别的医学知识，能够详细地介绍药物的特性和优势，并回答医生的任何疑问。他们经常访问诊所和医院，提供免费样品和最新的药物研究资料，包括药物的研究数据、临床试验结果和所谓的优势特点，以向医生展示奥施康定的疗效和安全性。这些代表通常具备良好的沟通技巧，能够说服医生为慢性疼痛患者开具奥施康定。他们通过定期拜访、电话沟通或电子邮件交流，以保持与医生的持续联系。在与医生的交流中，医药代表会巧妙地提及公司提供的医疗回扣计划。他们会为医生提供名誉奖励、学术会议赞助、科研赞助和旅行赞助。更有甚者会直接以现金、礼品卡或其他形式提供金钱奖励，作为对医生开具奥施康定处方的"回报"。这种明显的利益诱惑让一些医生心动，使他们更倾向于选择奥施康定作为首选镇痛药物，而忽视了其他可能更合适的治疗选项。

为了确保医生对奥施康定的持续信任，医药代表还会为医生提供"最新科研资料"以供医生在向患者提供处方时使用，这些资料往往经过精心编排以强调奥施康定的疗效和安全性，同时淡化其潜在风险。这些资料中包括医学文献的摘录、专家意见或公司的研究数据，它们都被用来支持医药代表的观点，从表面上看这些都是非常严谨的科研资料。鉴于"大科学"时代基础医学和临床医学高度分离的特点，临床医生往往没有精力和条件去验证一种新药或者新治疗方式的安全性和有效性，而扮演科研成果转化角色的药企却有庞大的团队来完成这些专业性工作。因此，在大部分情况下医生会选择相信医药代表提供的权威医学资料和最新数据。普渡制药在推广奥施康定过程中，还大量资助了相关的研究和临床试验。很显然，公司资助的研究往往旨在证明奥施康定的效果和安全性，受资助的科学家和实验室并没有动机公布对于奥施康定不利的科研数据，不能说这些受资助的论文一定在造假，但他们没有动机把真话全部讲出来。对于奥施康定，受资助的医学研究者并不会主动设计不利于奥施康定成瘾问题的实验。通过这种方式，普渡制药能够在医学界内部构建对其产品的支持，尽管这些研究的客观性和完整性后来受到了广泛质疑。

普渡制药的积极市场策略使奥施康定迅速成为治疗中至重度疼痛的首选药物。通过其广泛的营销活动和医药代表的努力，奥施康定被广泛推荐给患者，特别是那些慢性疼痛患者。普渡制药的营销宣传成功地塑造了一种观念：奥施康定是一种安全且有效的长效止痛药，具有比其他阿片类药物更低的成瘾风险。这一观念迅速在医疗界内部获得了普遍接受。然而，奥施康定的广泛推广和使用很快导致了严重的后果。尽管普渡制药声称奥施康定的成瘾风险低，但这种药物的滥用和依赖问题在大规模使用中迅速地暴露出来。许多患者在使用奥施康定后变得高度依赖，难以摆脱药物的控制。此外，由于其高度成瘾性，奥施康定也开始在黑市上流行，被滥用为娱乐性药物。奥施康定的滥用和依赖导致了全美范围内的健康危机。随着越来越多的人沉迷于奥施康定和其他阿片类药物，美国各地的药物过量死亡案例数量急剧增加。医疗系统、执法机构和公共卫生部门都不得不面对这一日益严重的问题。阿片类药物危机揭露了医药推广行为对公共卫生的潜在破坏力，尤其是当这种推广忽视了药物安全和患者福祉时。

随着阿片类药物危机的爆发和奥施康定滥用问题的日益严重，普渡制药遭遇了一系列法律诉讼。这些诉讼主要集中于公司误导医生和公众低估关于奥施康定成瘾性的风险，以及公司的营销策略是否促成了药物的滥用和依赖。多个州政府、市政府以及私人团体对普渡制药提起了诉讼，指控其对公共卫生危机负有责任。目前，美国是全世界毒品问题最为严重的发达国家，这与其政府部门对阿片类药物监管的不力有直接关系。阿片类药物具有较强的上瘾性，对于药企而言很容易成为"摇钱树"。即使患者病痛缓解，但已经在用药过程中体验过欣快感的患者依然会对药物产生依赖。但我们都知道，不能以毒品牟利是现代文明社会的一种基本伦理共识。而世界上医学最发达的国家竟然能够以医学研究提供了充分的安全性证据为由大量在临床层面分销阿片类药物，直接导致了药物滥用和成瘾。

（三）药品的分销：法律与伦理的双重底线

药品并非普通商品，医药行业在药物推广和营销中必然要面对一系列伦理挑战。首先是商业利益与患者福祉的冲突。医药行业是高度商业化的领域，大型药企往往是上市公司，企业的成功往往与其盈利能力挂钩。这可能导致一些药企在推广药物时，更多地考虑商业利益，而不是患者的最佳利益。例如，在普渡制药的案例中，公司为了增加销售额，可能过度强调药物的疗效，而对潜在的风险轻描淡写。另外，为了推销药物，医药公司有时会选择性地提供信息，甚至误导公众和医生。在普渡制药的案例中，医药代表可能只展示了药物积极的一面，而对可能的副作用或风险保持沉默。为了在市场上获得竞争优势，医药公司有时会对药物的安全性和有效性作出过度承诺。这不仅可能误导医生和患者，还可能导致药物被不当使用，甚至造成危害。这种信息不透明和有误导性的宣传行为违背了医药行业应有的诚信和透明度原则。提供医疗回扣或其他形式的激励来影响医生的处方行为，是医药行业备受争议的做法。这种做法不仅可能导致医生开出不必要的药物，还可能损害患者的利益和健康。普渡制药的案例就是一个典型的例子，医药代表通过提供回扣等手段，说服医生更频繁地开具奥施康定处方。除此以外，医疗回扣还将带来另一个问题，即忽视弱势群体的需求。因为某些药物可能对特定的弱势群体（如老年人、儿童或贫困人群）特别有益，但由于其利润率较低，医药公司在推广药物时，有时可能忽视了这些弱势群体的需求，导致药物分配的不平等。

医药代表的营销行为在大部分其他商业领域并没有过多的道德争议，但在医疗行业性质却完全不同。医药行业如何平衡商业利益和患者健康福祉的伦理问题是一个复杂而关键的议题，因为医药公司的成功常与其商业利益挂钩，但同时又承担着为公众提供安全、有效药物的重任。理想情况下，医药公司应强化药物安全和有效性的研究，确保在将药物推向市场之前，已对其进行充分的临床试验和研究，不应为了缩短上市时间或降低成本而牺牲这一步骤，且不应受外部因素的干扰。同时，医药公司在推广药物时，应提供全面、准确、无偏见的信息，包括药物的潜在风险、副作用和禁忌。避免选择性地强调某些信息或淡化其他信息。为了确保医生的处方决策是基于患者的最佳利益,而不是受到经济诱惑的影响,医药公司应避免提供任何形式的医疗回扣或其他不当激励。然而真实情况则是,医药公司和医药代表往往在商言商,以法律而不是伦理作为底线来推广产品,公众也就自然难以绝对信任医生开具的处方。

"罗非昔布事件"和"奥施康定事件"充分展示了医药公司和医药代表在药物审批和推广过程中不可忽视的影响力。在现代医学中,药物的设计愈发复杂,公众甚至大部分医生往往都不熟悉药物的具体研发过程和安全性论证中可能存在的信息隐匿。由于"大科学"时代,基础医学和临床医学的高度分离使得药物企业承担了医学类科研成果转化的责任,药物企业也实际上垄断了药物研发的相关信息,当监管机构因为利益、政治等因素未起到相应作用时,药物企业就能给公众提供一个虚假的幻象,使其对药物的安全性产生过分信任。

一方面,现代医学中的伦理行为一直受到义务论伦理学的深远影响。康德指出,只有当个人自我强加的规则在逻辑上符合普遍的理性原则时,个人才是自主的;因此,他认为人因其理性而具有尊严,这种尊严要求人被视为自身就是目的,而不是达成其他目的的工具。[1] 换言之,道德行为赋予个人自由,这种自由反过来又允许

---

[1] Immanuel Kant, *The Moral Law: Kant's Groundwork of the Metaphysic of Morals*, Abingdon: Routledge, 1991. pp. 6–7.

个人继续"道德"行为。因此，道德原则与日常实践紧密相连，并塑造了紧迫的道德行为，例如，医生拒绝通过说谎来误导患者。另一方面，在商业伦理中，现代资本主义企业世界将其道德秩序建立在个人自由之上，要求最小限度的公共干涉，而不明确要求个人遵守道德。因此，尽管欺诈和勒索通常是不可接受的，但仍期望平等的个人在尊重承诺和合同的同时进行谈判。换句话说，个人的自由可能依赖于道德行为，也可能不依赖；因此，道德原则和日常实践可能会相互脱节，容忍不可接受的行为，例如，将错误信息作为战略工具或者隐瞒必要的信息来取得最大利益。这当然与严格的医疗规范形成鲜明对比，后者是本着道德精神进行实践的。这种做法是亚里士多德式的，追求专业卓越，而非道德最低限度的"不惹麻烦"。因此，专业的医学实践与实践医生的美德密切相关[1]。

在解释对自由个人的道德要求时，医疗界和企业界之间存在着内在的差异。医学中的个人道德代理人有义务在日常实践中坚持义务论的价值观，以保持自治，而企业界的个人可能并不总是需要这样做来保护自己的自由。正是由于医疗企业与医疗机构不同，商人与医生也不同，因此他们不说同样的道德语言，也可能不理解将道德标准（如尊重自治、非恶意、慈善或正义）纳入日常运作的重

---

[1] Edmun Pellegrino, "Professionalism, Profession and the Virtues of the Good Physician", *Mount Sinai Journal of Medicine*, Vol.69, No.6, 2002, pp. 378-384.

要性。相对于"理想化的"康德或亚里士多德心态,这种"现实世界"的心态可能很快会陷入一种"道德豁免"的心态,在这种心态下,一切都是以经济利益的名义被允许的,而这正是构成医药代表和医药公司的隐瞒行为并引发公共危机的内在原因。公众当然期望医药企业以较高的伦理底线进行药物的研发和分销,而事实上医药企业则是以法律为底线在进行商业实践。在新自由主义的逻辑下,医药当然是营利产业而非慈善事业,药企只要将能够应付监管和对于药物分销有利的基础医学研究做足即可。只要在法律的框架下做到完全合规且有利可图,即使药物在未来的使用中可能出现大规模的副作用和安全危机也没有太大问题。一旦药物的公关危机出现,就可以使用已经套路化的合法合规等说辞,对于药物造成的灾难表示"遗憾"。当然,在大部分情况下药企有能力通过科研和法律手段掩盖问题,编造各种"革命性"的新药神话。

三 黑箱中的病人:医学实验中的公众知情同意问题

在传统医学时代,医学的治疗和解释多基于人类直接的感知与经验。这种经验性的认知模式让医患关系维持在相对平等的交流基础上,无论是中国的阴阳五行理论还是西方的四体液学说,它们均深植于人的具象感知之中,相对容易被理解和接受。然而,随着现代医学的发展,其复杂性和高度专业化使得医疗过程逐渐转化为实验室中的"黑箱"操作,使公众对医学的理解趋于困难和迷茫。

对于医学而言,"黑箱"指的是对公众而言不透明的诊断和治疗过程。它以特定的医学信息(如病人的病史和体检结果)为输入,然后经过内部的处理过程,产生输出(如诊断结果和治疗方案)。而这个内部的处理过程,涉及高度专业化的医学知识和复杂的技术手段,对于一般公众而言是难以理解的。现代医学化身为"黑箱"的主要原因可以概括为以下两点。一方面,医学的快速发展带来了大量新的理论、技术和设备,极大地提高了诊断和治疗的效果,但也使得医学的复杂性大幅增加。对于非专业人士而言,这些专业知识和技术手段是难以理解和掌握的,从而使得医学变得不透明。另一方面,随着医疗体系的专业化和细分,医疗过程中的各个环节,如实验室检查、影像诊断、药物疗法等,都有专门的专业人员进行操作和管理,这进一步加剧了医学的"黑箱化"。即使是最基础的医学检验,如血液检测,其内部的运作过程对于一般公众也是难以理解的。因此,现代医学的发展虽然带来了高效的治疗方法,却也使医学变成了一个"黑箱",使得公众对医学的理解变得困难。这不仅对医患关系带来了挑战,也对公众对医学的信任产生了影响。

相当比例的公众对于医学研究存在一种"黑箱"式的不理解。这种不理解不仅仅是由于医学研究的技术性和复杂性,而且还与医学领域的公众知情同意问题密切相关。从基础医学实验研究到临床实践,都涉及对患者或参与者的生物信息、身体样本或治疗方案的使用。在这种情境下,知情同意成为一个关键环节。理论上,所有的医学研究和治疗都应该在获得参与者明确同意的基础上进行。然而,在实际操作中,知情同意的过程可能会受到种种限制,如时间压力、语言障碍、文化差异等。有时,即便患者或参与者签署了知情同意书,他们也可能并不完全理解所涉及的研究或治疗的具体内容、风险和潜在效益。

(一)永生的海拉细胞(HeLa cell)

海瑞塔·拉克斯(Henrietta Lacks)生于1920年,是美国南部一个烟草农场家庭中长大的非裔女性。在1951年,因为腹部出现肿块以及下体出现流血症状,拉克斯来到约翰·霍普金斯医院接受诊断与治疗,这所医院当时是她所在地区少数为非裔美国人提供免费医疗的机构。诊断结果显示,她患有晚期宫颈癌。在治疗的过程中,一位外科医生在她未知情的前提下提取了她的宫颈组织样本。

这些病理性的人体组织样本随后被送到细胞生物学家乔治·奥托·盖伊(George Otto Gey)的实验室。在常规的细胞培养中,人类细胞往往在几天内失去活性，但拉克斯的细胞却具备前所未有的生命活力。这些细胞，被命名为海拉细胞（HeLa cell，取自拉克斯的姓和名的首两个字母）。海拉细胞与其他癌细胞相比，具有端粒酶过度表达的特性。端粒酶的主要功能是重建端粒，这些端粒是位于染色体末端的重复序列，在每次细胞分裂过程中会发生降解。通常，当端粒缩短到一定程度时，细胞会进入死亡程序。然而，由于端粒酶的过度表达，海拉细胞的端粒长度得以维持，从未达到引发细胞死亡的临界点。这使得海拉细胞具有无限增殖的能力，因此被誉为"不朽"的细胞。事实上，自首次分离出海拉细胞至今已过去五十多年，这些细胞仍然存活并持续增殖。

在海拉细胞发现之前，人类细胞在培养物中的增殖能力有限，这成为科学研究的重大瓶颈。海拉细胞的发现彻底改变了这一现状，为医学和生物学研究开辟了新的道路。由于其具有无限增殖的特性，海拉细胞成为一种宝贵的实验资源，被广泛应用于癌症研究、药物筛选和基因编辑等领域。同时，这些细胞也为科学家们提供了一个独特的研究对象，用于探索癌细胞无限增殖的分子机制和寻找新的治疗策略。海拉细胞由于其生物学上的独特性，推动了多个科学领域取得了显著的突破，尤其在病毒学领域。这些细胞的快速繁殖成为大规模培养病毒的关键。其中，最为显著的例子莫过于乔纳斯·索尔克（Jonas Salk）博士在20世纪50年代所开发的脊髓灰质炎疫苗。此外，到了 20 世纪 60 年代，这些细胞也被广泛应用于研究太空对身体组织和细胞的影响。据统计，到 2023 年，涉及海拉细胞的研究论文已超过 12 万篇，其中有 5 篇更是荣获了诺贝尔奖。

然而，伴随着这些学术上的成就，一系列复杂且深远的伦理问题出现了。与大多数对医学领域做出重大贡献的人不同，海瑞塔·拉克斯在 31 岁时被诊断出患有宫颈癌，并在短时间内去世，她在生前并不知晓自己的细胞将对医学领域产生革命性的影响。在她接受治疗期间，医学界对于知情同意的重视程度远不如今天。因此，当乔治·盖伊博士发现从拉克斯提取的细胞样本具有无限增殖的能力时，并没有告知她的细胞将被用于科学研究。这意味着拉克斯的组织样本是在她未知情的情况下被取出，这一行为，在今天的医学伦理标准下，被视为对患者权利的严重侵犯。尽管在 20 世纪 50 年代，医学界尚未完全确立"知情同意"的原则，但仍有观点认为，出于拉克斯接受了医疗服务的公平交换，此次组织的提取并非无偿。这样的观点亦暗示了一个令人不安的趋势——人体组织的商品化。这在当时的医学研究中是常态——许多患者的身体样本在未经他们知情或同意的情况下被用于研究。

海瑞塔·拉克斯去世后，伴随着海拉细胞的广泛应用，伦理问题变得更加显著。盖伊博士在意识到细胞的独特性后，希望获得更多的细胞样本。这需要进行尸检，而尸检需要家属同意。拉克斯的丈夫在被误导的情况下同意了尸检，他被告知这是为了未来可能帮助他们孩子的医学检验。在拉克斯过世后的20多年里，她的家族仍对海拉细胞一无所知。他们得知真相并非由于医学界主动披露，而是因为海拉细胞污染了其他的细胞系。直到1973年，她的家族才得知海拉细胞的存在。当科学家联系拉克斯家族获取血液样本进行基因研究时，家族成员才逐渐了解到整个情况。拉克斯的家族对此非常恼火，因为当时医学界已经基于海拉细胞形成了价值数十亿美元的产业，而拉克斯家族仍生活在贫困线下。

2021年，拉克斯家族对赛默飞世尔科学公司提起诉讼，该公司多年来一直从拉克斯的细胞中获利。2023年8月1日，是海瑞塔·拉克斯诞辰103周年的日子，而这一天也标志着拉克斯家族与赛默飞世尔科学公司长达数年的法律纠纷终于达成了和解。和解的细节并未完全透露，但我们可以确认的是拉克斯家族获得了可观的经济回报，也促成了各种医疗组织和医疗机构对于海瑞塔·拉克斯的表彰与纪念活动。对于海瑞塔·拉克斯的故事来说，金钱赔偿只是其中的一部分。更为关键的是，她的故事如今已经被视为医学界歧视弱势群体的警钟。海瑞塔·拉克斯的经历揭示了历史上医学实验对少数种族的剥削和不公。通过广泛地分享这些故事，我们期望能够提醒并教育后代，确保医学和研究的伦理标准得到不断提高。曾经治疗过海瑞塔的约翰·霍普金斯大学也在积极反思和弥补过去的错误。目前，该大学网站上设有专门纪念海瑞塔·拉克斯的板块，承认并反思了他们在使用她的细胞以及错误地分享其医疗记录方面所扮演的角色。此外，该校还有计划建造一座以她名字命名的新研究大楼，以此作为对历史的纪念和对未来的承诺。作家丽贝卡·思科鲁特（Rebecca Skloot）则以海瑞塔·拉克斯的经历为原型创作了一本广为人知的小说《永生的海拉》。她希望能够通过分享这些故事，为子孙后代提供经验教训，以提高医学研究的伦理标准。拉克斯的遗产对于现代医学研究而言是具有革命性的，她的细胞具有巨大的科研价值，关于她的细胞使用争议也促进了现代医学科研伦理中知情同意原则的普及。

拉克斯家族在 1973 年开始维权，进行了长达 50 年的漫长诉讼。在诉讼初期，医学界普遍认为拉克斯家族是无理取闹：海瑞塔·拉克斯并非完全无偿地捐献了自己的细胞，她获得了免费治疗。提取她的宫颈组织样本在当时也是一种必要的检查，并非故意将她作为实验对象。这一事件的关键在于海拉细胞的端粒酶有过度表达的特性，展现了巨大的科研潜力。医疗机构认为，它们已经在诊疗过程中合法获得了海拉细胞，应用这种细胞进行科研是合理的。而拉克斯家族则认为，医疗机构并未向患者告知将会把提取的细胞组织用于科研，这是一种欺诈行为。双方各执一词，似乎都有一定道理。我们很容易忽略海拉细胞争议的文化背景。从集体主义角度出发，海拉细胞为人类的医学进步作出了如此重大的贡献，这些科研行为是值得赞赏的。毕竟医学界并未伤害海瑞塔·拉克斯，还用她的细胞增进了全人类的福祉。但在美国固有的私有产权观念下，这显然是对于个人尊严的一种践踏。即使对于海拉细胞的研究有助于全人类的健康事业，但在个人没有授权的情况下，这样的研究依然涉嫌侵权。更重要的是，海瑞塔·拉克斯是一名非裔，她的遭遇激起了非裔族群长期以来对于社会不公正待遇的愤怒，海拉细胞事件最终也由法律事件演变为政治事件。

纵观现代医学的进步过程可以发现，弱势群体常常被作为实验对象。殖民地人民、弱势国家人民、发达国家的弱势族裔、发达国家的贫困人民在历史上都曾经是医学进步的"代价"，而对他们进行实验的过程往往是打着"治病救人"的旗号。虽然海拉案中医学机构并没有将海拉本人作为实验对象，也没有对她的治疗展现出任何怠慢，但这种对于其组织细胞科学研究不进行告知的行为唤起了广大弱势群体作为实验对象的"苦难记忆"。与其说海拉案的和解是对于拉克斯家族的交代，不如说是对于将弱势群体作为实验对象的肮脏历史的交代。约翰·霍普金斯大学在 20 世纪 50 年代是其所在地区少数接纳治疗非裔患者的医疗机构之一，这本身就凸显了当时美国严重的种族不平等和隔离问题。海瑞塔·拉克斯的丈夫在她去世后被诱导声称同意进行尸检以方便后续的医学研究，这种对非裔患者的剥削行为在当时并不鲜见。

公众很难站在医疗机构的立场思考医学研究，因为大部分公众相对于医疗机构都是"弱势"的。即使并非经济上或政治上的弱势群体，相比于医疗专业人员，依然是专业知识上的弱势群体。从历史经验上看，虽然大部分被作为"实验品"或"试验品"的患者是经济或政治上的弱势群体，但非传统弱势群体，因为专业知识上的弱势在医学研究中"吃亏"也是常见现象。例如，在某些试验中，为了确保客观性，科学家可能会使用安慰剂作为对照组。显然，在试验对象不知道自己使用安慰剂的情况下这种研究才更加客观。实际上，在知情同意原则尚未成为医学研究基本原则的时期，实验对象不会知道自己可能服用安慰剂。但现在的规范医学试验中，试验对象必须被告知他们参与的是一个可能使用安慰剂的研究，以及这可能带来的风险。即使如此，依然有科学家为追求科研的严谨性铤而走险。作为永恒的弱势群体，公众恐惧"黑箱"，呼唤医学研究中知情同意原则的普及是必要且必需的。

在法律诉讼层面，拉克斯家族努力了50年都未能成功。海拉案最终于庭外成功和解并非源于法律因素，而是源于公众的愤怒和恐惧。法律诉讼上拉克斯家族越失败，越能说明医学研究机构有能力在合规的情况下让患者在不知情的情况下充当实验对象。庭外和解以及各种医疗组织和医疗机构对于拉克斯的纪念是医学界对于公众质疑的一种表态。

（二）胎盘研究和医疗应用的知情同意

在前现代社会，胎盘被视为有一定神秘力量的人体组织，不同文明对胎盘都有特殊的处理方式。在基督教世界，胎盘通常会被焚烧；毛利人会埋葬新生儿的胎盘，以强调人类与地球之间的共生关系；夏威夷原住民相信胎盘是婴儿的一部分，传统上会将胎盘种植在一棵树上，然后让它与孩子一起生长。中国人传统上将胎盘入药食用，一度被西方人视为不文明的表现。

近年来，胎盘的科研价值越发受到医学界重视，作为孕育新生命的重要器官，它连接着母亲和胎儿，调节两者的物质交换，确保妊娠的顺利进行。因此，胎盘在研究妊娠过程和解决妊娠相关问题中扮演着关键角色。同时，胎盘的丰富组织和多样的功能使得它在多个科学领域，如免疫学、干细胞研究、环境科学和毒理学等中都有着广泛的应用。随着对于胎盘研究的进一步深入，食用胎盘的做法在西方社会的某些富裕阶层逐渐流行起来，尽管这种做法的科学性和安全性仍存在争议。

重视胎盘的研究和应用是近年来医学界出现的新现象，也是医学研究中知情同意的新挑战。从文化的角度而言，在西方社会，人们对胎盘娩出的反应往往是厌恶或冷漠。第二次世界大战后，现代医院和生育技术开始在欧美普及，大部分妇女会选择在医院生育，而胎盘会被医院作为医疗废物处理掉。20世纪80年代，为了更加严格地防止生物危害，美国国会通过了《医疗废物跟踪法案》监督医疗废物的处理，各州也相继出台法律严格监管医疗废物。在西方医学过去的观念中，胎盘是和术中切除的阑尾、扁桃体、病变组织等类似的医疗废物，出于生物安全考虑需要集中统一处理。基于近年来胎盘显示出的巨大科研价值和潜在保健价值，很少有医院会丢弃胎盘。但大部分医院不会详细告知孕妇和家属胎盘真正的使用情形，只会给出自行保存和医院处理的选项，甚至有些医院会在不告知的情况下直接将胎盘回收。

由于目前胎盘的研究和应用依然处于西方医学的灰色地带，医疗机构对于胎盘的研究和应用一般做非常模糊的处理。西方传统文化中对于胎盘污秽不洁的印象依然广泛存在，甚至研究使用胎盘制品都不符合公序良俗。但将孕妇遗留的胎盘私自用于科研或者研制胎盘制品，和海拉案中医学界隐瞒细胞用途的做法没有本质区别。如果未来基于胎盘的基础医学研究和生物制品研制产生了革命性进展，很可能又有一场新的海拉案出现。

在"大科学"时代，不只基础医学和临床医学存在严重分离，医学伦理方面的研究与基础医学和临床医学同样是高度分离的。大部分科学家和医生实际上不熟悉繁杂的伦理规则和法律条文，会把医疗管理机构的一些做法和规范视作行政陋习和宣传需要。基于这种分离，本书所提到的大部分案例也是医疗专家不熟悉的，历史实际上很难让专业人士引以为戒，这并不是道德问题导致的，而是由于现代医疗系统分工过细又协调不便。

第二节　医学知识的历史局限

人类对疾病的认识总在不断发展。在前现代社会，各种文明都发展出了基于其文化和经验的传统医学，中医和基督教医学都是典型的古代传统医学。而我们所说的现代医学，即"西医"，实际上是基督教医学科学化的产物。医院（英文 hospital，拉丁语 hospes）在中世纪主要指的是穷人的救济院、朝圣者的宿舍，基督教的医疗工作者在医院里救治需要帮助的信徒。十字军东征时期成立的医院圣骑士团至今仍然是一个活跃的教团组织。基督教医学集合了自古希腊、罗马以来的各种医学理论和经验，也加入了中世纪发展出的各种疫情防治技术，有较好的实用价值，但归根结底还是一种古代医学。科学革命之后，随着人类认识自然的范式发生根本转变，西方的医学工作者开始用现代科学不断改造基督教医学，形成了现代医学。

伴随着科学的发展，过去被奉为圭臬的一些医学观念不断被抛弃。例如，在中世纪的观念中，精神病被认为是由恶魔、邪灵或巫师附身所致，因此患者常受到歧视和残酷对待，甚至被烧死，而现代医学则认为这是一种器质性的疾病，需要用医学的方式治疗，这显然是一种认识进步。当然，也有一些医学观念在发展中得到了再认识。例如，古希腊医学认为人体是由血液、黏液、黄胆汁和黑胆汁构成的，这四种体液对应到四种元素、四种气质，四种体液在人体内失去平衡就会造成疾病，这就是著名的四体液学说。受希波克拉底著作传播的影响，古罗马医学、波斯医学、印度医学、维吾尔族医学都以古希腊的体液学说为理论基础。这些思想一度也被认为是没有价值的"巫术"，但近年来医学界也开始意识到其方法论价值。身体显然不是由四种体液简单组成的，但四体液学说支撑的整体论和调和平衡的医学思想则是现代医学需要改进的方向。显然，医学知识具有强烈的历史性和不确定性，我们很难说目前的认识是真理，我们只能说目前的认识是当前历史阶段的最优解，这种认识完全可能存在反复。在现代商业社会的广告营销和强调知识快速应用的前提下，这种医学知识的历史局限性极容易被放大，形成医学界的舆论丑闻。

一 医学知识的颠覆：科学认知的历史性和相对性

本节将深入挖掘消化性溃疡的认知演变背后的故事以及人类对梅毒的认知和治疗手段变化，揭示科学观念如何在不同的历史背景下塑造、颠覆和重构医学知识。不同历史时期人们对疾病的理解和治疗方法的差异，不仅体现了人类认知的局限性，也揭示了科学发展的渐进性和相对性。医学认知的变革常有，但在世俗化的商业社会这种认知颠覆非常容易被公众理解为骗局和营销。

（一）消化性溃疡与幽门螺杆菌

消化性溃疡是一种常见的慢性胃病，统计数据表明，约10%的人受到过这种疾病的困扰，其中大约5%的患者最终可能演变为胃癌。消化性溃疡的形成是受多种因素驱动的。在很长一段时间内，消化性溃疡都被认为是与生活方式高度相关的疾病，例如压力、辛辣食物、酒精或吸烟，因此胃溃疡治疗方式也以生活方式调整和缓解症状为主，如减压、调整饮食、避免酒精和烟草等，大多数的宣传报道和公共卫生信息也都只强调改变生活方式以预防胃溃疡。然而，这种方法并不能有效地治愈胃溃疡，往往只能暂时缓解症状，而且疾病复发率高。

20世纪初期的医生们认为溃疡的产生原因是胃酸的过多分泌，因此抑酸治疗逐渐发展为主流。基于这种认识，当时的治疗方法是服用抗酸药物和进行外科手术，但因为缺乏有效的抗胃酸药物，外科手术成为主要的治疗手段。其中最常见的手术是胃切除术，原理是通过物理切除一部分胃部组织来抑制胃酸分泌以治疗溃疡。从现在的观念看，这种"治疗"方法是极具破坏性的，虽然一定程度上抑制了病痛，但对人的身体也造成了巨大的损伤，严重影响了患者的生活质量。到了20世纪60年代，医生们意识到外科手术对患者的伤害可能更大，开始普及使用小苏打和复方氢氧化铝来抑制胃酸分泌，随后出现了更为先进的质子泵胃酸抑制剂（如奥美拉唑），但仅仅能够缓解症状，治疗效果较差。

在1982年，澳大利亚科学家罗宾·沃伦（Robin Warren）和巴里·马歇尔（Barry Marshall）的研究彻底颠覆了对于消化性溃疡的传统认识。他们首次发现了一种名为幽门螺杆菌（Helicobacter pylori）的细菌，并证明了它与消化性溃疡有直接联系。这一发现不仅颠覆了关于消化性溃疡成因的传统观点，还为溃疡病的治疗开辟了新的途径。这一发现最初在医学界遭到了广泛的批评，因为当时的主流观点认为胃的高酸性环境不可能支持细菌的生存。而事实上，幽门螺杆菌能够在胃的酸性环境中生存，并可能通过引起免疫反应来导致溃疡形成。为了验证自己的理论，巴里·马歇尔甚至拿自己做了实验，他吞下了幽门螺杆菌，然后在短短几天内就出现了胃炎症状。这个大胆的实验为他的理论提供了更强的支持。此后越来越多的研究开始支持幽门螺杆菌的假说，医学界也开始接受这一新的观点。消化性溃疡不再只被视为生活方式相关的疾病，而是被视为一种感染疾病，其预防和治疗的重点也转向了根除幽门螺杆菌。抗生素治疗可以有效消灭体内的幽门螺杆菌，这不仅使胃溃疡的治疗效果得到了显著提高，复发率也大大降低了。与此同时，这种治疗方法的变革也促进了对消化性溃疡病因更深入的理解，包括认识到除了幽门螺杆菌感染外，其他因素如非甾体抗炎药（NSAIDs）的使用也可能导致溃疡。

最近的十几年医学界对消化性溃疡的认识又出现了新的突破，研究者发现即便根除了幽门螺杆菌，消化性溃疡的1年内复发率仍高达27%。这让医学研究者开始意识到，消化性溃疡并不仅仅是细菌感染问题，还是涉及消化道内在的菌群生态平衡，这种认知也推动了对治愈质量的重视，提倡不仅仅满足于溃疡的表面愈合，更要恢复黏膜的正常结构和功能。

医学界对于消化性溃疡的认知转变为我们揭示了医学知识的历史性和相对性。今天被广泛接受的"常识"，在未来可能会被新的发现所颠覆。值得一提的是，中医对于消化性溃疡一直有不错的疗效，而在20世纪90年代前，不含抗酸成分的中医胃药药方曾一度被视为没有作用的安慰剂，直到幽门螺杆菌说被广泛认可。近年来，随着菌群平衡说成为主流学说，中药治疗影响胃部菌群平衡的研究也成为新热点，医学界对传统方法治疗胃病的认识也产生了颠覆。

（二）"伟大的模仿者"——梅毒的治疗史

梅毒（Syphilis）是由梅毒螺旋体（Treponema pallidum）引起的一种细菌型性传播疾病。这种疾病最初于1905年被德国的埃里克·霍夫曼（Erich Hoffmann）和弗里兹·肖丁（Fritz Schaudinn）发现。梅毒的症状多样，随感染期的不同会有不同的表现。初期表现为单一的下疳（硬、无痛、无瘙痒的皮肤溃疡），第二期常出现遍布手掌与脚掌的广泛红疹，口腔和阴道有溃疡。潜伏期的患者症状通常不明显，可能维持数年。在第三期，梅毒会导致梅毒肿（软、非癌性生长）、神经性疾病和心脏疾病。由于梅毒的症状表现类似许多其他疾病，因此被称为"万能的模仿者"[1]。梅毒的历史起源可以追溯到15世纪的欧洲。第一次记录的梅毒疫情发生在1494或1495年的意大利那不勒斯，当时正值法国入侵。这种疾病最初被

---

[1] Brucem Rothschild, "History of Syphilis", *Clinical Infectious Diseases*, Vol.40, No.10, 2005, pp. 1454–1463.

称为"法国病"。直到 1530 年,意大利医生兼诗人吉罗拉莫·弗拉卡斯托罗(Girolamo Fracastoro)才将其命名为"梅毒"。弗拉卡斯托罗在他的作品中首次使用了"梅毒"这一术语,这个名字后来被广泛接受并沿用至今。当时,由于梅毒迅速在欧洲各地扩散,特别是在军队和战争频繁的地区,它迅速成为一种需要重视的公共卫生问题。

在早期对梅毒的治疗中,汞被广泛使用,用现在的观念看其实是利用重金属杀灭微生物。直到 20 世纪前叶,汞熏蒸治疗依然是治疗梅毒的最常用方法之一,医生将汞在火上蒸发,患者坐在没有底部的座位上,置于热煤之上,或者将全身除头部外置于一个接收蒸汽的箱子(基督教医学中称为"圣所")中。汞治疗有严重的副作用,但因为没有更好的方法,汞治疗在西方流行了近五百年。其实汞治疗非常类似于当今时代的癌症化疗,虽然我们都知道化疗存在巨大的副作用,但很多患者却不得不使用——因为还没有更有效的副作用更小的治疗方法。

鉴于当时汞治疗的巨大副作用,医学界不断探索,试图开发出低副作用的药物和替代疗法,但收效甚微,这和今天的癌症治疗也颇为相似。16 世纪出现的另一种流行的梅毒治疗方法是使用来自伊斯帕尼奥拉岛的愈创木(Guaiacum)。当时的基督教医生认为,上帝在疾病起源的同一地点必然会提供治愈方法,因为最早的梅毒记录产生于伊斯帕尼奥拉岛，因而该岛的植物应该具有治疗作用。尽管愈创木实际上并没有很好的治疗效果，但在当时仍是一种受欢迎的治疗方案。除了汞和愈创木之外，放血、使用泻药以及酒、草药和橄榄油浴。这些治疗方法基于古代的体液理论，即认为人体健康的关键在于维持体内四体液的平衡。放血是通过切开身体的一部分来放出一定量的血液，以期恢复体液的平衡。泻药的使用旨在清除体内的不洁物质，而药用浴则是试图通过浸泡身体来治疗疾病。当然，这些方法并未对梅毒带来有效治疗。

梅毒的治疗在 20 世纪初发生了重大变革。1905 年德国科学家埃里克·霍夫曼和弗里兹·萧丁发现了梅毒螺旋体，证明了梅毒是一种细菌性传染病。有鉴于此，德国科学家保罗·埃尔利希（Paul Ehrlich）在 1906 年预言梅毒治疗药物会被马上发明出来并开始了艰苦的研发。1910 年，埃尔利希和日本细菌学家泽彻郎·畑（Sahachiro Hata）共同发明了一种新药物——"606 号"化合物，后来被命名为砷凡纳明。砷凡纳明成为治疗梅毒的首个有效药物，也开启了化学疗法时代。砷凡纳明的研制是医学史上的重要里程碑，代表了对传染病治疗的一次重大突破。在此之前，医学界尚未开发出针对特定疾病的药物，埃尔利希将梅毒螺旋体作为药物的"靶点"进行研制，试验了 606 个化合物才成功。而砷凡纳明的成功为现代药物研发指明了方向，埃尔利希将能够杀灭特定病原体的物质称为"魔法子弹"[1]。这些"魔法子弹"将摧毁传染性微生物，而不伤害携带它们的人。现代药学致力于参考埃尔利希的制药方式，研制各种类似于"魔法子弹"的靶向药物。砷凡纳明引发了人类药物研发的革命，但它在晚期梅毒感染患者中效果不佳，且给药过程困难，仍然存在诸多缺点。在1943年，青霉素的引入彻底改变了梅毒的治疗方式，梅毒变为了一种比较容易治愈的传染病。青霉素的发现不仅对梅毒治疗产生了革命性的影响，还标志着现代抗生素治疗时代的到来。

回顾梅毒的治疗史，我们可以看到科学观念如何在不同的历史背景下被塑造、颠覆和重构。在长达五百年的时间里，基于有限的医学知识，治疗梅毒的方法既原始又危险。汞治疗有一定效果，但伴随着严重的副作用。随着科学的进步，特别是20世纪初砷凡纳明的发现和后来青霉素的引入，梅毒的治疗发生了革命性的变化。而人类在当今时代面对的诸多不治之症可能都和当年的梅毒类似，在漫长的历史时期内并没有好的解决办法，只能用"以毒攻毒"的汞治疗方案。汞治疗可能对梅毒有一定效果，但汞治疗带来的汞中毒同样会严重降低患者生活质量，在当时的历史条件下只能两害相权取其轻。而今天的癌症放、化疗等治疗方案，又何尝不是新时期

---

[1] Geoff Garnett and Robertc Brunham, "Magic Bullets Need Accurate Guns–syphilis Eradication, Elimination, and Control", *Microbes and Infection*, Vol.1, No.5, 1999, pp. 395–404.

的"以毒攻毒"？这并不一定是完美的治疗方案，却是当前我们知识体系下的最优解。

二 食与疾：营养的科学与骗局

民以食为天。饮食与健康的关系从古至今一直是医学领域关注的重点。所有文明的传统医学中都有饮食进补的观点，中国甚至发展出了丰富的药膳文化。20世纪后，伴随着现代科学的发展，人类对于饮食与健康关系的认识愈发深入，各种营养理论推陈出新。但由于和产业联系紧密，营养学一直是充满消费主义陷阱和争议的研究领域。

（一）营养的科学化

人类拥有绚烂的饮食文化，地理、经验和信仰的差异建构了不同地区的饮食体系。对于什么样的食物能够强身治病，各种文明都形成了丰富的经验，但直到18世纪末的"化学革命"期间，有关营养的研究才逐渐开始科学化，科学家们试图通过探索食物中的微观化学结构来解释饮食与健康的关系。20世纪初，维生素B1（硫胺素）、维生素C等各类微量营养素相继被发现，它们可以预防和治疗营养缺乏相关疾病的功能也逐渐成为广为传播的新闻，营养学开始变成了热门研究领域。到20世纪中期，所有的主要维生素都已经被分离和合成，动物和人体研究也证明了维生素的缺乏会导致严重的疾病，包括脚气病（维生素B1）、糙皮病（维生素B3）、坏血病（维生素C）和恶性贫血（维生素B12）等。随着化学合成技术的进步，传统的食物治疗逐渐被单维生素治疗所取代。同时，复合维生素的出现也为预防维生素缺乏提供了系统性解决方案。随着营养科学的发展，政府开始主导食品企业在选定的主食中添加微量营养素，如盐中的碘和烟酸（维生素B3）以及小麦粉和面包中的铁等。这些方法被证明在减少许多常见的维生素和矿物质缺乏性疾病的流行方面是有效的，比如甲状腺肿（碘）、干眼症（维生素A）、佝偻病（维生素D）和贫血（铁）等。

在第二次世界大战前后，各国普遍实行供给制而面临食品匮乏的窘境，预防因此导致的维生素和微量元素缺乏症和相关疾病就变得愈加重要。在中日甲午战争后，脚气病就曾长期困扰日本军队，直到维生素B1的功能逐渐被发现，日本军方才认识到这是由于日本军队长期食用精米造成的营养不良。因此，日本于1938年发布的《军人战时给予规则细则改正》中明确强调了每一名日本军人每天可以领到210克小麦以补充维生素B1。由于日本士兵并不习惯吃小麦，《细则改正》还做出了特别规定，精米和小麦必须混合烹饪以确保每一名日本军人都可以获取到足额的维生素B1，以避免患上脚气病。美国在第二次世界大战期间也存在食物不够丰富的问题，公众很有可能因为单一的饮食造成营养不良，这催生出了营养学史上第一个膳食指南（Recommended Dietary Allowance, RDA），以引导公众在战争期间摄取人体所需的基本营养。1941年，膳食指南在美国国防营养会议上发布，为总热量和蛋白质、钙、磷、铁和特定的维生素的摄入设定了标准，美国政府也通过高度计划的经济模式帮助公众提供符合膳食指南标准的饮食。战时成功的公众营养计划为战后的营养研究和相关公共政策奠定了基础，也普及了营养学知识，使得饮食影响健康的理念深入人心。第二次世界大战前的营养学研究和国家营养计划是人类公共卫生史上浓墨重彩的一笔，至今仍有学者认为20世纪人类期望寿命大幅度提升的最重要影响因素是营养状况的普遍提升。第二次世界大战也是营养学研究的巅峰时刻，由于普遍的食物匮乏，各种营养素缺乏导致的疾病都作为残酷的社会现实表现出来，各种营养缺乏导致的疾病都在这一时期得到了充分认识。

（二）糖的营养学研究丑闻

美国是糖饮料大国，可口可乐一度是美国形象的标志，因而对于糖的营养学研究一度受到了商业资本的强力干扰。第二次世界大战后，营养学利用战争中产生的巨大影响力成为一门显学，但由于营养学与食品工业高度相关，食品工业利益集团出于商业化的目的逐渐把这门显学塑造为"玄学"，各种前后矛盾的营养观念以科学的名义你方唱罢我登场。20世纪50年代开始，伴随着战后高速工业化和城市化，人类的期望寿命快速增长，心脑血管疾病甚至一度成为工业化国家的主要死因，医学界也试图从营养层面回答心脑血管疾病的产生原因。

在20世纪90年代之前，西方主流的营养学研究一直认为脂肪是肥胖和一系列心脑血管疾病的元凶。因为心脑血管疾病患者的血浆往往有着较高的胆固醇（一种脂肪类物质）水平，过去医学界的主流认知是过量的脂肪摄入导致了肥胖，也直接导致了心脑血管疾病。在当时，一部分医生强烈建议公众减少脂肪（特别是饱和脂肪）的摄入，以降低胆固醇水平和预防心脏疾病。此建议得到了美国心脏协会和其他健康组织的支持，进而影响了公共政策和膳食指南。与此同时，食品工业也迅速响应这一需求，开始推出各种低脂或零脂的食品和饮料。从低脂牛奶和零脂酸奶，从低脂饼干到零脂蛋糕，超市的货架上充斥着这类产品。广告宣传强调其低脂或零脂的特点，让公众认为这类食品有助于减轻心脏负担、维持心脏健康。在这一宣传攻势下，消费者开始大量购买这些所谓的"健康食品"以期降低患心脑血管疾病的风险。然而，为了补偿食品中脂肪的减少并保持其口感，许多低脂食品添加了更多的糖，这实际上加重了消费者患心脑血管疾病的风险。

现在我们知道过量的糖摄入是肥胖的最重要推手之一，也是心脑血管疾病的重要来源，但由于营养学研究资助很大程度上依赖可口可乐等制糖业巨头，医学界在很长时间内刻意回避了糖对于心脑血管疾病的重要影响。2016年，《美国医学会杂志》曝光了20世纪60年代的制糖业内部文件。文件显示，一个名为美国糖业研究基金会（现美国糖业协会）的贸易组织向哈佛大学的三位科学家支付了相当于今天约5万美元的费用，让他们在1967年发表有关糖、脂肪和心脏病研究的文章。这篇发表在著名的《新英格兰医学杂志》上的文章最大限度地否认了糖与心脏健康之间的联系，并污蔑饱和脂肪为心脑血管疾病的最大推手。尽管文章中揭露的科研腐败行为可以追溯到近50年前，但食品行业仍在继续影响营养科学。可口可乐为试图淡化含糖饮料与肥胖之间联系的研究人员提供了数百万美元的资金。同年6月，美国联合通讯社报道称，糖果制造商正在资助一项研究以论证吃糖果的儿童往往比不吃糖果的儿童体重更轻。

（三）预制菜的健康丑闻

近年来，预制菜（方便食品）引起了较大的社会争议，而科学界、医学界和食品工业界人士普遍对预制菜的开发持积极态度。

现代预制食品工业起源于第二次世界大战后的美国。预制菜对于人类而言不算新鲜事物，奶酪、腌制食品等预制菜都有几千年的历史，但预制菜在大部分历史时期内不是人类餐桌的主流。第二次世界大战期间，为了方便军队补给，美国建立了庞大的预制菜工业，旨在延长食品的储存时间并让其易于在战场上被食用。第二次世界大战后，军事食品订单迅速减少，为美军开发预制菜的商业食品公司开始利用现成生产设施开发民用预制菜，后来几乎将一切食品预制菜化。20 世纪 50 年代，美国食品工业企业和利益相关的学者不断通过媒体和学术渠道宣传预制菜更加方便、卫生和健康，但这种宣传往往是片面的。比如，他们宣称预制菜可以通过减少妇女劳动来"解放"妇女，但被"解放"的妇女大量涌入劳动力市场后反倒压低了劳动力价格，使得一个美国蓝领工人养活一家的时代一去不复返。妇女实际上并没有被"解放"，社会的婚育成本却大大提高了。再如，他们宣传预制菜更加卫生，因为工业化大生产显然可以减少食品的微生物暴露，但各种添加剂和过度烹饪对健康的影响则被隐藏起来。

美国是全世界第一个实现全部食品预制菜化的国家，该国国民也在这场大型社会实验中深受其害。出于保存和提升口感等因素，预制菜往往存在高脂肪、高糖、高盐等问题，还加入了食品防腐剂和食品添加剂。任何食品企业和医学专家都可以宣称吃一份这样的预制菜是安全的，但长期食用这样的预制菜显然会带来包括但不限于肥胖、"三高"和心脑血管疾病等一系列健康问题。为了应对预制菜的健康问题，美国白宫在 2010 年发起了一项由当时第一夫人米歇尔·奥巴马主导的名为"让我们行动吧！"的倡议，旨在减少工业化生产的食品造成的儿童肥胖。奥巴马夫人敦促食品行业减少预制菜中的糖和盐含量，鼓励政府通过法律法规进行干预。但由于食品工业设计的产品品类过多，食物对于健康的影响过于复杂，每个人的身体对于食品的接受程度都不一样，很难制定让人信服的标准，只能把食品的各种添加剂写在包装袋上作为企业的"免责声明"。

近年来，预制菜问题在美国社会已经成为重要的社会不平等议题。鉴于近 60 年来预制菜对于美国社会造成的现象级健康问题，公众对于"新鲜""天然"和"有机"食品愈发推崇，有条件的人群会选择质量更高的食物而放弃预制菜。而中低收入者群体则由于收入有限，很难购买相对昂贵的新鲜事物，只能选择普遍高脂肪、高糖和高盐但廉价的预制菜，这造成了中低收入群体的普遍肥胖，并逐渐将肥胖塑造为一种中低收入者的阶级象征。

（四）当"健康饮食"成为一门生意

人类摆脱饥饿的历史并不长。在前现代社会，肥胖是一种富裕的象征，因为大部分人摄入的食物热量不足以支撑起肥胖的身体。同时，"瘦"与"弱"在大部分文明中是相联系的意象，因为"瘦"往往意味着食物摄取不足免疫力低下，容易被各种疾病侵扰。在大部分历史时期人类普遍没有挑食的资格，精制糖、脂肪和蛋白质对大部分人而言都比较奢侈，自然很难想象过量的饮食会对人的健康造成困扰。第二次世界大战后，大部分工业国在化肥的帮助下逐渐走出了食物短缺的阴影，怎么吃得更健康而不是仅仅填饱肚子才逐渐成为公众关心的话题。

当"健康饮食"成为一门生意后，以美国为代表的发达国家的食品企业和营养学界普遍有劣迹斑斑的表现，试图用科学的方式掩盖一些高利润食物的健康风险，相关丑闻被曝光后公众逐渐开始质疑营养学研究的权威性。20世纪90年代以来，为了走出商业丑闻的阴影，营养学界设计和完成了多项互补的大型营养研究，包括前瞻性观察队列和随机临床试验，使得人类对饮食与疾病的认知有了更坚实的理论基础与实验支撑。队列研究首次提供了一系列营养素、食物和饮食模式以及多种健康结果的个体水平、多变量调整后的结果。临床试验允许在目标人群（通常是高风险人群）中进一步测试特定问题，包括单维生素补充剂的效果，以及特定饮食模式带来的影响。然而，一方面，这些研究进展也并非没有争议，特别是队列研究在探索特定维生素对心血管和癌症之间的关系的研究结果之间存在普遍的不一致。这种不一致可能来源于为观察性研究存在难以避免的缺陷，或者单营养素摄入在慢性疾病防治中的局限性，也可能源于科研不端[1]。当然，实验结果也与不尽合理的实验设计有关，因为相关实验通常让高风险患者进行短期、超生理剂量的维生素补充，实验结果可以通过维生素摄入的周期和量来控制。另一方面，前瞻性研究和饮食干预试验为饮食模式提供了更一致的证据，如低脂饮食实际上对健康很少有显著影响。这意味着关注单一营养素对健康的贡献远不如综合考虑饮食模式对健康的影响重要，[2]这使得传统的膳食指南框架和其他旨在确定单一营养素最佳量的研究受到了挑战，营养学界开始转向研究饮食模式的复杂生物学效应。这些因素越来越多地反映碳水化合物质量（如血糖指数、纤维含量）、脂肪酸、蛋白质类型、微量营养素、植物化学物质、食品结构、制备和加工方法以及添加剂之间的共同贡献和相互作用。对整体饮食模式重要性认识的加深不仅推动了科学探究的进展，而且也催生了大量基于不同来源和科学支持的经验性、商业性和流行性的饮食模式。这些饮食模式包括弹性素食、纯素食、低碳

---

[1] Jayne Woodside, Damian McCall and Claire McGartland et al., "Micronutrients: Dietary Intake v. Supplement Use", *Proceedings of the Nutrition Society*, Vol.64, No.4, 2005, pp. 543–553.

[2] David Jacobs and Linda Tapsell, "Food, Not Nutrients, Is the Fundamental Unit in Nutrition", *Nutrition Reviews*, Vol.65, No.10, 2007, pp. 439–450.

水化合物饮食和无谷蛋白饮食等，它们在目标上各有侧重，如促进整体健康、减肥、抗炎等。

中国人在近年来也开始逐渐重视饮食健康，这是物质极大丰富之后的必然结果。然而，人们也同样需要面对现代商业社会的营养"玄学"。总体而言，营养学在疾病方面的研究是非常突出的，找到了败血症、脚气病等疾病的病因，但在如何让人吃得更健康方面则很难给出确定性的答案，甚至会因为商业利益成为资本的帮凶。在追求健康饮食方面，人们容易陷入两种极端：一种迷信各种片面化的科学理论（有的甚至是已经被淘汰的理论），将各种与理论模型不一致的饮食都贬低为"智商税"；另一种则盲目相信各种商业宣传和专家背书。而健康的饮食选择与食品口感、文化环境、个人身体情况都有关系，是一种非常个人化的选择，缺乏个人的判断能力很难做出理性的饮食选择。

三　解锁心灵迷宫：人类对精神病的认知、误解与突破

人类很早就意识到了精神病的存在，但迄今为止对于它的认识依然非常模糊。在前现代社会，精神病患者的症状普遍被认为是由超自然因素造成的，比如被邪灵或恶魔附身，或者是神的惩罚。在

许多文化中,精神病被视为一种道德上的失败或灵魂上的缺陷。例如,在古希腊,人们相信精神病是由神的不满或惩罚造成的。在萨满文化中,精神病甚至被看作一种神圣的状态,病人被认为拥有与众不同的灵魂或被神灵选中。在中世纪的欧洲,精神病经常被归咎于魔鬼或邪恶力量。这导致了对精神病患者的极端对待,包括驱魔、酷刑甚至处死。总体而言,前现代社会对精神病的这种理解缺乏科学依据,往往导致了对患者的误解、歧视甚至虐待。这种态度在很大程度上阻碍了对精神健康问题更深入的了解和更有效的治疗方法的发展。直到近现代,随着医学和科学的进步,人们对精神病的认识才开始发生根本性的转变。

(一)精神病的疾病化

18世纪的启蒙运动激发了人类对精神病认识的重大转变。随着科学思想的兴起和对理性的追求,人们开始以更科学的眼光看待精神病。医生和思想家开始摒弃之前的迷信观念,将精神病视为一种可以通过医学方法治疗的疾病。他们认识到,精神病不是由邪灵或超自然力量引起的,而是脑部或心理的医学问题。同时,医生们开始探索精神病的生物学和心理学基础,试图理解大脑如何影响行为和情绪。此外,人们对患者的态度也发生了改变,开始强调以更加人道和同情的方式对待精神病患者。这一时期的医生和研究者通过观察、记录和区分精神病的症状，为后来的精神病分类和治疗奠定了基础。启蒙运动对精神病学的影响是深远的。它不仅改变了公众对精神病的看法，还推动了医学从以往的猜测和偏见向科学和理性的转变。这一时期的思想为后来精神病的科学研究和治疗方法的发展奠定了坚实的基础，开启了精神病学作为一门科学学科的新纪元。

在19世纪，随着医学界对精神病的更深入理解，精神病学作为一门独立的医学分支逐渐确立，也出现了以精神病院为代表的大量专门治疗精神病的机构。这些机构的建立标志着社会对精神病患者的态度发生了根本变化，从过去的排斥和惩罚转变为试图提供医疗照顾。然而，尽管精神病院出现的本意是为了提供更专业的治疗，但许多机构的实际条件却非常恶劣。这些精神病院常常过度拥挤，卫生条件差，且缺乏有效的治疗方法。在大部分情况下，病人被关在狭小、阴暗的房间里，遭受着忽视和虐待。此外，由于当时对精神病的认识仍有限，精神病院中的治疗方法往往依赖于强制性措施，如束缚、隔离甚至是手术等。当时的精神病院中实际上有多达五分之一的人患有因梅毒传播而导致的精神错乱和全身瘫痪。在这一基础上，神经学家理查德·冯·克拉夫特－埃宾（Richard von Krafft-Ebing）和他的助手约瑟夫·阿道夫·赫希尔（Josef Adolf Hirschl）通过从梅毒疮中取出脓液，并将其注射到患者体内，最终得出了梅毒可以引发精神错乱的结论[1]。与此同时，神经学家皮埃尔·让内（Pierre Janet）和西格蒙德·弗洛伊德（Sigmund Freud）则一直在探索歇斯底里症[2]的病因。让内认为，患者"分离"了对创伤事件的记忆，并将其表现为一系列身体症状，他主张将催眠作为获取这些记忆并发现患者疾病原因的一种手段。[3]弗洛伊德认为，创伤记忆被压抑并委托给潜意识。他开发了一种访谈方法，即精神分析法，通过催眠和解释梦境分析精神病患者的症结，并认为几乎所有的精神病都源于被压抑的"性印象"[4]。弗洛伊德对于后世的影响更大，他的著作《梦的解析》《性学三论》《图腾与禁忌》等，提出了"潜意识""自我""本我""超我""俄狄浦斯情结""欲力""心理防卫机制"等概念，哲学、心理学和精神病学都将其学说视为重要的思想来源，被誉为"精神分析之父"。当代世界的大部分心理咨询师（心理医生）都是弗洛伊德精神分析学派的继承者，试图通过精神分析法，基于潜意识人格的假设，旨在通过心理分析技术来揭示个体的内在心理过程和动力。精神分析的科学

---

［1］ Richard von Krafft-Ebing, *Psychopathia Sexualis: A Medico-Forensic Study*, Oxford: Butterworth-Heinemann, 2013. p. 468.
［2］ 症状包括剧烈的情绪波动、震颤、紧张症和抽搐。
［3］ Onno Van der Hart and Rutger Horst, "The Dissociation Theory of Pierre Janet", *Journal of Traumatic Stress*, Vol.2, No.4, 1989, pp. 397–412.
［4］ Sigmund Freud, *The Basic Writings of Sigmund Freud*, New York: Modern Library, 2012.

性一直饱受质疑,波普尔批判弗洛伊德的理论不可证伪,但精神分析的范式却顽强地生存了下来。科学主义者会嘲笑心理咨询师的谈话治疗和精神分析是故弄玄虚,但这并不妨碍心理咨询师确实对于现代社会公众的心理疏导和压力疏解起到了一定作用。如果不承认谈话治疗的科学性,那么患者就只能选择药物甚至手术治疗,这些"科学的"方式往往对于身体会造成不可逆的伤害。

(二)精神病的生物医学化

弗洛伊德之后,对精神病的研究分裂为了两个阵营:生物医学阵营与精神分析阵营,前者试图通过生物医学技术,例如对患者大脑的解剖分析来确定精神障碍的起源,后者则试图通过一种哲学化的范式分析和疏解患者的精神压力。从逻辑上看,精神分析阵营的方法确实缺乏科学性,这也是它一直被生物医学阵营诟病的方面。20世纪初,伴随着科学哲学的大发展,尤其是波普尔学说的广泛传播,生物医学阵营和精神分析阵营之间的分裂进一步扩大了,生物医学阵营的支持者期望精神病研究发展为一种科学化的实证研究,试图探究精神病的物质基础。

与大部分疾病不同的是,精神类疾病在当时的条件下很难找到器质性的病变,于是生物医学阵营的精神病学家尝试用微生物来解释精神病的病因,认为是肠道、口腔或鼻窦中的微生物释放出了损害大脑功能的毒素，因而将消毒杀菌作为治疗精神病的重要方法。当然，消毒杀菌在大部分情况下并不能让患者摆脱精神病的痛苦，于是各类"治疗"精神病的外科手术就被发明出来，其中最臭名昭著的手术干预是前脑叶白质切除术。埃加斯·莫尼兹（Egas Moniz）在20世纪30年代开创了这种治疗方法，当实行这一手术时，医生需要在病人的颅骨两侧各钻一个小孔，然后将脑白质切断器从洞中伸入病患脑部，在每侧选择三个位置实施手术。这个仪器的外形就像是一把修长而精致的螺丝刀，不过它的头部侧面开了口而且没有尖端。然后医生需要拉动手柄，开口处的钢丝在拉动作用下便会凸起，切断神经纤维。现在我们知道，这一手术的目的在于切断神经纤维以使患者反应迟钝丧失精神冲动，接受该手术的患者虽然不再有精神病的表现，但普遍出现了类似痴呆、智力障碍的迹象。在20世纪30年代到50年代，前脑叶白质切除术是最流行的精神病外科手术，仅美国就有接近5万名精神病人接受了这一手术，其中大部分人虽然不再是精神病患者，但也失去了自我生活的能力，变成了缺乏自我意识的"行尸走肉"。讽刺的是，莫尼兹因这一手术赢得了1949年的诺贝尔生理学或医学奖。苏联在1950年出于人道主义因素成为世界上第一个禁止这类手术的国家，这一举动曾被西方国家视为对科学和诺贝尔奖权威性公开挑战的政治行为。但事实证明，这一手术的实质就是破坏精神病人的脑组织，使他们处于痴呆状态以便于管理，而不是真正治愈精神病。在越来越多的丑闻曝光下，欧美终于在20世纪70年代立法禁止了前脑叶白质切除术，但相关丑闻也大大损伤了精神科医生的形象。在后世的欧美大众文化中，文学和影视作品（《飞越疯人院》《禁闭岛》和《美少女特攻队》）往往将脑白质切除术描述成使人丧失反抗意识的手术。

在开展精神病外科手术的同时，精神病学家也开始尝试用药物来抑制精神病。1950年，罗纳·普朗克公司在研制抗疟疾药物时合成了异丙嗪。因为该公司发现异丙嗪具有抗组胺作用，便将其作为抗过敏药物出售。同年，巴黎的外科医生亨利·拉伯里特（Henri Laborit）尝试探索异丙嗪能否减轻休克，结果意外地发现病人在应用异丙嗪之后情绪发生了很大变化，变得异常平静。拉伯里特很快发表了他的发现，而罗纳·普朗克公司的科研人员看到这篇文章后，立即开始开发异丙嗪的中枢系统麻痹功能。1950年12月，在异丙嗪的基础上，化学家保罗·卡本提（Paul Charpentier）合成了胃肠反应更小的氯丙嗪。1952年，精神病学家让·雷德（Jean Delay）和皮埃尔·德尼尔克（Pierre Deniker）对氯丙嗪做进一步的临床试验，试验结果证明氯丙嗪可以明显减轻精神病患者的幻想和错觉，这一结果报告于第15届法国精神病学和神经病学大会并引起了轰动，该药随即在法国上市用于治疗精神病。1954年，氯丙嗪成为FDA批准的第一种抗精神病药物，随即风靡世界。在服用异丙嗪后，精神病人的破坏性大幅降低，这引发了西方国家精神病的非住院化运动。当然，氯丙嗪并不是一种精神病的完美解决方案，长期服用会造成严重的副作用，包括视力模糊、口干、无法控制的颤抖、抑郁、肌肉僵硬和烦躁不安等。虽然氯丙嗪的作用机制在当时没有被研究清楚，但丰厚的利润促使制药企业开始积极开发抗精神病药物。甲丙氨酯和安定等镇静剂很快相继问世，并迅速成为全球最畅销的药物之一。此外，针对抑郁症的药物也在不断发展，从最早的提高去甲肾上腺素水平的阿米替林，到后来的选择性血清素再摄取抑制剂（SSRI）如百忧解（Prozac）和帕罗西汀（Paxil）。这些药物都被广泛宣传为能够恢复大脑化学平衡的有效手段。然而，尽管这些药物在市场上取得了巨大的成功，但关于其疗效的争议一直存在。一些临床试验表明，抗抑郁药物的效果可能并不明显优于安慰剂效应。尽管选择性血清素再摄取抑制剂可以提高血清素水平，但抑郁症患者的血清素水平并不一定异常低。因此，关于神经化学失衡是否是精神病的发病机制的假设，一直缺乏明确的实验证据支持。同时，也有相当多的证据质疑这一假设。

生物医学阵营的精神病研究显然更具有科学性，但依然无法撼动看似不科学的精神分析阵营。因为该阵营的手术和药物治疗方法虽然看似科学，但效果上相比心理咨询师的谈话治疗并不具有明显优势，而且副作用明显。这也充分体现了医学的复杂性：最科学的方案，对患者而言不一定是效果最好的方案。

（三）反精神病学

反精神病学（Anti-psychiatry）是一场起源于 20 世纪 60 年代的医学—社会运动，它质疑传统精神病学的实践和理论基础，包括精神病的定义、诊断和治疗方法，甚至质疑精神病的存在本身。反精神病学运动的参与者包括了精神病学家、哲学家、患者等各种背景的人。这个运动的诞生是基于对以往精神病处理方式的严重质疑，包括强制入院、过度药物治疗和电击疗法等。反精神病学的主张者认为这些治疗方法并没有考虑到患者的感受和自愿意愿，而且经常基于错误的或者过于简化的科学理论基础，事实上并没有真正治愈患者。在此之后，随着社会对于精神病理解的逐渐深入，对患者权益的重视程度也在提高。现代的精神病治疗更加强调药物治疗和心理治疗的结合，以及患者的自我管理。精神病的理解也从单纯的"生物医学模型"转向了包含生物、心理、社会多个层面的"生物—心理—社会模型"。反精神病学的思想对于今天的精神健康领域依然有着深远影响。例如，公众越来越关注患者的自我报告和生活质量，而非单纯依赖医生的临床判断；公众越来越认识到精神病的复杂性，意识到除了药物和心理疗法外，社会支持、健康生活方式、自我关怀等也对精神健康有重要影响。这个案例说明科学观点的改变是一个复杂且需要时间的过程，涉及多个层面的挑战和变革，包括科学理论、医疗实践，以及公众对科学的理解和接受。而这些改变往往需要伴随着社会、伦理等各方面的演进和进步。

从公众对精神病认知的演变中，我们可以洞察到科学本质上的动态性和修正性。历史上，精神病常被笼罩在神秘和超自然的氛围中，公众对它的认知往往掺杂着恐惧和偏见，将其归因于道德败坏、邪恶力量或是神秘诅咒。这种观念在当时社会中被普遍接受，甚至被某些权威机构或人士所推崇，从而加深了公众对精神病的误解和歧视。然而，随着启蒙运动的兴起、实证主义的崛起以及医学模式的转变，公众开始逐渐从一种更为理性和科学的视角来看待精神病。医学研究的深入揭示了精神病的生物学基础，包括遗传、神经递质、脑结构等多方面的因素，使公众逐渐认识到精神病并非个体的道德缺陷，而是一种具有生物学根源的疾病。同时，社会心理学、人类学等学科的发展也帮助我们理解到精神病的社会建构性，即社会环境、文化背景、心理压力等也对个体的精神健康产生深远影响。在这一认知转变的过程中，我们不仅可以观察到公众对于新科学发现和医学研究的接纳和应用，更能感受到社会环境变迁对于公众认知的深刻塑造。比如，去污名化运动的兴起、人权观念的强化以及社会对于多元和包容的倡导，都在不同程度上推动了公众对于精神病认知的开放和进步。

这一历史演变证明科学是一个不断发展和修正的过程，而公众对于某一领域的认知也是随着社会环境和科学研究的进步而不断调整的。因此，需要意识到社会环境对于科学认知的塑造作用。通过深入研究和理解精神病的多元成因和复杂性，以推动公众对于精神健康问题的更全面、更科学的认知，进而减少歧视、增加包容，为精神病患者提供更公正、更人性化的支持和帮助。

（四）甲基苯丙胺：从药物到毒品

现代药物工业是以科学性和严谨性著称的，但这种科学性和严谨性实际上也是历史性的。科学的特点是基于目前掌握的数据与理论做最符合理性的解释，但随着数据的不断积累和理论的不断发展，既有的关于药物的科学认知很可能被颠覆。在英文的语境中，药物和毒品都用"drug"一个词来指代，因为我们现在认定的毒品实际上大部分在历史上都是西医用药，只是在不断的认识发展中了解到了这些药物的危害性，从而将这些药物设定为违禁药物，甲基苯丙胺就是其中代表。

（五）从"汉方药"到"西洋药"

甲基苯丙胺的诞生起源于日本医学界对中药麻黄的研究。"鉴真东渡"后，中医在日本广泛传播，被称为"汉方医学"，中药也就被称为"汉方药"。中医使用麻黄有超过 5000 年的历史，麻黄有发汗散寒、宣肺平喘、利水消肿的功效，在日本也是一味常用的"汉方药"。明治维新之后，日本医学界开启了"废医验药"的运动，试图通过科学的方法找出"汉方药"中的有效化学成分，把它们制成"西洋药"（中国称西药），麻黄也就成了重要的研究对象。日本化学家长井长义在 1885 年鉴定出麻黄中的主要活性化学成分麻黄碱。1893 年，长井长义又以麻黄碱为原料合成了药效更强的甲基苯丙胺。1919 年，日本化学家尾形明彰在甲基苯丙胺的制备方面取得了重大突破，他使用磷和碘将麻黄碱（Ephedrine）转化为结晶形式，从而制造出世界上第一批水晶甲基苯丙胺，即我们现在所说的"冰毒"。尾形明彰的这一发明，不仅提高了甲基苯丙胺的合成效率，而且使得该药物更易于注射使用。甲基苯丙胺的医疗用途最早是作为治疗嗜睡症、哮喘和减肥药物，而它的兴奋和提神效果促使该药物在医疗领域得到更广泛的应用。

在 20 世纪前叶，日本和德国的医学界交流频繁，大部分日本现代医学的开创者有德国留学背景，这使得德国医学界也迅速了解到日本开发的这种新药。1937 年，柏林特姆勒制药公司的药剂师兼化学家弗里茨·豪斯施尔德（Fritz Hauschild）对于甲基苯丙胺进行了深入研究。他通过在自己和同事身上进行实验发现这种物质能显著地刺激中枢神经系统和心血管系统，并且在口服后依然保持活性。在动物实验中，甲基苯丙胺也导致了活动过度和兴奋，并且能够逆转由巴比妥类药物引发的睡眠状态。在男性受试者中，该药物被证实能够刺激精神活动、引发快感并延迟疲劳的产生。只有当剂量足够刺激中枢神经系统时，才会引发最低限度的心血管刺激。豪斯施尔德在1938年的两次医学会议和四种医学期刊上公布了他的这项发现[1]。特姆勒制药公司急于利用豪斯施尔德的发现，并在1937年初为甲基苯丙胺申请了专利，该专利在同年的10月31日获得批准。1938年3月，特姆勒制药公司以"佩尔维丁"（Pervitin）的商标推出了商业化的甲基苯丙胺片剂，这种药物迅速受到了需要克服疲劳的夜班工人的追捧。

除此之外，特姆勒制药公司还针对德国内科医生发起了一场密集的广告宣传活动，向他们提供了大量的样本和文献，引用了安非他命在美国的成功案例，并为他们提供了经济激励以发表他们的研究。截至1939年德国医学界发表了超过100项相关临床研究，其中大多数是称赞甲基苯丙胺的效果[2]。然而，这些研究大多未经严格控制，因此科学价值有限。尽管如此，这些研究声称在各种情况

---

[1] Fritz Hauschild, "Pharmakologische Wirkungen nach Abänderungen am Ephedrinmolekül", Naunyn-Schmiedebergs Archiv für Experimentelle Pathologie und Pharmakologie, Vol.190, 1938, pp. 177–178.
[2] Ray Defalque and Amos Wright, "Methamphetamine for Hitler's Germany: 1937 to 1945.", Bulletin of Anesthesia History, Vol.29, No.2, 2011, pp. 21–24.

下甲基苯丙胺都取得了成功，包括外科手术、医学治疗、神经学以及精神科治疗。特别是在治疗精神分裂症、抑郁症、恐惧症、焦虑和性功能障碍方面，甲基苯丙胺据称有"最佳的治疗效果"。然而，鲜有报告指出甲基苯丙胺的副作用——长期滥用和成瘾可能会导致个体的性格发生改变或者产生精神崩溃。为了更深入地研究甲基苯丙胺的效果，多特蒙德生理学研究所对佩尔维丁进行了一项更为严格的研究，研究对象为警觉状态和疲倦状态下的志愿者。虽然研究结果存在不一致或相互矛盾的情况，但研究人员一致认为，佩尔维丁在没有明显增加代谢率的情况下促使受试者的工作时间大幅延长，这可能是很多使用者精神崩溃的根本原因。不过，由于科研人员的观点差异很大，佩尔维丁的副作用未能引起足够重视。[1]至此，甲基苯丙胺完成了它的华丽转身，从一种由日本人通过"汉方"研制出的主要治疗嗜睡和哮喘的药物，逐渐发展为德国抗疲劳神药佩尔维丁。

（六）"闪电战"的神药

纳粹德国陆军的机械化部队在希特勒上台后就开始显著扩张，这使得德国的制药公司认识到兴奋剂产品在军队中具有的巨大市场

---

[1] Norman Ohler, *Blitzed: Drugs in the Third Reich*, Boston: Houghton Mifflin Harcourt, 2017.

潜力，因为机械化部队必须应对疲劳驾驶的挑战。德军在第二次世界大战初期以"闪电战"著称，需要组织机械化部队快速穿插和强行军，如何降低快速机动军队的疲惫并保持高昂的士气成了战争胜利的关键。

1939年初，特姆勒制药公司开始向德国陆军推销佩尔维丁。在1939年5月至8月间，也就是波兰战役爆发之前，德国机械化部队的医疗官向官兵广泛分发了佩尔维丁以测试其抗疲劳效果。在1939年10月闪击波兰成功后，德军医疗部门向曾在波兰参战的军医征询意见，这些医生或自己服用过佩尔维丁药片，或给因强行军而疲惫不堪的官兵服用过，他们都对佩尔维丁的效果赞不绝口，表示佩尔维丁使他们保持警觉，头脑清醒，甚至避免了因疲劳驾驶而造成的事故。次年1月，德军西线战场的基层官兵广泛派发佩尔维丁以摆脱长时间作战的疲惫状态，此时已经有一些士兵呈现出严重的药物依赖。

实际上，在德军普遍使用佩尔维丁前，佩尔维丁长期药物滥用和成瘾问题早已引发公众的关注，药理学家海夫纳（F. Haeffner）曾建议对佩尔维丁进行严格管控。精神病研究机构和警察部门的报告显示，因滥用佩尔维丁而上瘾的人数正在急剧增加。纳粹德国政府的卫生负责人莱昂纳多·孔蒂（Leonardo Conti）博士在了解到这些问题后于1939年11月11日颁布了一项命令，规定佩尔维丁必须凭医生处方才能出售。然而，这项命令并未能有效遏制其滥用，医生们仍然为各种模糊或琐碎的病症开具佩尔维丁处方。1940年3月，孔蒂在柏林纳粹医学协会的一次演讲中对他的同事们提出了警告，指出他们的松懈正严重威胁到德国人的健康。在科学家们的呼吁下，1941年7月1日德国颁布了"鸦片法"，该法律规定对甲基苯丙胺的滥用实施严厉的惩罚，但该法令豁免了科研机构和武装部队。因此，在第二次世界大战期间，甲基苯丙胺仍然被广泛用于科研和军事领域，以帮助科学家和士兵保持清醒和耐力。

佩尔维丁的使用对于德军战斗力提升效果明显。尽管有上瘾风险，德军依然在1940年4月底决定将佩尔维丁作为陆军必备药品。随后，含有30片3毫克佩尔维丁药片的试管被添加到了士兵的医疗包中。仅在1940年4月到12月间，德国军事医疗仓库就分发了近3000万片佩尔维丁。在此期间，佩尔维丁确实拯救了许多疲惫不堪的士兵的生命。高级指挥官和士兵的回忆录以及第二次世界大战后向报纸发表的声明中也显示，士兵们大量使用佩尔维丁来帮助他们在苏联严酷的寒冬中逃脱红军的包围。1941年后佩尔维丁就很少用于临床上的疾病治愈，而是成为科学家和军人缓解疲劳的药物，这是一个十分危险的信号。尽管德国科学家如海夫纳、孔蒂和兰克等人在其研究中已经意识到了滥用药物和成瘾的风险，但由于受到战争和政策等多重因素的影响，他们并未能正式进行严谨的对照试验。基于有限的研究,他们普遍认为成瘾性危害是相对罕见的,主要出现在具有特定人格障碍的受试者中。

基于佩尔维丁在战争中的"优异"表现,日本也开始广泛向军人和工人派发甲基苯丙胺。日本是甲基苯丙胺的药物发源地,有比较成熟的相关药物制造企业,因此甲基苯丙胺很快在日本全社会泛滥。1941年武田制药与大日本制药(日本住友制药)开始出产该药物的市贩品,进一步加剧了其滥用。到第二次世界大战结束时,德国和日本本土以及被两国侵略过的大部分地区都遗留下了很多成瘾者。

(七)甲基苯丙胺的第二次世界大战后滥用

第二次世界大战结束后,回国的美国军人开始向公众讲述他们的战场故事,在描绘德军和日军的残暴嗜血和不知疲惫时也就顺便宣传了甲基苯丙胺的神奇功效。在此之前,甲基苯丙胺是一种治疗嗜睡、后脑炎、帕金森综合征、酒精中毒的处方药,并没有特别大的市场价值。而在关于甲基苯丙胺的故事广泛传播后,商人们敏锐地嗅到了其潜在的巨大商业价值,并开始用它牟利。如果仅仅把甲基苯丙胺作为一种治疗疾病的处方药,那么它的商业前景明显是暗淡的,因而它的商业开发主要针对减肥和娱乐这种可以面向全民的场景。

甲基苯丙胺具有强烈的中枢神经兴奋作用，这可以令使用者处于长期活跃和兴奋的状态，从而消耗更多热量。20世纪50年代，初创公司奥博特罗制药（Obetrol Pharmaceuticals）注册了甲基苯丙胺作为减肥药的专利，该公司只有甲基苯丙胺一个药品，专利名就是奥博特罗（Obetrol）。该公司靠着这一专利获得了巨额财富，诸多药企开始购买奥博特罗专利开发甲基苯丙胺减肥药并鼓励医生分销。

在20世纪60年代末，甲基苯丙胺减肥药已经在美国广泛滥用，其中最为臭名昭著的就是"彩虹减肥药"。这种药是由苯丙胺及其衍生物组成的，包含了苯丙胺、利尿剂、泻药、甲状腺激素以及用于缓解失眠和焦虑等副作用的苯二氮卓类药物、巴比妥类药物、皮质类固醇和抗抑郁药。医药公司营造了个性化医疗的假象，它们培训医生使用个性化医疗的话术，并故意生产多种颜色的药丸，以确保每个患者都能收到他们自以为独特的药物组合。1967年，全美国的减重机构仅凭彩虹减肥药就可以获得高达2.5亿美元的年收入。然而，这种复合调节剂的混合使用是极其危险的。由于苯丙胺类药物容易产生耐受性，长期使用会降低其效果，一些患者可能错误地认为药物已经失效。尽管每颗药丸通常只包含一个相对安全剂量的药物，但有些患者为了加速或重新开始减重，会服用过量药丸，有时甚至达到建议量的4倍。但这一行为将是致命的——

甲状腺激素可引起心悸，利尿剂和泻药会消耗体内的钾，再加上大量的毛地黄或麻黄碱，可能导致心跳减弱甚至停止。1967年，《时代》杂志报道至少6名俄勒冈州女性因过量服用彩虹减肥药而停止心脏跳动导致死亡。长期大剂量服用苯丙胺衍生物还会引发类似于精神分裂症的精神病，包括偏执症、妄想以及听觉和视觉幻觉。到1970年，美国已经有5%的人口（至少970万人）使用处方苯丙胺，其中约320万人成瘾。为了应对苯丙胺带来的公共卫生危机，美国在1970年通过了《受控物质法案》，将苯丙胺归类为三级管制药物。一年后，它被归类为二级管制药物，即"具有高度滥用潜力，可能导致严重的心理或身体依赖"的药物。但更加严格的管制已经无法解决全社会广泛存在的上瘾问题。

甲基苯丙胺的强中枢神经作用可以让使用者获得巨大的欣快感，但这显然是违法的非处方应用。由于"垮掉的一代"[1]文学作品中经常推崇利用这种"纳粹神药"享乐，"嬉皮士"[2]也将它作为重要的享乐致幻药品，甲基苯丙胺拥有了庞大的地下市场。1962

---

[1] 第二次世界大战之后美国一群作家开启的文学运动，意在探索和影响第二次世界大战后的美国文化和政治。他们在20世纪50年代发表大量作品并广为人传。垮掉的一代的核心理念包含投入进行精神探索、美国和东方宗教的探索、拒绝既有标准的价值观、反对物质主义、对人类现状详尽描述、试验致幻药物和性的解放及探索。
[2] 20世纪60年代反文化运动中出现一个年轻人群体，后来成为散播到世界各地的青年运动。嬉皮士用公社式和流浪的生活方式来表达他们对越南战争的反对，提倡文化多样性，批评西方国家中产阶级的价值观。该群体流行用精神类药物取乐。

年，旧金山的摩托车黑帮开始制造和售卖甲基苯丙胺，并在美国太平洋沿岸四处分销。这个黑帮很快便有了大批仿效者，大量制作甲基苯丙胺的地下小作坊开始在美国各地出现，墨西哥黑帮也很快在南美制造甲基苯丙胺。可以放进导管中抽吸的结晶甲基苯丙胺块（俗称冰毒）在20世纪80年代出现于夏威夷，并很快蔓延到美国大陆地区，成为当地最受欢迎的毒品之一。虽然甲基苯丙胺的非处方使用是违法的，但美国直到1983年才制定法律管制持有甲基苯丙胺的前驱体和制造设备。1986年，美国制定了一份联邦管制药物取缔法，以打击"化合毒品"（Designer drugs）的泛滥。尽管如此，由于管制过晚和打击力度低，吸食冰毒至今在美国仍然很常见。时至今日，吸食冰毒仍然是造成毒品滥用导致死亡的主要原因之一。

现代社会中，我们面临着更为复杂的药物问题。许多新型毒品在早期都是作为精神类药物被开发出来的，这背后既有医药公司的商业考量，也有科学研究的不确定性。公众，作为这些产品的最终消费者和受害者，其认知往往受到多方因素的影响，包括但不限于医药公司的营销策略、科研结果的传播以及社会文化背景。同时，公众对于药物的认知是一个动态的过程，会不断地更新和调整，以适应日益变化的社会环境和科学进展。因此，构建一个更为谨慎和全面的药物认知体系是十分必要的。

中国历史上有严格区分药品和毒品的传统，鸦片等毒品往往是通过国际贸易和走私的方式进入中国，并不源于中国的传统药物体系。而西方的很多毒品实际上是被发现有巨大副作用的药品，这使得在西方语境中毒品与药品并没有被严格区分。我们需要警惕的是，欧美社会目前的毒品泛滥很大程度上是公众过于信赖医学专家和短期内的科技创新所导致的，目前西药漫长的开发周期恰恰是一次又一次的血泪教训换来的。医学过于复杂，需要长期的经验积累，基于有限的科学认知很难在短期内开发出令人相对满意的药物。

（八）镭的阴影与光明：从致命吸引到科学救赎[1]

对放射性元素"镭"的认知转变，是医学和科技史上最值得深刻反思的篇章之一。启蒙运动以来，人类笃信新科技和新发现的力量，认为新认知一定能够战胜旧观念，一旦有了科学认知的创新就一定能够更好地改造人类的生活，但实际上并非如此。

（九）含镭产品的兴起

1898年，诺贝尔奖得主玛丽·居里和她的丈夫皮埃尔·居里发现了镭这一新元素，其放射性释放的能量为各种医学治疗提供了新的希望。在那个时期，癌症和其他疾病的治疗手段相对有限，因

---

[1] Claudia Clark, *Radium Girls, Women and Industrial Health Reform: 1910-1935*, Chapel Hill: University of North Carolina Press, 1997.

此放射性物质被认为是可能的解决方案。当时学术界对于镭的真正作用并不完全清楚，但由于科学家、医生和媒体对于镭的不断鼓吹，公众开始相信这种新的发现将颠覆人类的生活。

随之而来的是一系列对镭的过度商业化使用。商家们在产品中添加镭，声称这些产品有助于提高健康和活力。这些广告宣称，镭能够治疗一系列的健康问题，从关节炎到失眠，市场上也涌现出了各种"含镭"产品，如镭水、镭化妆品，甚至还有镭巧克力。镭不仅被视为万能的健康补品，还被广泛添加到日常产品中，如牙膏、化妆品乃至食品和饮料中。其中一种名为 Radithor 的产品，实际上就是溶有微量镭的蒸馏水，被大胆宣传为重焕生机的灵丹妙药和恒久如阳光的温暖守护，承诺可以治疗从关节炎到痛风等各种疾病。显然，这种含镭蒸馏水远非万灵药，而是致命的毒液。在镭类商品刚刚兴起的时代，美国社交名流和运动员埃本·拜尔斯就因为连续多年每天喝一瓶 Radithor 而死于镭中毒。摄入镭特别危险，因为它在化学上非常类似于钙，人体误将其用于骨骼构造，会导致辐射诱发的骨坏死和骨癌，但当时的医学认知与今天相距甚远，放射性物质的各种副作用也是在各种"大胆"的尝试之后被发现的。

（十）"镭女郎"的悲惨遭遇

得益于镭的夜光特性，制表行业中也广泛使用镭来制造一种能够在黑暗中自发光且不需太阳光充电的手表。1916年，美国新泽西州开设了第一家生产这种手表的工厂，并雇佣女工来涂抹含镭的夜光颜料，这些女工们被戏称为"镭女郎"。女工们被告知这种颜料无害，因此她们会用舌尖舔拭画笔，以便更精确地涂抹。一些女工甚至会将这些发光的颜料涂在自己的指甲或牙齿上。从1917年到1926年间，美国镭企业在其伊利诺伊州渥太华的工厂中雇用了百名以上的女性工人。工人们每天需要涂抹250个表面，平均每个表面的收入仅为1.5美分。由于这些画笔在使用后会变形，工厂主管鼓励工人用嘴唇或舌头舔画笔以保持笔尖的细致度。女工们将含镭的漆涂在手表表盘上时，由于使用嘴唇尖化画笔，她们特别容易受到放射性物质的影响。

1922年，一位名为莫莉·玛吉亚的女工开始出现牙痛症状，她的牙医发现她的下巴处有一个快速增长的脓肿，在手术过程中发现她的骨头已变得极其脆弱。同年9月，莫莉因为肿瘤侵入颈静脉而窒息身亡。随后，更多女工开始出现贫血和下颚坏死的症状，被称为"镭毒颌炎"。然而，美国镭企业和其他手表公司拒绝承认这些疾病与工作环境中的辐射暴露有关，甚至将工人的死因归咎于性传播疾病，对于惨死的女工们造成了侮辱性的二次伤害。1925年，女工格雷斯·弗莱尔起诉镭公司，并于1928年胜诉，此案也成为职业危害法律的一个里程碑。镭女郎们获得了每人10000美金的赔偿金和每年600美金的年金。此后，镭的危害逐渐为人所知，涂漆时使用嘴唇尖化画笔的做法被废止，工人们开始配备保护装备。随着越来越多的佩戴者受到放射性伤害，镭漆最终被淘汰，自1968年以来就不再用于手表制造。

"镭女郎"们在获得赔偿后也一直接受医学检查，当今医学界几乎所有关于放射性在人体内长期影响的知识都归功于她们。这些悲剧在20世纪初对社会产生了深远的影响。此前，公众普遍缺乏对放射性物质的基本了解，很多人甚至认为它是无害的，甚至有益的。但随着越来越多的"镭女郎"出现各种健康问题，这种盲目乐观的态度开始受到挑战。媒体开始广泛报道这些女性所遭受的苦难，引起了公众的广泛关注。许多人对于自己使用或接触过的含镭产品感到恐慌，而当时市场上的许多产品都可能含有镭。

此后，科学家们开始对镭及其他放射性物质进行更为严格和系统的研究，意图揭示其对人体的真正影响。最终他们发现，镭的放射性能够破坏细胞结构，长期暴露于其下可能导致肿瘤、血液疾病、骨折及其他多种严重健康问题。同时，放射性并不仅仅存在于实验室或特定的工业领域，自然界中的许多元素也具有放射性，例如钍、氡等。因此，对放射性物质的研究不仅限于如何安全地利用它们，还涉及如何保护公众免受其潜在威胁。政府和相关机构也开始采取行动，制定了关于放射性物质使用和处置的法规和标准，以确保它们不会对环境和公众造成进一步的伤害。

"镭女郎"事件不仅揭示了放射性物质对人体的危害，更反映了新自由主义意识形态下公众健康与安全的隐忧。新自由主义的经济理念以利润为核心，倡导市场力量的自由发挥，但GDP高速增长的同时劳动者和消费者是否受益则不一定，监管往往落后于市场活动。基于现代社会对于"科技"和"创新"这种概念的崇拜，各种各样新的科技产品层出不穷，消费者倾向于购买这些新的科技产品，但它们并不一定都可靠。它们中的一部分可能会积极地重塑人类社会，当然也可能对人类社会造成巨大的伤害。在镭等放射性物质被发现后，科学家和商人们在还没有将它们对于人体的影响研究透彻时就迫不及待地把它们应用于市场而创造财富，这个过程中受害者就成了人类科学进步的牺牲品。在新自由主义的商业逻辑下，大部分科技产品并不是在完全成熟后才推向市场的，有一部分人必然成为这个残酷过程的牺牲品。医学的新知识在很多情况下是靠激进创新造成的灾难获得的。

第三章

临床医疗实践：在科学与经验之间

现代医学虽然在不断科学化，但依然具有巨大的不确定性。这对于临床医生而言是医学哲学常识，但对于广大公众而言则不是。人类步入现代化以来，宣传科学的全能性和先进性就成为主流叙事的一种"政治正确"。现代医学是西方传统医学逐渐科学化的产物，但依然难以摆脱不确定性。疾病本身的复杂性、医学知识的局限性以及诊疗技术的不完全可靠性等都决定了医学必然具有不确定性。更重要的是，由于医学具有不确定性，在具体的临床实践当中需要高度依赖医务工作者的业务和道德水平，因此很难形成客观性的监督过程，也使得一部分临床过程从治病救人异化为谋财。实际上，在大部分医疗实践中，只谋财不治病的医生很少。一部分医生小病大治，治病兼谋财，甚至出现了"以药养医"现象。医药代表的大部分半公开行贿行为在美国属于合法范畴，在中国则是医药反腐的打击对象，因为中国并不想把医疗办成"产业"。

第一节　临床医学实践：经验与科学的张力

一　穿越医疗迷雾：理解决策的不确定性和复杂性

韩启德院士在《医学的温度》中谈到，人体是一个特殊的巨复杂生命系统。当前主导现代医学研究的还是还原论模式，但还原论在遇到人体的复杂性和不确定性时，经过还原后的系统极难重新整合。现代医学所取得的部分进步实际上归功于在还原过程中偶然获得的成功。然而，随着还原的程度加深，整合的困难也随之增加。造成这种情况的原因在于，系统一旦被分割，信息将会丧失，而还原程度越高，信息失真也越严重。[1]

遗憾的是，现代科学尚未建立起一套用于描述整体状态的体系。即使我们能够分解并清楚地看到各个部分，这些部分也无法真实地反映人体的工作状态。此外，生命本身具有不确定性，表现为随机性和偶然性。在牛顿时代，人们普遍认为世界上所有事物都是可确定和可量化的。然而，随着量子的发现，科学家们开始认识到世界上确实存在不可确定的事物。人体具有巨大的不确定性，这引发了一个理论问题：我们能否实现精准医学？这是一个尚待探讨的

---

[1] 韩启德：《医学的温度》，商务印书馆2020年版，第22—25页。

问题。接下来,我们将通过过度医疗的案例来阐述医学中的不确定性与复杂性,并考察过度医疗的成因以及对于医疗决策、资源分配及医患关系的影响。我们将通过案例讨论的方式,深入剖析过度医疗与医学不确定性之间的微妙联系。

(一)当医疗越界时:探索过度医疗的背后

过度医疗与医学的不确定性是两个紧密相关的议题。过度医疗,即对患者采取无益或有潜在风险的干预措施(过度使用、过度测试和过度诊断也包括在内),已成为全球医疗系统和学术界普遍关注的重大问题,占据了大量有限而宝贵的医疗保健资源。这一现象背后有多种因素交织影响,如疾病的广泛定义、制药产业的驱动、医生的职业环境和患者的期望等。在此背景下,医学的不确定性——尤其是关于疾病的起因、进程和治疗效果的不确定——往往加剧了过度医疗。

据统计,过度医疗所浪费的医疗资源可能占据全球医疗保健成本的30%。[1]虽然这一问题主要出现在高收入国家,但低收入和中等收入国家也同样不能幸免。特别值得注意的是,在这些国家,过度医疗可能与欠缺医疗的现象并存,进一步加剧了卫生资源分配的

---

[1] The PLOS Medicine Editors, "The Paradox of Mental Health: over-treatment and Under-recognition", *PLoS Medicine*, Vol.10, No.5, 2013, p. e1001456.

不平等。衡量过度医疗并非易事，因为这需要我们明确什么是适当的医疗，并在证据不完整或记录不充分的情况下，量化治疗的益处和危害。更为复杂的是，适当和不适当医疗之间的界限可能因患者和患者群体的不同而变化，这就使得确定医疗的益处或危害变得更加困难。医生在寻求为患者提供最佳医疗方案时，有时可能会高估某些干预的好处，从而导致过度医疗的出现。由此产生的伤害通常在一段时间后才会显现，因此在推荐干预措施时，这些可能的伤害往往并不明显。

过度医疗的危害大多是通过对不同人群的统计和推断得知的，而非通过个别患者的实际经历。这就导致了这样一种神奇的现象：在群体层面，大家都承认过度医疗存在；在个体层面，过度医疗却变得难以判断。在实际的诊疗过程中，患者和医生都会倾向于认为医疗干预是有益的。而事实上，每一项检测和治疗都会带来一定程度的风险。进行更多的检测可能会导致更多的假阳性结果，这在概率上反而会增加正确判断疾病的难度。即使检测结果都正确，我们仍然不能忽略很多检测方式本来就具有明显副作用的事实。即使明确了病因，很多复杂疾病在医学干预后也会加重病情，反而严重影响了患者的生活质量。总体而言，有三大因素导致了过度医疗。

首先是疾病定义的不确定性。生物化学和医疗技术的不断进步使得医学专业人员能够更深入地进行研究,并在疾病的早期阶段或前驱阶段就进行诊断。这一现象已经导致了疾病定义的明显扩大,使得一些原本被认为是正常或衰老过程中的现象被重新分类为疾病。例如,骨质疏松症和围绝经期综合征等都被纳入了疾病的范畴。这种对疾病定义的扩大与争议并行,不同的医学团体在改变疾病定义时往往缺乏统一的标准,对于如何合理地改变疾病定义以及如何处理利益冲突也没有明确的规定。这导致了疾病在定义上的不一致和混淆,同时也为商业利益提供了巨大空间,因为更多的诊断必然带来更多收入。此外,临床指南的制定也往往受到与经济利益相关的专业协会和行业的影响,这可能会进一步推动疾病的过度诊断和治疗。疾病的重新分类会导致更多的人被标记为患者,从而影响他们的自我认同和社会地位,产生疾病焦虑。

其次是医学实践及诊断的不确定性。医学是一个以实践为基础的职业,医学生和医生被教导如何进行诊断、治疗和解决问题。在这个过程中,他们需要确定一系列的诊断和调查来治疗患者。医生大多数情况下都并非故意进行过度医疗的,但在寻求确定患者病情的过程中,过度医疗确实会发生。有时候,一些临床实践中的惯例可能很难被放弃,因为一些没有经过充分验证的测试、治疗和程序仍然在持续进行。例如,对于急性腰痛,尽管 X 射线、

CT 和 MRI 扫描不能改善疼痛和功能，且没有临床证据显示这些检查对严重的脊柱病变有诊断价值，但这些影像学检查仍然被广泛使用。另一个例子是，对于稳定、非危重的冠状动脉疾病患者，尽管缺乏证据表明经皮冠状动脉介入治疗是有效的，但这种干预仍然很常见。

最后是患者及其家属对医疗护理的过高期望客观上也促成了过度医疗的情况。在现代社会，宣传科技的伟大力量和医学的不断进步已经成为主流叙事的政治正确，这也使得患者及其家属在面对疾病时，更加难以接受医学的局限性和某些疾病不可治愈的事实。这种情感上的难以接受可能会导致他们强烈期望或要求医生进行某些治疗，即使这些治疗在临床上并不总是切实可行。以心肺复苏术为例，尽管在某些特定情况下其可以短暂恢复心脏功能，但这并不意味着它可以为预期在几天或几周内死亡的患者带来生的希望。然而，患者及其家属可能会坚持要求实施这一程序，除非他们明确得知成功的概率微乎其微。互联网的出现与普及进一步改变了医生与患者之间的知识边界。

（二）癌症诊疗的不确定

在现代医疗实践中，受不确定性困扰最大的当数癌症诊疗。虽然不确定性在医疗中无处不在，但癌症却由于其自身附带的特殊社会属性容易引发争议。群情激奋的公众把不完全按"临床指南"治疗的医生斥责为"黑心医生",却不知道"临床指南"并不是标准化的操作手册,理想的诊疗需要证据与经验的结合,是高度不确定的。

随着诊断技术的进步,病理学家越来越容易发现具有癌症迹象的细胞群,从而导致癌症的标准变得越来越低。实际上,这些癌细胞的存在不一定会对患者的健康构成实际威胁,但消极的诊断结果往往会影响患者的心理健康,反倒最终让患者的身体每况愈下。癌症的诊断基于微观的生物学证据和生物统计学资料,是一种人为建构的科学标准。理论上讲,符合这种科学标准的人就是不健康的癌症患者。但在临床实践中,确认哪些早期癌症患者会身体健康状况恶化并非易事,过早的干预不一定能让患者受益。

近些年来,癌症的额外筛查争议也很大,接受比建议次数更多筛查的患者发现癌症或癌前肿块的早期阶段的几率显著增加。乳腺癌早筛技术在推广早期被认为能够显著提高患者的生存率,但最近的实证研究越来越难以支撑这一假说。一份关于乳腺癌诊断的报告在对乳房 X 射线检查进行 15 年随访后得出结论:在通过筛查诊断出的 477 种癌症中,约有 115 种(16%)未继续显示任何症状或造成伤害,这些病例实际上属于假阳性。事实上,大约 32% 的癌症诊断被发现是假阳性,随着时间的推移不会对患者造成持久的伤害[1]。这表明，过度的筛查可能导致不必要的治疗和潜在的心理压力。另外，频繁的筛查也可能导致辐射引发的伤害。以乳房 X 射线检查为例，多次筛查带来的辐射反而有可能引发乳腺癌，因此诊断患者的努力确实带来了明显的负面影响。

（三）精神病诊疗的不确定

美国医学界以精神病过度诊疗闻名，精神科医生习惯于将精神空虚的状态诊断为病态，并为"患者"开具化学药物进行调节。精神空虚实际上是美式资本主义社会不可避免的一种走向，因而布热津斯基才会倡导"奶头乐"这种低成本、成瘾性强的低俗娱乐活动来填补空虚民众的精神空白。人类在拥抱科学后逐渐消解了几千年来形成的基于宗教和传统的个人精神世界，因而开始寻求以哲学探索人类精神。而纯粹的资本主义社会则消解了人类精神，将社会价值高度一元化为赚钱和消费，这就非常容易使得两种人走向精神迷失：赚不到足够的钱支撑消费的群体和虽然赚到足够多的钱但已经难以通过消费获得价值满足的群体。在美国社会，这两大群体是精神病的"主力"。医生们倾向于用化学药物缓解这两大群体的"精神病"，而他们开具的药物往往具有高度成瘾性。

---

[1] Elżbieta Senkus and Aleksandra Łacko, "Over-treatment in Metastatic Breast Cancer", *The Breast*, Vol.31, 2017, pp. 309–317.

过度诊断和过度医疗的负面后果在精神障碍的治疗中也有所体现。一项回顾性研究发现，有16.7%的儿童心理治疗师在"接诊患者"表现不符合官方诊断标准时诊断出ADHD（注意缺陷与多动障碍，常称多动症）患者，并以此作为过度诊断的证据。这些被诊断为多动症的患者将接受精神科治疗，可能会导致额外的心理痛苦[1]。需要注意的是，由于心理障碍的固有复杂性，很难确定是否存在过度诊断。例如，无法通过血液检查或活检来确认某人是否患有多动症。尽管如此，过度诊断这一潜在问题仍需得到积极对待。患者可能会因不必要的心理治疗或不适当的药物治疗而经历心理创伤，并可能因临床医生的预测而出现新的症状。显然，在癌症筛查和心理障碍诊断这两种情况下，额外的筛查和药物治疗均存在利弊权衡；但是，不应采用可能会带来更大伤害的程序。临床医生需要在考虑患者利益的同时，权衡各种治疗方案的潜在风险和益处。

不幸的是，在医学领域，不确定性常常被淡化或忽视。这种现象可部分归因于医生培训的方式，该方式倾向于强调治疗或干预的益处。患者及其家属也期望医生能够做出准确的诊断，并推荐最有效的治疗方案。当诊断出现偏差或干预未能达到预期效果时，患者及其家属可能会感到失望和愤怒。因此，与患者就特定治疗方案或

---

[1] Brad Partridge, Jayne Lucke and Wayne Hall, "Over-diagnosed and over-treated: a Survey of Australian Public Attitudes Towards the Acceptability of Drug Treatment for Depression and ADHD", *BMC Psychiatry*, Vol.14, 2014, pp. 1–9.

程序的推荐依据进行坦诚和公开的讨论至关重要，尤其是当治疗方案的效果存在疑问时。虽然这样的讨论无法消除医学固有的不确定性，但它可以帮助培养更为现实的结果期望，让患者更好地理解医学的局限性和可能性。至少，这样的对话可以促进医患之间的沟通，让患者更加主动地参与自己的治疗。

每个在先前讨论中提及的因素，都在一定程度上导致了不必要的过度医疗。由于这些因素普遍存在于卫生系统中，且相互之间存在一定的关联性，因此它们共同加剧了过度医疗现象的影响。过度医疗会引发一系列后果。首先，它增加了医疗成本，使得医疗变得更为昂贵且难以负担，因为它将时间和金钱花在了那些不能为患者带来实际益处的干预措施上。其次，过度医疗还增加了医生和其他卫生专业人员的工作负担，导致他们花费大量时间去看病和处理相关信息，即便这些医疗并不是患者真正需要的。这不仅造成了资源的浪费，而且与"分配正义"的原则背道而驰。"分配正义"要求医生根据患者的实际需求和治疗效果的证据来充分利用有限的卫生资源。过度医疗会导致卫生资源从其他更为紧迫的需求领域转移，一些患者可能会因此而无法获得及时的治疗或早期干预的机会，必须等待更长的时间才能接受治疗。除了对个体患者的影响之外，过度医疗还对整个卫生系统的可持续性构成威胁。鉴于卫生资源的有限性，过度医疗所带来的支出增加可能意味着其他领域，如公共卫生、教育、住房和社会方案等所能获得的资金减少。反过来，这些领域未能得到优先考虑或充分投资，可能会导致人口的健康状况恶化，因为社会决定因素也会对健康结果产生重要影响。

二 药物安全性危机：监管失效还是科学局限性？

药物副作用在科学研究和医疗实践中的重要性和复杂性不容忽视。随着科学技术的进步，我们对药物如何与人体相互作用的理解也在不断深化。然而，人体的复杂性以及疾病的多样性决定了药物副作用难以被精确洞察。研究人员和医疗专业人士面临的挑战在于如何在保持药物有效性的同时最大限度地减少这些副作用。

在考虑药物副作用时，不仅要考虑到药物在人体内的直接作用，还要考虑到患者的个体差异、用药历史和并发症。例如，同一药物在不同的个体中可能会产生不同的反应，这可能与遗传因素、生活方式或其他药物的相互作用有关。此外，药物副作用的问题还涉及伦理、法律和社会责任等多个方面。例如，在进行新药研发和临床试验时，如何平衡患者安全与科研进步成为一个重要议题。药物安全性也引起了公众和政策制定者的广泛关注，他们期待更加透明和负责的药物研发流程。面对这些挑战，医学界正在寻求更加精确和个性化的方法来评估和管理药物副作用。通过利用大数据、人工智能和基因组学等先进技术，研究人员正在努力更好地理解药物如何与特定患者群体相互作用，以期提高疗效，降低风险。在接下来的案例分析中，我们将探讨几个典型的药物副作用事件，分析其科学、伦理和法律层面的复杂性。

（一）美国磺胺类药物灾难——药品监管的起源

1932年，德国杰出的化学家与病理学家格哈德·多马克（Gerhard Domagk）博士凭借其开创性研究，揭示了磺胺类药物的显著抗菌特性，这一发现不仅为他赢得了诺贝尔奖的殊荣，也标志着现代抗菌治疗的新纪元[1]。然而，在缺乏有效监管框架与政府机构严格监督的当时，磺胺（Sulfanilamide）这一新兴抗生素的商业化进程被急功近利的市场力量所驱动，导致了监管空白下的市场乱象。

在1937年之前，磺胺已经以药片和粉末的形式被安全使用了一段时间，用于治疗链球菌感染，且被证明具有显著的疗效。然而，1937年6月，田纳西州布里斯托尔市的马森吉尔公司（SE Massengill）的一名推销员报告称，南部各州对这种药物的液体形式有需求。于是，该公司的首席化学家和药剂师哈罗德·科尔·沃特金斯（Harold Cole Watkins）进行了试验，发现磺胺可以溶解在二甘

---

[1] Gerhard Domagk, "Further Progress in Chemotherapy of Bacterial Infections", *Nobel Lect*, 1947.

醇——一种成本低廉但毒性未知的溶剂中。马森吉尔公司的实验室对混合物的味道、外观和香气进行了测试，结果令人满意。于是，为了迅速响应美国市场对这一"奇迹药物"的迫切需求，采用了不当的生产方式，将二甘醇以及覆盆子提取物掺入磺胺药品的生产中，并向全国各地发送了633批货物。然而，这种新配方并未经过毒性测试。当时，食品和药品法并未要求对新药进行安全性研究。尽管销售有毒药物无疑对企业不利，并可能损害公司声誉，但当时这并不违法。由于未对新型磺胺制剂进行药理学研究，沃特金斯未能注意到该溶液的一个特性。二甘醇，这种通常用作防冻剂的化学物质，是一种致命的毒药。遗憾的是，二甘醇对肝脏、神经系统及肾脏的潜在毒性在当时并未得到充分认知，致使超过0.9立方米的受污染磺胺药物被广泛分销至全美各地。患者服用含有二甘醇的磺胺后，迅速出现了一系列严重的健康问题，包括头痛、眩晕、全身不适、腰腹疼痛、呕吐及厌食等症状，随后更有众多病例发展为无尿性肾衰竭，部分患者甚至经历了癫痫发作、陷入昏迷，最终不幸离世[1]。

在9月初马森吉尔公司发出首批货物后的仅一个月，美国医学

---

[1] Alan Woolf, "Sulfanilamide（Diethylene Glycol）Disaster—United States, 1937", in Alan Woolf ed., *History of Modern Clinical Toxicology*. Cambridge: Academic Press, 2022: pp. 139-148.

协会（American Medical Association, AMA）就收到俄克拉何马州塔尔萨市医生的报告，称一种未知的磺胺化合物导致多人死亡。AMA要求提供药品样本，并向马森吉尔公司发电报询问该化合物的成分。AMA实验室分离出二甘醇作为有毒成分，并立即通过报纸和广播发出警告，称磺胺酊剂有毒且致命。10月14日，纽约的一位医生得知了这些死亡事件，并立即通知了FDA总部。该局堪萨斯城分局的一名检查员证实，有八名儿童和一名成人死亡，且所有人都服用了标有"磺胺酊剂，马森吉尔公司制造"的产品。

于是，FDA立即派遣检查员前往位于布里斯托尔的公司总部以及堪萨斯城、纽约和旧金山的分支机构。他们发现，该公司已经知道了液体磺胺的有毒作用，并已向1000多名推销员、药剂师和医生发送了电报。然而，这些电报仅要求退回产品，并未说明情况的紧迫性或指出该药物是致命的。在FDA的坚持下，该公司发出了措辞更为强烈的第二波消息："务必立即收回所有已分发的磺胺酊剂。该产品可能对生命构成威胁。请退回所有库存，费用由我们承担。"随后，FDA着手确保收回所有药品。FDA几乎动用了包括239名检查员和化学家的全部力量来执行这项任务。各州和地方卫生官员也加入了搜索行动。报纸和广播电台继续发布警告。工作人员首先检查了公司的发货记录和四家分销公司的分销清单，以及多家批发和零售药店的记录。他们逐一检查了数千张订单。仅在一个机构中，就检查了2万张销售单。FDA员工还追踪了公司的200名推销员，询问他们有关货物分发和医生样品的情况。在美国各联邦、州和地方卫生机构以及美国医学协会和新闻媒体的坚持不懈下，大部分磺胺酊剂被追回。在生产和分发的0.908立方米的酊剂中，追回了0.886立方米；但其余部分已被消费，并导致了受害者的死亡。

这一系列悲剧性事件，史称"美国磺胺类药物灾难"，不仅深刻揭示了药品监管缺失的严重后果，也强烈呼唤着更为严格与全面的药品监管体系的建立。事实上，如果事先在实验动物身上进行一些简单的测试，本可以发现这种酊剂的致命性。即便只是查阅当时现有的科学文献，也会发现其他研究——如多本医学期刊所报道的——已经表明二甘醇具有毒性，可能导致肾脏损伤或衰竭。但在1937年，法律并未禁止销售危险、未经测试或有毒的药物。该公司老板塞缪尔·埃文斯·马森吉尔（Samual Evans Massengill）博士表示："我和我的化学家们对致命结果深感遗憾，但产品的制造过程没有任何错误。我们一直在满足合法的专业需求，从未预见到这意想不到的结果。我认为我们没有任何责任。"然而，该公司的化学家显然并不这么认为；哈罗德·沃特金斯在得知自己最新配方的后果后自杀了[1]。

---

[1] Carol Ballentine, "Sulfanilamide Disaster", *FDA Consumer Magazine*, Vol.5, 1981.

在此背景下，1938年，著名的美国《联邦食品、药品和化妆品法案》(Federal Food, Drug, and Cosmetic Act)应运而生，标志着美国药品监管史上的重要转折点。该法案对药品上市前的测试、开发及许可流程实施了革命性的改革，要求所有新药在投放市场前必须经过严格的科学评估与监管审批，以确保其安全性与有效性。这一里程碑式的立法不仅为美国本土的药品安全筑起了坚实的防线，也成为全球范围内药品监管体系改革的典范，对后世产生了深远的影响。

（二）拜耳公司的滑铁卢——西立伐他汀事件

西立伐他汀是3-羟基-3-甲基戊二酰辅酶A（HMG-CoA）还原酶抑制剂，属于他汀类降胆固醇药物的一种，主要用于降低胆固醇和预防心血管疾病。该药物由德国拜耳公司于20世纪90年代末推出，旨在与辉瑞公司的阿托伐他汀（Lipitor）展开市场竞争。作为一种新型的降脂药，西立伐他汀当时被看作心血管疾病治疗领域的重要突破，预期能够为患有高胆固醇血症的患者提供更有效的治疗方案。

尽管所有他汀类药物都有可能引发横纹肌溶解这一罕见副作用（一种肌肉组织分解的症状，可导致肾衰竭），但西立伐他汀导致横纹肌溶解的报告频率却远高于其他同类药物，包括52例死亡病例以及多起非致命性横纹肌溶解症的病例，特别是在高剂量的情况下，或老年患者使用时或与其他降胆固醇药物吉非溴齐联合使用时[1]。拜耳公司被起诉后公开了相关研究数据，数据显示该药物在三期临床试验期间已经显示出了较高的横纹肌溶解风险，但在统计学层面风险总体可控。这也就引发了对于副作用的哲学争议：统计学实际上是充满"艺术"的，现代医学高度依赖统计学以遮盖其不确定性。基于统计学模型的药物副作用描述看似科学，但符合这些人为构建的统计学模型的药物是否就安全呢？显然不一定。在统计学层面看似安全的药物，在实践中可能非常危险。

拜耳公司在 2001 年自愿从全球市场撤回西立伐他汀，这一决定标志着对该药物安全性的重大担忧，同时也揭示了药物监管过程中的潜在问题。据估计，西立伐他汀被撤回前，已经在美国导致了 31 例死亡、在全球其他地区导致了 21 例死亡以及 385 例非致命的横纹肌溶解病例。在市场撤回之后，拜耳公司遭遇了巨大的商业挫折，不得不对公司进行重组。到 2011 年，拜耳已经为 3100 人解决了 11.7 亿美元的诉讼索赔，但仍有其他诉讼尚未解决。

在西立伐他汀案之后，药物的副作用明细进一步"成熟"，尽量避免可能存在的法律漏洞。如今我们阅读的药物副作用说明书往

---

[1] Terje Pedersen and Jonathan Tobert, "Simvastatin: a Review", *Expert Opinion on Pharmacotherapy*, Vol.5, No.12, 2004, pp. 2583–2596.

往非常冗长，也超越了大部分患者的知识水平，通常只有少部分专业人士能够理解这些说明书所表述的潜在风险，副作用说明书已经逐渐向法律层面的"免责声明"方向发展。说明书看似更加详细和科学了，但这更多是对药企而非患者的保护。一旦出现大规模的副作用事件，副作用说明书就可以成为药企的"免死金牌"。与其说是药物副作用研究更科学了，不如说药物在市场推广时的法律风险更好控制了。

（三）减肥药下的阴影——"芬—芬"的副作用

20世纪90年代风靡一时的减肥药物芬—芬（fen-phen），由芬氟拉明（fenfluramine）和苯丙胺（phentermine）组成，其副作用丑闻使得大部分减肥处方药下架。在20世纪70年代，惠氏公司就推出了芬氟拉明减肥药。但因为减重效果难以持续，并没有在市场上取得较好反响。到了20世纪90年代，惠氏公司将它与苯丙胺结合使用，使得减肥效果突飞猛进。从作用机制来看，芬氟拉明主要是一种血清素释放剂，能够刺激大脑释放血清素，从而抑制食欲。与此同时，苯丙胺主要作为去甲肾上腺素释放剂，对血清素和多巴胺的释放影响相对较小。理论上讲，两种药物都具有减肥作用，且并不互相抑制。两者联用确实取得了远超单独使用的减肥效果。一项针对121名肥胖患者的早期研究表明，联合使用氟拉胺和芬特明可以有效减轻体重,剂量更低,副作用更少[1]。随后,芬—芬组合成为减肥市场的宠儿,使用者往往并不在意说明书的警告,进行长期地、联合地使用。

1997年7月,FDA发布了一份公共卫生咨询通知,因为医院报告了24例患者在服用芬—芬组合后出现心脏瓣膜疾病,其中一些患者显示出不寻常的病程。在这些信息的传播之后,FDA收到了关于心脏瓣膜疾病的进一步报告——包括一些关于单独服用芬氟拉明的患者。此后,芬—芬药物组合的健康风险和副作用才逐渐为人们所发现。特别是芬氟拉明,被发现可能导致致命的肺动脉高压和心脏瓣膜问题,这最终导致其在1997年被撤出市场。在同一年,《新英格兰医学杂志》(New England Journal of Medicine)发表了来自梅奥诊所(Mayo Clinic)的研究结果,结果显示了二尖瓣功能障碍与芬—芬使用之间的可能相关性。研究发现,长达24个月服用芬—芬的人群中,大约有30%的人的心脏超声图(Echocardiograms)异常,表明存在重大的心脏瓣膜并发症[2]。主要的健康风险包括原发性肺动脉高压(PPH)和瓣膜性心脏病

---

[1] Gina Kolata, "How Fen-phen, a Diet 'Miracle,' Rose and Fell", *New York Times*, vol.23, 1997, pp. 16–19.
[2] Heidi Connolly, Jack Crary and Michael McGoon et al., "Valvular Heart Disease Associated with Fenfluramine-phentermine", *New England Journal of Medicine*, Vol.337, No.9, 1997, pp. 581–588.

(VHD),这些都可能导致严重甚至致命的并发症。

芬—芬药物的副作用丑闻曝光引发了大规模的漫长法律诉讼。据估计,仅在1995—1997年,美国就有100万—500万人服用过芬—芬组合,其中大多是60岁以下的女性。截至2002年,已经有超过5万起针对芬—芬的法律诉讼,惠氏公司已经拨出了超过210亿美元的巨额资金来解决这些法律纠纷[1]。芬—芬减肥药及其副作用的后果和所得到的教训深刻地影响了药品监管和法律领域。在此后,大部分减肥处方药都因为副作用退市。

长期以来,现代药物工业都期待以科学的方式实现一些非疾病治理的功能,比如让人变得"更美丽",并且排斥那些号称能够让人"更美丽"的食品,认为那些传统医学时代的经验不具备科学依据。但事实证明,基于科学的让人"更美丽"的药物往往也具有极大的副作用。"保健功能"或者"美容功能"往往是复杂的玄学,很难用严谨的现代科学实现。

(四)致命的糖尿病药——特罗列酮事件

1997年,美国华纳—兰伯特公司推出了首个获批的新型口服治疗2型糖尿病药物特罗列酮,该药物商品名为雷佐林,归类为噻

---

[1] Alicia Mundy, *Dispensing with the Truth: The Victims, the Drug Companies, and the Dramatic Story Behind the Battle over Fen-Phen*, New York: St. Martin's Press, 2010.

唑烷二酮（TZDs）或格列酮。在上市前的临床试验中，相较于对照组，接受特罗列酮治疗的患者表现出血清丙氨酸转氨酶水平异常高（1.9%对比0.6%），但在统计学模型下副作用总体可控。出人意料的是，该药物上市后不久便出现了急性肝衰竭病例报告。为了应对这一安全性危机，华纳—兰伯特公司进行了一系列标签修改，并向医疗保健专业人员发送了警示信，提醒医生注意该药物的风险并需定期监测患者的血清肝酶。然而，至2000年，美国因特罗列酮累计出现了超过90例急性肝衰竭病例，其中不乏致命病例，因此推出了另外两种与降低肝毒性风险相关的雷列酮。两项关于肝脏检查的针对性研究结果显示，尽管在使用过特罗列酮的患者中进行肝脏检查的人数有所增加，但仍仅占接受治疗的患者的不到一半[1]。令人担忧的是，其中只有一小部分患者（低于5%）接受了推荐数量的肝脏检查，且随着治疗时间的延长，监测水平急剧下降。这一案例说明即使在明确风险的情况下，通过基本的风险最小化措施来减少药物副作用同样难度巨大。

另一个富有争议性的2型糖尿病的药物罗格列酮，其商业名称为阿瓦迪亚，是一种噻唑烷二酮类药物，由葛兰素史克（GlaxoSmithKline，简称GSK）开发，并于1999年上市，于2000年

---

[1] Mario Chojkier, "Troglitazone and Liver Injury: in Search of Answers", *Hepatology*, Vol.41, No.2, 2005, pp. 237-246.

在欧盟获得授权。罗格列酮的作用机制是增强脂肪细胞对胰岛素的敏感性，使其对胰岛素的响应性更强。罗格列酮于上市初期因在控制血糖方面的有效性受到广泛认可，但随后关于其可能增加心脏病风险的研究报告也引发了广泛关注，这导致了对该药安全性的严格审查，甚至在一些国家被暂时或永久撤销上市许可。2007年，由独立各方进行的三项荟萃分析（Meta-analysis）显示，罗格列酮的使用会使心血管疾病风险增加。不过，一项评估其心血管安全性的临床试验和两项大型观察性研究的中期结果则较为不明确。因此，在罗格列酮的副作用方面，科学界仍然存在一些争议[1]。最终，FDA咨询委员会得出结论，与安慰剂或替代抗糖尿病药物相比，罗格列酮与心肌缺血事件的风险更高相关。2008年，更大规模的荟萃分析、观察数据和与其他已上市的噻唑烷二酮吡格列酮的比较进一步加剧了这一争议，并在2010年引发了另一轮监管审查。EMA[2]在审查后认为，该药物的益处已不再超过其风险，并建议暂停使用罗格列酮产品。然而，在2010年的FDA咨询委员会中，FDA仍然决定允许罗格列酮继续上市，但将其适用范围严格限制在不能使用其

---

[1] Antona Wagstaff and Karen Goa, "Rosiglitazone: a Review of Its Use in the Management of Type 2 Diabetes Mellitus", *Drugs*, Vol.62, 2002, pp. 1805-1837.
[2] EMA，全称为欧洲药品管理局（European Medicines Agency），是欧盟的一个独立机构，主要负责欧盟各成员国药品管理工作，在保障药品安全、有效和质量方面发挥着重要作用。

他药物控制糖尿病的患者中。

到 2012 年，随着罗格列酮的专利到期，其销售额也大幅减少。这说明，罗格列酮的销售与医药代表的"公关"强相关。一种药物在专利到期之后就会遭遇大规模仿制，也就意味着高利润时代结束了，药物公司也会在此时减少这种药物的"公关"经费。特罗列酮或罗格列酮是否有副作用更小的替代药物存在明显争议。尽管严重的副作用报告不断，药企依然在试图用科学方法证明其副作用可控，部分医生也在试图通过科学的方法说明使用这种药物的风险相比益处而言可以忽略。但"公关"经费减少后，这些基于"科学"和"真理"的争议也逐渐偃旗息鼓，更安全的药物也被广泛使用，这不得不让人怀疑药企和医生们的那些"严谨"的药物安全性研究到底是出于经济利益还是职业理性。

第二节　重大公共卫生事件的负面影响

一　保护伞与利剑：疫苗接种争议与反疫苗运动

疫苗接种是人类医学史上的伟大创举，对于提高人类期望寿命作出了突出贡献。通过预防接种，人类成功降低了许多致命疾病的发病率，使得活到老年成为一种大概率事件。与此同时，围绕疫苗接种的争议也持续不断，特别是关于其安全性和有效性的讨论。

疫苗接种争议的历史可以追溯到疫苗的初期应用阶段，那时的医学界对于疫苗的安全性和有效性尚未达成共识。一方面，疫苗的广泛接种显著降低了某些传染病的发病率，如天花、麻疹等疾病几乎在部分地区被消除；另一方面，一些接种者出现了严重的不良反应。这些不良反应案例被一些反疫苗运动的推动者用作攻击疫苗接种的证据，加剧了公众对疫苗接种的不信任。这种争议逐渐升级为一场全球范围的反疫苗运动，该运动主张"自然免疫"，并声称疫苗含有有害成分。

18世纪末，爱德华·詹纳（Edward Jenner）发现，给人注射牛痘的脓液（一种远比天花危险性小的疾病）可以保护他们免于感染天花。他的这一医学突破被称为疫苗接种，得名于拉丁语中的牛，"vacca"。19世纪开始，西方主要工业国开始将接种天花疫苗作为一种政府强制行为，第一次反疫苗接种运动也随之兴起。事实上，这些对于疫苗的怀疑也并非毫无依据。当时微生物学尚未建立，医学界并没有消毒的概念，疫苗接种很容易造成交叉感染，事实上确实有明显的副作用。反疫苗运动基于两方面的原因，一是天花疫苗确实带来了大量的未知副作用，二是这种政府主导的接种行为被认为侵犯了个人自由。

随着各国政府对于疫苗接种的强力推动，反疫苗运动也发展为一种民间的有组织的行为。英国的反强制疫苗接种联盟（后来演变为全国反疫苗接种联盟）成立于 1866 年，该组织认为疫苗接种是一种无原则、不科学、无用和有害的做法；执行这种做法不符合政治学的基本理论，也违反了英国的自由宪法。因此，该组织声称将使用一切合法手段将国家从这种不明智和专制的法律中解放出来。继英国之后，美国的疫苗怀疑论者也相继成立了美国反疫苗接种协会（1879 年）、新英格兰反强制疫苗接种联盟（1882 年）和纽约市反疫苗接种联盟（1885 年）等组织。他们的抗议导致几个州的强制性疫苗接种法被废除。德国政府的做法更加铁腕，为了推行疫苗接种成立卫生警察部门，强力镇压了德国境内所有有组织的反疫苗运动。

尽管医学一直在发展，疫苗技术也在不断走向成熟，但围绕疫苗接种的反抗运动两百多年来从未停止过。所有的反疫苗运动都会最终追溯到第一次反疫苗运动中各国政府难以回答的两个终极问题：疫苗是否有副作用；接种疫苗是否是对个人自由的一种侵犯。

（一）脊髓灰质炎疫苗事故

脊髓灰质炎（Poliomyelitis）是由脊髓灰质炎病毒（Poliovirus）引发的急性传染病，因其多发于 5 岁以下的小儿，且部分患者还会发生不可逆的弛缓性麻痹，故又称小儿麻痹症（Infantile paralysis）。脊髓灰质炎通常呈现为隐匿性感染，即感染者不会表现出任何明显症状，约24%的患者会表现为发热、咽部不适和肢体疼痛等非特异性症状，每200例感染者中会有一例出现瘫痪（通常是腿部），在瘫痪患者之中，又有5%~10%的患者会因呼吸肌麻痹而死亡[1]。几千年来，脊髓灰质炎仅在卫生状况不佳的区域传播，鲜有大规模暴发，直到1881年瑞典迎来了首次脊髓灰质炎的大流行，此后脊髓灰质炎反复在西方工业化国家流行，呈现出夏季高发的特征。19世纪末，伴随着高速城市化，西欧、北美等地先后迎来了数次脊髓灰质炎的大流行。到20世纪中期，脊髓灰质炎在全球范围内迎来最大规模的暴发，并席卷东欧、亚洲等地。脊髓灰质炎的反复流行引起了民众的恐慌，其致残和致死的疾病特性更是让无数儿童惨遭毒手。

20世纪50年代，美国率先开始了对脊髓灰质炎疫苗的研究，匹兹堡大学的乔纳斯·索尔克（Jonas Salk）与美国辛辛那提大学医学院的阿尔伯特·萨宾（Albert Sabin）分别从不同技术路线研发出了脊髓灰质炎疫苗。1954年，索尔克的脊髓灰质炎疫苗即将在全国范围内进行试验，涉及180万学龄前儿童。当时著名的专栏

---

[1] John Paul, *A History of Poliomyelitis*, New Haven: Yale University Press, 1971.

作家和广播员沃尔特·温切尔（Walter Wincell）在他的广播节目中抨击了这种疫苗，称它"可能是杀手"，因为有部分实验猴子在测试中死亡。这一批评迅速成为众多报纸的头版新闻，使得估计有15万名儿童的父母拒绝参加试验。公共卫生官员、报纸社论和索尔克本人迅速反驳了温切尔的指控。但温切尔依旧固执己见，将疫苗比作他嘲笑的"虚假治疗方法"，并表示即使是99%的安全性也是不够的。尽管如此，索尔克的疫苗试验仍在广泛开展并被批准生产。

在索尔克的疫苗获得批准后，六家制药公司被授权生产该疫苗。在1955年4月，美国西部和中西部的五个州对20多万名儿童进行了脊髓灰质炎疫苗的接种。然而，这次的接种计划最终演变成了大型医疗事故，因为疫苗生产的病毒灭活过程存在缺陷。在接种后的几天内，就开始有儿童出现瘫痪症状。仅仅过了一个月，这个原本出于好意的大规模接种计划就被迫中止。后续的调查发现，罪魁祸首是总部位于加利福尼亚州的卡特实验室，该企业因为生产疏忽，制造了12万剂含有活病毒的疫苗，导致了无辜的儿童罹患脊髓灰质炎。这一所谓的"卡特事件"导致美国卫生局局长呼吁暂时停止疫苗接种计划，也使得此后脊髓灰质炎疫苗接种率直线下降。卡特实验室的疫苗共导致了4万例脊髓灰质炎，并使得200名儿童陷入瘫痪的困境，甚至导致10名儿童直接死亡。虽然这一事件是由管理疏忽导致的，并不代表科学上的失误，但是该事件仍然成为反疫苗主义者攻击脊髓灰质炎疫苗的重要论据，并且其带来的灾难也重创了公众对于疫苗的信任。虽然索尔克的贡献为美国几乎根除了脊髓灰质炎，但在卡特事件后，索尔克的甲醛处理疫苗被萨宾的减毒菌株所取代。萨宾的疫苗具有可口服的优点，但病毒也可能通过肠道重新激活，导致偶尔的脊髓灰质炎病例。在20世纪80年代和90年代，萨宾疫苗每年仍然导致6到8名儿童瘫痪，随后重新引入了改良的索尔克疫苗。

卡特事件的影响具有矛盾性。一方面，它推动了对疫苗的有效监管，使得疫苗的安全性纪录超越了任何其他医疗产品。另一方面，它也严重打击了公众对于疫苗的信任。数万受害家庭对卡特事件的诉讼接连不断，这也促使很多人怀疑自己的身体不适与疫苗接种有关，进一步引起了基于其他疫苗的法律诉讼，这使得疫苗成为因诉讼而濒临淘汰的医疗产品——疫苗制造商惧怕因为疫苗的系列诉讼而破产。为了保护疫苗制造商免受可能威胁到疫苗持续生产的大规模诉讼，美国在1986年制定了《国家疫苗伤害赔偿计划》。然而，许多公司仍然选择退出这个利润低、风险高的领域，仅留下少数几家公司来满足不断增长的疫苗需求，这也导致了疫苗短缺的现象。当前美国的风险规避氛围和掠夺性诉讼环境阻碍了新疫苗的引入，并严重制约了疫苗创新。

在卡特事件后，反疫苗运动的宣传变得更容易被公众接受，但这也在客观上造成了疾病的大流行。在20世纪70年代，英国一个名为"疫苗受损儿童家长协会"的倡导组织声称他们的孩子在接种各种疾病疫苗后身体开始出现包括脑损伤在内的一系列问题。这些说法在医学界获得了一些支持，这种宣传也导致父母让孩子接种百日咳疫苗的意愿下降。英国政府最初拒绝对这些家长进行赔偿，但最终在认为政府补偿可能会提高疫苗接种率的信念下，通过了《1979年疫苗损害赔偿法》。然而，该法律来得太晚，无法及时阻止1978年和1979年的百日咳大流行。

（二）反麻腮风疫苗运动

在1998年，安德鲁·韦克菲尔德（Andrew Wakefield）与他的12位同事在《柳叶刀》期刊上发表了一篇病例系列文章，声称麻疹、腮腺炎和风疹（MMR，简称麻腮风）疫苗可能导致儿童行为退化和性发育障碍[1]。尽管该研究样本量小（n=12）、设计不受控制且结论具有推测性，但该论文却获得了广泛的媒体关注，导致麻腮风疫苗接种率大幅下降，因为父母开始担心接种疫苗会增加儿童患孤独症的风险。随后，大量的流行病学研究驳斥了麻腮风疫苗接种

---

[1] Andrew Wakefield, Simon Murch and Andrew Anthony et al., "Retracted: Ileal-lymphoid-nodular Hyperplasia, Non-specific Colitis, and Pervasive Developmental Disorder in Children", *The Lancet*, Vol.351, No.9103, 1998, pp. 637-641.

与孤独症之间的联系。该论文的逻辑也受到了质疑,因为麻腮风疫苗接种与孤独症之间的联系几乎是注定的,毕竟这两个事件的发生年龄段高度重合。令人震惊的是,该论文的 12 位合著者中有 10 位短暂撤回了对原始数据的解释,声称"由于数据不足,麻腮风疫苗与孤独症之间没有建立因果关系"。同时,《柳叶刀》期刊承认安德鲁·韦克菲尔德等人未能披露相关经济利益。例如,韦克菲尔德的研究由其父母聘请的律师资助,这些律师曾受雇解决针对疫苗生产公司的诉讼。然而,期刊并未认定韦克菲尔德及其同事存在违反道德和科学不端行为。

到了 2010 年 2 月,《柳叶刀》期刊撤回了韦克菲尔德等人的论文,承认论文中的多个要素不正确,并与早期调查结果相反。韦克菲尔德等人被判定为严重学术不端,因为他们在没有获得必要的伦理许可的情况下对儿童进行了侵入性调查。同时,学术界认为该文章中存在科学歪曲,因为韦克菲尔德等人报告说他们的抽样是连续的,而事实上则是选择性的。除此之外,韦克菲尔德还在《新英格兰医学杂志》上发表了一系列涉嫌学术造假的文章,这些造假内容可能涉及巨额经济利益。讽刺的是,家长们并不相信科学共同体的内部纠错机制。虽然世界各地的科学家花费了大量的时间和金钱来驳斥韦克菲尔德的造假论文,但在媒体的宣传之下,众多家长仍然拒绝让孩子接种麻疹疫苗。2008 年和 2009 年英国暴发的麻疹疫情以及美国和加拿大的麻疹疫情都可以归因于此。韦克菲尔德事件已经成为迄今为止医学史上最严重的欺诈案之一。

韦克菲尔德于2010年被剥夺科研和行医资格，但他在家长群体中激起的恐惧仍然存在并被其他人放大和利用，关于麻腮风疫苗的争议仍在继续。在韦克菲尔德案进行调查的同时，小罗伯特·肯尼迪（RFK JR.）[1]在2005年于《滚石》和《沙龙》杂志上发表了一篇名为《致命的免疫力》的文章，将硫柳汞（一种曾经用于儿童疫苗的汞基防腐剂）与孤独症联系起来。尽管该文章后来被撤回并附上多项更正，但其引起的争议仍导致了硫柳汞从儿童疫苗中的全面移除。然而，尽管硫柳汞几乎不再使用，但孤独症的诊断率仍在不断上升。可悲的是，公众已经不再关注这一结果了。2007年，美国明星珍妮·麦卡锡（Jenny McCarthy）在一系列电视节目中声称她儿子的孤独症是由麻腮风疫苗引起的，这使得很多好莱坞明星支持所谓的"疫苗导致孤独症"理论，进一步推高了反疫苗运动的浪潮。尽管医学界普遍认为该理论没有科学依据，但美国公众普遍更信赖这些名人而非科学家。而社交媒体巨头如Facebook、Twitter和YouTube对反疫苗信息采取放任态度，认为这是言论自由的一部分，加剧了公众对疫苗的不信任。

---

[1] 美国著名政论家，前美国司法部长兼参议员罗伯特·肯尼迪的儿子和前美国总统约翰·肯尼迪的侄子。

2016年，在医学界已经名誉扫地的韦克菲尔德执导了一部名为《从掩盖到灾难》的纪录片，再次宣扬了他之前被广泛驳斥的关于麻腮风疫苗导致孤独症的理论。该片引发了一定的社会关注和争议，但并未改变医学界对疫苗安全性的普遍认可。2019 年，麻疹在美国卷土重来，病例数创下自 1992 年以来的最高纪录。医学界普遍认为，这一惊人的数字归咎于群体免疫力下降，与反疫苗运动带来的低疫苗接种率直接相关。

（三）自媒体时代的疫苗接种挑战

风险感知是影响公众对于疫苗信任度的核心因素之一。任何医疗行为，包括疫苗接种，都存在一定的风险。虽然统计学层面这些风险与疫苗接种的益处相比可以忽略，但公众并不一定能够接受这些风险。宏观层面的决策理性和微观层面的决策理性往往不一致，在宏观层面疫苗的接种风险可以被看作一种必要的牺牲，而在微观层面几乎没有人能够接受自己可能成为牺牲品，所以反疫苗运动一直经久不衰。从历史经验看，疫苗的广泛接种实际上并非依靠公众的理性判断，而是国家层面强制力量介入的结果，是中心化决策模式迫使公众接受疫苗接种。

在当今时代，自媒体的普及严重挑战了中心化的决策模式。社会被撕裂为无数的单元和信息茧房，很难对同一问题形成统一观念。同时，个人主义叙事成为世界范围内的"政治正确"，越来越多的欧美公众开始反对权威的、父权制的、中心化的决策模式，疫苗接种因此遭遇了前所未有的挑战。在短视频平台上，各种宣传比尔·盖茨利用疫苗接种在公众体内安装芯片以进行思想控制的阴谋论广受欢迎，这些阴谋论的支持者以非常可笑的理由拒绝疫苗接种，和传统的有一定理性基础的反疫苗运动已经迥然相异。事实证明，去中心化的决策虽然能够让每个人为自己的选择负责，进而规避政治或道德上的责任，但会造成选择的两极分化。公众的信息处理能力参差不齐，这使得知识水平高的少部分人可能做出超越中心化决策的个人健康决策，但大部分人实际上面临知识水平不足的困扰，只能进行非常不理性的个人健康决策。

现代性相对缺失的地区普遍存在一种固有的对于"外来"医疗干预的抵触感，这种抵触感可能来自历史经验、宗教信仰，或是其他文化因素。在这种情况下，即使疫苗已经被广泛证明是安全有效的，这些地区或群体的成员也可能因为文化上的隔阂而对疫苗持怀疑态度。非洲是目前世界上疫苗接种率最低的地区之一，非洲基层的部落常常对疫苗接种进行有组织的抵抗。因为非洲在历史上有长期的殖民记忆，很难信任曾经的殖民者。非洲目前也是发达国家药企重要的实验基地，这使得非洲公众很难确定自己是否再一次成为实验品，短视频的信息传播加重了这种担忧。这种对现代医学的不信任如今已在第三世界国家的基层社会愈演愈烈。短视频平台大大降低了信息传播的门槛，让受教育程度较低的公众可以不再通过门槛较高的阅读来获取信息，但他们对医学问题缺乏基本的判断力，会被封禁于传播各种谣言的信息茧房中。随处可得的信息可以放大人的理性，也同样可以放大人的情绪与非理性。

二 公共卫生危机与医学信任的挑战

公共卫生危机不仅对社会稳定、经济发展构成威胁，更会对公众信任产生深远影响。当大规模疾病暴发或其他健康威胁突然袭来时，公众往往陷入信息不对称、不确定性蔓延和对未知的深深恐惧之中，此时信任感变得脆弱而易于受损。公众在面对这类危机时，常常因为缺乏全面和准确的信息，而产生对疾病片面的认知。医学界在初期也可能面临诸多未知，导致难以及时给出科学解释。这种情况下，公众的不安和焦虑情绪迅速滋生，对医学和公共卫生机构的不信任也随之蔓延。而当医疗系统在传染病流行初期出现误判、行动迟缓或者信息不透明时，这种不信任可能会被进一步放大，导致公众对整个医疗体系的广泛质疑。政府在公共卫生危机中的角色举足轻重，其应对措施、信息发布和资源配置等方面的表现直接影响着公众信任感的走向。如果政府在这些方面表现不当或失误，比如封锁信息、行动迟缓或资源配置不公等，将进一步加剧公众的不信任。这种不信任不仅会影响公众对医学和公共卫生的信任，更可能对社会稳定、政府形象和公众福祉造成长期的负面影响。接下来将结合几个典型的公共卫生危机与医疗丑闻来阐述其对于公众信任的冲击与影响。

（一）脆弱的乳房——PIP乳房植入物丑闻

在医疗保健领域，有时患者受伤的案例可以成为推动积极变革的力量。法国PIP（Poly Implant Prothèse）公司的乳房植入物丑闻就是一个鲜明的例子，这一事件最终导致了重大的医疗器械监管改革。1965年，整形外科医生亨利·阿里昂（Henri Arion）将乳房植入物引入法国。让—克劳德·马斯（Jean-Claude Mas）曾是一名屠夫，后来成为医疗器械销售代表，他与亨利·阿里昂在这个领域有过合作，积极推广乳房植入手术的商业化。让—克劳德·马斯于1991年推出了"Poly Implant Prothèse"（PIP），并建立了与该产品同名的公司。在接下来的20年里，该公司生产了大约200万套硅胶乳房植入物，并在其发展道路上引发了全球健康恐慌，推动了医疗器械法规的制定。当使用更便宜的工业级硅胶（未被批准用于医疗用途）制成的PIP植入物以行业平均水平两倍的速度破裂时，基于硅胶的丑闻就发生了。这些硅凝胶植入物会引起炎症和瘢痕，甚至可能引发其他潜在的长期危害[1]。

在初期，FDA发现了一些安全问题，并呼吁暂停使用硅凝胶植入物，这也导致了其在美国的销售停止。但PIP继续在其他地区销售其产品。随着时间的推移，PIP开始生产不同类型的水凝胶植入物，并在1997年被授权生产医用级硅胶植入物。然而，在2000年，FDA拒绝批准其盐水填充植入物，并对其工厂的"良好生产规范"（GMP）提出了疑问。在无法证明其水凝胶植入物安全的情况下，PIP将其从市场上撤出。到了2001年，PIP开始在其植入物中使用未经批准的（"内部"配方）工业级硅胶，这一决策后来被证明是高度危险的。

2009年，随着外科医生开始报告乳房植入物异常高的破裂率，对PIP植入物的担忧在法国加剧。这一担忧引发了大量的法律投诉和PIP公司的破产。在英国，监管机构也收到了一些医疗索赔的要求。同一年，法国政府对PIP的工厂进行了大规模的调查。到了2010年，法国医疗安全机构决定召回所有PIP的植入物，并随后对该公司进行了清算。清算过程中，法国政府发现PIP的财务状况混乱，而且存在大量的不当行为。一年后，出于对女性健康的担忧，法国政府建议约30000名植入了PIP的女性移除这些植入物。与此

---

[1] Umar Wazir, Abdul Kasem and Kefah Mokbel, "The Clinical Implications of Poly Implant Prothèse Breast Implants: an Overview", *Archives of Plastic Surgery*, Vol.42, No.01, 2015, pp. 4–10.

同时，PIP 公司的创始人让—克洛德·马斯（Jean-Claude Mas）在法国被捕，并被控以多项罪名，包括欺诈、使用不安全的材料和导致身体伤害。最终，马斯在 2013 年被判入狱四年，罚款 75000 欧元，并被终身禁止从事医疗服务工作或经营公司。

在 PIP 乳房植入物丑闻爆发后，欧盟委员会迅速采取行动，对医疗器械法规进行了全面的监管改革。这一改革旨在提供更高水平的安全性，并恢复公众对医疗器械的信心。2017 年 5 月 25 日，新的欧洲医疗器械法规（MDR）发布并生效，要求制造商遵守超过 3 年的过渡期。这一法规不仅加强了对 PIP 这类公司的监管，也为整个医疗器械行业设立了更高的安全标准。新的监管框架，即欧洲医疗器械法规（MDR），对整个医疗器械行业产生了深远的影响。首先，医疗器械的监管范围被扩大至化妆品和美容设备，以确保所有相关产品的安全性。为满足这一要求，新法规对制造商的合规性设定了更为严格的标准，从源头上保障设备的质量和安全性。为进一步加强监管，制造商被要求在中央数据库中登记其设备和相关信息，确保设备的可追溯性。其次，为了保护消费者免受不良营销手段的侵害，新法规明确禁止了激进营销策略；也为整容医生设定了更高的培训和资格标准，以确保整容手术的专业性和安全性。此外，整个设备供应链的透明度大幅度提高，有助于进一步保障设备的质量和安全。为了方便信息的及时共享和问题的迅速应对，欧盟还建立了一个专门的门户网站，要求制造商及时报告严重事件和采取的纠正措施。最后，公告机构（认证机构）的责任变得更加重大，并加强了对所有医疗器械，包括乳房植入物的监控，以确保其符合相关标准和法规的要求。这些改革措施共同构成了一个更为完善和严格的监管体系，旨在最大限度地保护患者的权益和安全。

虽然 PIP 丑闻给患者带来了巨大的失望和伤害，但它也引发了欧盟多年来最重大的监管变化。这些改革措施是朝着保证医疗器械质量和最终保护患者方向实施的积极措施。虽然改革的成效还有待观察，但欧盟委员会的努力表明了其对加强监管系统和规则的坚定决心。

（二）血腥丑闻——被污染的救命血液

20 世纪 80 年代，最臭名昭著的医疗丑闻当数血友病血液制品事件，它甚至使得多位政界领袖锒铛入狱，被称为"血腥丑闻"。血友病血液制品被设计用于帮助血友病患者预防或控制出血情况。然而不幸的是，这些血液制品在制造和分销过程中受到了严重污染，导致大量血友病患者感染了艾滋病毒和丙型肝炎。这一事件波及众多知名的制药企业和组织，包括绿十字制药公司、拜耳公司和法国国家输血中心。这些公司在制造和分销血液制品时未能确保产品的安全性，从而导致了这一大规模的公共卫生危机。据估计，在美国有 6000 至 10000 名血友病患者因使用这些受污染的血液制品而感染了艾滋病毒。日本政府统计显示,近 1500 名日本人因使用未经消毒的血液制品而感染艾滋病毒,且至今已有 493 人死于艾滋病并发症。在法国,则有 4700 人被感染,超过 300 人死亡,其他受影响的国家包括加拿大、伊朗、伊拉克、爱尔兰、意大利、日本、葡萄牙和英国。

这个丑闻的受害者群体主要是血友病患者。血友病是一种凝血功能障碍的疾病,历史上主要广泛存在于男性群体中。医学界对于血友病的治疗手段一直非常有限,患者们只能尽力避开任何可能引起出血的活动。即便如此,病情严重的血友病患者仍会经常遭受臀部、膝盖等主要关节的严重出血,甚至在年幼时就可能因失血过多而丧命。全血输血和随后的血浆交换术为血友病治疗带来了一线生机,但治疗的高昂费用、身体的不适感以及有限的疗效,让血友病患者们迫切期待科技的进步能给他们带来更为正常的生活。在 20 世纪 60 年代中期,这种期待得到了满足。科学家们通过冷冻和离心技术处理全血,成功开发出一种名为冷沉淀(Cryo)的产品,它富含蛋白质,有助于凝血过程[1]。日本、法国和美国的医疗监管机构迅速批准将冷沉淀作为血友病的治疗药物,使其成为血友病的主

---

[1] Massimo Franchini and Pier Mannuccio Mannucci, "*The History of Hemophilia*", Vol.40, 2014, pp. 571–576.

流治疗方法。尽管它不能完全消除血友病引起的出血状况，但它确实使病情相对较轻的血友病患者过上了更为"正常"的生活。在接下来的十年里，科学家们又发明了一种新的技术，可以从血浆中分离出因子Ⅷ和Ⅸ。这些因子可以被预防性或直接注射到患者体内，使血友病患者能够参与接触性运动，大大减轻了他们对于致命大出血的恐惧。

血液因子浓缩物技术的问世是一项重大突破，它让血友病患者及其家属有了更大的自主权，可以自行注射药物。法国、日本和美国的血友病患者开始要求获得凝血因子的权利，以便在家中自行使用。这些产品的自由使用方式推动了其消费量的不断增长。然而，这种生活方式的转变和对血液因子浓缩物的热情背后，隐藏着巨大的代价。在20世纪80年代初，艾滋病在血液供应中的威胁日益增加，这使得血液制品的生产过程存在巨大风险。为了使生产过程具有经济效益，制药企业通常会将成百上千个不同个体的血浆合并在一起。这意味着即使只有一名血浆捐献者感染了艾滋病毒，由这批血浆制成的所有血液制品都将被污染。因此，使用血液制品感染艾滋病毒的风险远远大于使用全血制品的风险。对于使用血浆浓缩物的血友病患者来说，他们暴露在数百甚至数万份血液中，而不是单一的血液中，这使得感染病毒的风险大大增加。

更糟糕的是，与全血捐献的无偿标准形成鲜明对比的是，美国的血浆采集行业以营利为导向，通过支付报酬让人献血。由于买家的市场激励，一些艾滋病毒患者也开始出售血浆。这种情况不仅对美国的血液制品消费者构成威胁，也对使用美国产品的日本消费者构成威胁。在日本，非营利性的日本红十字会负责全血的收集和分发，而血液制品则像其他药物一样由制药公司控制。事实证明，日本感染艾滋病的血友病患者恰恰是使用美国血液制品的患者。然而，在1985年底，很少有患者意识到自己是个人或机构不法行为的"受害者"。虽然越来越多的血友病患者和输血接受者发现自己感染了艾滋病毒，但媒体并没有大肆抨击。公众仍然没有意识到，一场关于为什么这么多人被感染以及谁应该为此负责的激烈论战正在酝酿之中。

在多数情况下，那些因"血腥丑闻"而受影响的患者认为自己与其他感染艾滋病毒的群体（例如男同性恋者和静脉注射吸毒者）是有所区别的。特别是血友病患者，他们将自己视为一场"由药物引发的灾难"中被动且"无辜"的受害者。他们坚信，这场灾难的责任应由医生、官僚、政府监管机构、制药公司以及血库来承担，而非他们自己。到了1990年，因血液供应而感染艾滋病毒的团体和个人已开始寻找应对他们困境负责的个体或机构。他们通过请愿、起诉和游说等方式，有时要求得到道歉和金钱赔偿，有时则要求那些他们认为应承担责任的人受到应有的惩罚。他们的目标是将艾滋病毒和血液问题从一个仅仅关注提高血液安全性的技术研究议题，转变为一个涉及正义、责任和法律的议题。

于是，1992年10月23日，巴黎上诉法院第十三分院对备受关注的"血腥丑闻"做出了重要判决。审理此案的法官指出，国家输血中心（CNTS）的前主任、前科学主任以及前卫生主任均存在犯罪行为，他们分发的受艾滋病毒污染的血液产品导致数千名法国血友病患者受到感染。判决明确指出，在这一事件中，少数专家和官僚的行为不当是导致疾病传播的主因，而非机构性的失误。这一结论与政府推出的金融补偿计划的基本前提有矛盾，因为法国政府认为分发受艾滋病毒污染的血液和血液制品的行为是无法避免的。

在日本，当"血腥丑闻"在20世纪90年代初曝光时，公众震惊地得知厚生劳动省未能保护日本的血液供应，以及监管机构、制药业和医疗机构之间存在勾结。1996年4月，东京和大阪地区法院针对感染艾滋病毒的血友病患者对5家制药公司和日本政府提起的诉讼达成了一项庭外和解协议。在这一协议中，被告方承认了自己对于导致原告感染艾滋病毒的原因负有责任，并支付了相应的现金和解金以表达歉意。法院判定，前绿十字制药的高管在告知顾客未经消毒的血液制品是否安全的时候撒了谎，利用了日本人普遍认为艾滋病是外国人的疾病的心态。此外，法院强调，即使卫生部未能下令召回受艾滋病毒污染的产品是一种疏忽大意，但制造商也承担着确保产品安全的首要责任。最终，涉事的绿十字制药公司及其高管被判刑，同时面临数百起受害者及其家人的诉讼，一名前卫生部官员和一名前医学院副校长也被刑事指控，绿十字公司已向受害者支付了约 2.16 亿美元的赔偿金，并最终破产。值得注意的是，日本绿十字公司的创立与日本侵华战争细菌战的参与者有关，但其历史背景在很大程度上被日本主流媒体所忽视。据西方和日本历史学家称，至少有三名早期的绿十字公司高管在战争期间对囚犯和平民进行了可怕的医学实验，造成数百或数千人死亡，犯下了反人道主义罪行。这些人在第二次世界大战后得到了美国的大赦，以换取他们的医疗数据。日本达成和解的案例为全球范围内的类似诉讼提供了重要参考，这些法律事件不仅为受害者带来了正义，也为相关责任方提供了反思和纠正错误的机会，以确保类似的悲剧不再重演。同时，这些法律案件也为全球的血液制品安全和公共卫生管理提供了宝贵的教训和启示，也引发了公众对于药品安全和道德问题的深刻关注和反思。

三 信任与沟通：大规模真实世界医学试验和实验的伦理问题

在医学持续探索与进步的过程中，大规模真实世界医学试验和实验逐渐崭露头角，成为医学科学家追求更深层次知识、改善病患生活的重要手段。然而，这种试验和实验的复杂性和规模也带来了前所未有的伦理挑战。如果不进行大规模真实世界试验和实验，那么就很难得到种群层面的真实数据，这显然对于更广大人群的公共卫生情况是不利的。但应当如何看待大规模真实世界医学试验和实验的受害者的牺牲呢？如果没有标准去选择谁应当成为受害者，那么受害者可能就是随机的。公众自然容易在公共卫生层面陷入各种阴谋论，因为他们不能保证他们是不是选定的"受害者"。接下来我们将通过一些著名的案例进行深入探讨。

（一）美国的囚犯实验

当代人很难想象，美国医生曾在残疾人和监狱囚犯身上进行大量不道德的医学实验。这些实验，包括给精神病患者注射肝炎病毒、将大流行性流感病毒喷到囚犯的鼻子上、将癌细胞注射到慢性病患者体内等，都明显违背了医学伦理。这些实验大部分发生在20世纪40—60年代，当时的医学研究态度与现在截然不同，许多著名的研究人员认为对在社会上没有充分权利的人进行实验是合法的。这种态度甚至与纳粹医生在犹太人身上进行实验的态度类似。重温这段历史，我们发现这些实验不仅对受试者造成了伤害，而且也违反了医学的基本原则——"首先不伤害"。

宾夕法尼亚大学生物伦理学中心主任亚瑟·卡普兰（Arthur Kaplan）指出，给某人强行感染疾病违背了医学行业的关键道德规范[1]。这些不道德的实验被周密地掩盖了，当时的新闻报道重点是新型疗法，忽略了测试对象的痛苦。这些研究部分是由美国联邦政府资助的，并在密歇根州的精神病院和马里兰州的监狱进行，实验对象主要为精神病患者和囚犯。

尽管参与医学研究的人常被标签为志愿者，但历史学家和伦理学家一直对这些人的知情权和是否遭受胁迫持有疑问。长期以来，囚犯一直是科学研究的受害者。在1915年，为了证明糙皮病是由饮食缺乏引起的理论，美国政府的约瑟夫·戈德伯格（Joseph Goldberg）博士曾让密西西比州的囚犯领取特殊口粮来进行验证。尽管这些囚犯因此获得了赦免，但使用囚犯进行研究在当时并不罕见，并通常不会被研究人员视为奇怪的行为。其中的代表人物是加利福尼亚州圣昆廷监狱的住院医师斯坦利（L. L. Stanley）博士。在1920年前后，他试图为年长的"失活男性"植入牲畜和最近被处决的罪犯的睾丸来治疗他们。尽管这项实验被报纸报道，但当时社会舆论对此并未表现出愤怒。

第二次世界大战期间，囚犯被征召参加可以帮助部队的研究以

---

[1] Arthur Kaplan, *Ethics in Hard Times*, New York: Springer Science & Business Media, 2012.

协助战争。例如，在伊利诺伊州的斯泰特维尔监狱和另外两所监狱进行的一系列疟疾研究旨在测试可以帮助在太平洋作战的士兵的抗疟药物。1947年，对纳粹医生的起诉催生了"纽伦堡法典"，保护人体实验对象的国际规则产生了。但许多美国医生基本上忽略了这些规则，认为它们只适用于纳粹暴行，而不适用于美国医学界。20世纪40年代末和50年代，随着政府和公司对囚犯实验的资助增加，美国制药和医疗保健行业蓬勃发展。到了20世纪60年代，至少有一半的州允许囚犯被用作医学实验对象。然而，在1963年，研究人员将癌细胞注射到纽约布鲁克林区犹太慢性病医院的19名老年和虚弱的患者体内以观察他们的身体反应，这一事件引发了公众的不满和批评。此后，公众越来越关注医学实验的伦理问题，导致更多的规定和限制被引入以保护实验对象的权益。

2008年，美国卫生与公众服务部的监察长报告指出，40%—65%的联邦监管医疗产品的临床研究是在其他国家进行的，而且这一比例可能还在增长。然而，美国监管机构检查的外国临床试验地点不到1%，这引发了对外国研究质量和道德标准的担忧。2011年10月曝光的危地马拉梅毒研究案例将这些问题推向了辩论的中心。在1946—1948年的研究中，美国科学家故意让危地马拉一家精神病院的囚犯和病人感染梅毒，以测试青霉素是否可以预防某些性传播疾病。这项研究被隐藏了几十年。当得知这一事件的细节时，危地马拉总统的第一个问题是：这种事情是否还会发生？更加严肃的问题是，如果为了全人类的福祉，必须把一部分人变为实验对象，那么是否总要选择弱势群体作为受害者？第三世界国家的普通民众就比第一世界国家的罪犯更该承担这样的牺牲吗？

（二）塔斯基吉梅毒实验

关于梅毒，美国还进行过更加臭名昭著的"塔斯基吉实验"。1932—1972年，美国卫生与公共服务部和阿拉巴姆州的非裔学校塔斯基吉学院（Tuskegee Institute）共同进行了一项以非裔男性为研究对象的梅毒实验。该实验涉及了399名患有梅毒的非裔和201名健康的非裔，主要目的是观察梅毒的自然史和影响因素。梅毒是一种性传播疾病，具有易传播和长潜伏期的特点。若无治疗，可能累及骨骼、肝脏等器官并导致死亡。尽管科学家在19世纪90年代已经了解到了梅毒可能造成的破坏性症状，但在该实验中，研究者却基于一个假设，即梅毒在非裔身上的效果可能与在白人身上不同，由此提出并执行了这项富有争议的实验。实验过程中的伦理问题是显而易见的。所有的实验对象都没有得到充分的告知，他们的病情被模糊地描述为"血液疾病"（bad blood）。更严重的是，他们被要求经常进行脊髓穿刺以采集脊髓液，但被告知这是一种特别的免费治疗。实验者们甚至以提供免费的丧葬服务为诱饵，让实验中死去的病人同意尸检。大多数实验参与者并不清楚自己的病情，他们多半是被免费的医疗、餐点、丧葬保险等福利吸引进来的。

在20世纪30年代，并没有特效药可以治疗梅毒，实验中受感染的患者只能在痛苦中煎熬，并可能在不知情的情况下将梅毒传染给性伴侣。到了20世纪40年代，随着青霉素的发现和应用，梅毒终于可以被有效治愈，然而，该实验的研究者却刻意阻止了参与者获取治疗的机会，让病患在科学的名义下继续面对痛苦与死亡。当现代医学找到了治愈梅毒的方法并在全美快速普及时，塔斯基吉梅毒实验的性质悄然发生了转变。此前由于缺乏行之有效的治疗方法，该实验的伦理问题主要集中在被试者被剥夺的知情权。随着第二次世界大战期间青霉素疗法的推广，以及1947年青霉素成为全美国治疗梅毒的标准治疗药物后，塔斯基吉梅毒实验的研究者们仍然坚持设法阻止病患接受治疗。这种行为已经完全背离了科学研究的原本目的，暴露出更为严峻的伦理问题。

伴随着研究的推进，研究项目对道德问题的忽视愈发严重，实验参与的医生和研究人员对此保持沉默，却仍然将该项目视为"良好"。令人难以理解的是，塔斯基吉梅毒实验并非完全秘密进行，关于该实验的研究成果甚至在多篇医学和科学刊物上公开发表。直到1972年，惨无人道的塔斯基吉梅毒实验才在大众媒体的曝光下被终止，此时只有74名受试者活了下来。399名梅毒感染者中，有28人直接死于梅毒，100人死于相关并发症，他们的家人中有40位妻子和19个孩子也被动感染了梅毒。与之相比，塔斯基吉梅毒实验的研究成果根本不值一提。罹患梅毒病的病患比常人承受了更大的痛苦，这项研究本身却并没有出现预期的结果，梅毒病的症状并没有由于实验对象的人种变化而出现任何差异。而且作为一个科学实验，塔斯基吉梅毒实验虽然持续多年，但并没有很好地被长期坚持下来，随着时间的推移，部分病患由于投奔亲戚或找寻工作而离开了阿拉巴姆，并因此在实验研究者的监管之外获得了治疗，这也使得这项梅毒实验失去了研究价值。而美国政府在25年后，也就是1997年，才对受害者进行了赔偿并公开道歉。

塔斯基吉梅毒实验事件严重削弱了公众对医学专业主义的信任，也成为医学研究中存在种族主义偏见的典型案例。在这一持续数十年的医学实验中，研究人员利用其专业地位和医患不对等的优势，在严重忽视道德约束、违背伦理原则的情况下，不仅隐瞒了实验的真相，还剥夺了参与者对患病情况和治疗方案的知情权和自主权。这一事件的曝光，极大地损害了医学实验的形象，还非常严重地打击了公众对医学专业的信任。反公共卫生运动在全世界的非裔群体中是广泛存在的，并非因为他们无知，而是因为他们确实曾经是实验的牺牲品，也难以避免未来不是牺牲品。

公众对医学专业主义的信任,是维持公众健康和推动公共卫生措施实施的重要前提。当这种信任被破坏,公众可能对医学和科学研究产生普遍的疑虑和不信任,进而影响他们对其他公共卫生措施的接受度,例如,预防疫苗接种、疾病筛查、治疗方案的执行等。如果公众对医学专业主义的信任度下降,他们可能对这些措施抱有怀疑态度,甚至拒绝接受,进而影响这些公共卫生措施的有效实施。公众对医学专业主义的信任被破坏后,他们还可能会转向非正规或伪科学的信息源。这种转变无疑会增大他们受到误导的可能性,甚至增加健康受损的风险,因为非正规和伪科学信息往往缺乏科学依据。此外,这种信任缺失还可能促使公众陷入更为混乱和恐惧的情绪,有时会出现利用公众的恐惧和不信任散布谣言的情况,从而加剧公众对公共卫生措施的反抗。因此,维护公众对医学专业主义的信任,不仅对确保他们接受科学、准确的健康信息至关重要,也对维持公共卫生措施的有效执行具有深远影响。在公共卫生危机中,如何构建和保持这种信任,是一项重大挑战。

(三)大规模人体辐射实验:当科学凌驾于人权之上

历史上放射病研究的大部分数据都是通过对不知情人士进行的不道德实验获得的,这十分令人痛心。实际上,医学界在历史上所习得的大量知识都是通过剥削不知情的人,特别是那些有精神障碍的人而来的。大多数参与辐射研究的研究人员、科学家和政府官员都深知他们正在进行不道德的行为，因此他们对自己的工作保密。例如，在第二次世界大战期间，从事曼哈顿计划的科学家意识到必须研究辐射中毒的影响。最初，他们在动物身上进行了实验，但由于收集到的信息不足以制定明智的指南，他们决定对人类进行对照实验。在纽伦堡审判后，尽管1947年美国医学会接受了强调知情和自愿同意的道德标准报告，但人体辐射实验仍持续了数十年，涉及数十万平民和美国士兵，几乎没有任何形式的知情同意文件。麻省理工学院课题组曾给精神残疾儿童喂食含有放射性元素的燕麦片；范德比尔特大学课题组曾给800多名受孕的白人妇女服用"示踪剂剂量的放射性铁"的实验；数万名美国军人和平民曾被暴露在高强度辐射中。直到1974年，美国当局才通过了管理人体研究的法规，终止了人体辐射实验。

在20世纪40年代，范德比尔特大学的研究人员在一项涉及800多名受孕白人妇女的实验中，给她们服用了"示踪剂剂量的放射性铁"[1]。这些女性被告知她们正在服用的是"维生素饮料"或药丸，但实际上，研究人员是想观察放射性同位素进入胎盘的速度。据报道，参与实验的孕妇既没有表示同意，也不知道自己正

---

[1] Eileen Welsome, *The Plutonium Files: America's Secret Medical Experiments in the Cold War*, New York: Random House Publishing Group, 2010.

在参与实验。至少有三名参与实验的女性所生的孩子因测试而死亡，死因是某种形式的癌症。然而，实验的大部分原始文件已经丢失或无意中被毁坏了，因此只有大约 200 名女性被确认参与了这项实验。1998 年，范德比尔特大学和洛克菲勒基金会同意达成 1030 万美元的和解协议，以回应未经她们同意接受实验的女性提起的集体诉讼。此外，为了更多地了解辐射对睾丸的影响，美国原子能委员会在 1963—1973 年将华盛顿和俄勒冈州监狱的囚犯暴露在辐射之下。这些实验涉及对囚犯进行睾丸 X 射线检查，以观察辐射对生殖系统的影响。据报道，囚犯们同意参加实验，是因为他们被现金和假释的建议所诱惑。然而，被监禁的人没有被明确告知任何风险。在俄勒冈州的一些被监禁者患有睾丸囊肿和皮疹后，他们于 20 世纪 70 年代提起了集体诉讼。此外，原子能委员会还进行了一项名为"阳光计划"的秘密研究，旨在研究放射性沉降物的影响。该研究需要在未经亲属允许的情况下从受辐射者的尸体上收集人体组织和骨骼。研究人员充分意识到他们的所作所为是不道德的，因为他们知道这些样本是被盗取的。除此之外，曼哈顿计划的医疗团队还在不知情的情况下为许多曼哈顿计划附属医院的患者注射了各种放射性元素，包括钚、铀、钋和镅。这些实验旨在研究如何使用尿液和粪便来估计暴露对象中剩余的放射性元素量，并辨别会产生可检测的损伤的最小剂量。然而，由于今天没有一个被注射放射性元素的人还活着，因此无法确定他们是否以任何方式表示同意。

  同时，美国在历史上曾对多个群体进行了一系列不道德和不合法的医学实验。其中，包括对数千名美国大兵进行的化学武器和辐射实验，对马绍尔群岛居民进行的辐射实验以及无视迪内铀矿工的健康和安全等行为。许多美国士兵被迫参加化学武器和辐射实验，其中包括毒气室实验和放射性食物实验。这些实验导致了许多士兵昏迷、全身疼痛、水泡等严重健康问题，但事后他们并没有得到治疗，并被威胁永远不能谈论他们的经历。在马绍尔群岛核试验中，美国政府在1946—1958年进行了多次爆炸试验，导致大量居民被迫撤离。即使居民最终被允许返回，他们仍然发现辐射水平过高。美国政府没有采取充分的清理措施，甚至将受污染的碎片和土壤倾倒在一个陨石坑中。此外，美国政府还将朗格拉普环礁的居民作为人类受试者纳入一个名为"4.1计划"的秘密项目中，以研究辐射对人类的影响，该项目的测试对象在30年内都不知道他们正在被研究。迪内铀矿工也是受害者之一。尽管科学家清楚铀的危险，但从20世纪40—80年代，迪内人仍被招募为铀矿工。他们从未被告知辐射的危险，也没有被告知他们在生病时享有的权利。美国公共卫生局也意识到辐射对迪内工人的有害影响，但他们并没有告诉工人他们的健康状况正在受到监测，或者他们因辐射而生病。这种对工人健康和安全的无视是公然和故意的。尽管一些受害者得到了经济补偿和道歉，但这些补偿往往无法支付治疗所需的医疗费用。

在20世纪80年代和90年代，联邦委员会调查曝光了许多美国政府进行的侵犯人权的人体辐射实验。1986年，一份名为《美国核豚鼠：美国公民三十年的辐射实验》的报告发表，揭露了这些实验，并指出这些实验是由"曼哈顿计划、原子能委员会和能源研究与发展管理局"赞助的。1993年，记者艾琳·韦尔瑟姆（Eileen Welsome）的报道促使比尔·克林顿（Bill Clinton）总统创建了人体辐射实验咨询委员会。该委员会于1995年发布了最终报告，描述了数百个实验，在这些实验中，人们"在未明确知情或完全同意的情况下"暴露于放射性物质中。实验的受害者包括孕妇和婴儿，甚至有一些人在死后还被秘密收购了遗体。

以上案例中这些骇人听闻的大规模人体实验引发了人们对医学界道德标准的质疑，特别是在涉及弱势群体的研究中。总的来说，这些历史事件揭示了医学界和政府机构在道德和伦理方面存在的严重问题。这些实验涉及脆弱的人群，如孕妇、囚犯和死产婴儿，且往往没有得到他们的同意或知情。在对大规模现实世界医学试验和实验进行评估时，诸多伦理问题显得尤为重要。试验和实验中的知情同意不足、信息传播的透明度不足以及公众教育的缺乏等问题，都可以引发公众对医学实验和科学研究的广泛不信任，公众难以确定,自己是受保护的对象还是实验对象。虽然这样的牺牲可能是必要的,但那个难题依然无法获得一个完美的答案——谁该被牺牲?这些被牺牲者甚至不能因对于人类公共卫生的贡献名留青史,他们的实际贡献往往在他们死后多年才被解密。

四 信息时代的医疗隐私泄露

在当今这个信息化高速发展的时代,医疗信息作为个人健康档案的核心组成部分,其重要性不言而喻。它不仅关乎个体的健康状况、诊疗历史及用药记录,更是进行疾病预防、治疗及科研创新不可或缺的数据基础。随着医疗体系的数字化转型加速,电子病历、远程医疗、健康管理等新兴技术的应用日益普及,极大地提升了医疗服务效率与质量。然而,这一进程也伴随着潜在的风险——医疗信息的泄露问题日益严峻。随着大量敏感数据在云端、网络及移动设备间频繁交换,任何安全漏洞或管理疏忽都可能成为不法分子窃取个人信息的突破口。一旦公民的个人信息泄露,很容易破坏公民对于医疗系统的信任,从而对于采集自身生物信息及记录医疗数据的新技术持保守态度,这对于现代化、智能化医疗体系建设将是一个重大打击。因此,深入研究医疗信息泄露问题,旨在提高公众对个人隐私保护的重视程度,促使医疗机构及政府部门加强信息安全体系建设，确保医疗数据在收集、存储、传输及使用过程中得到妥善保护，从而维护患者权益，促进医疗行业的健康发展。

在探讨医疗信息泄露的广泛影响时，一个不容忽视的群体是普通患者。近年来，多起普通患者就医信息泄露事件频发，其中一起典型案例揭示了保险代理机构如何违法获取并利用这些敏感信息进行精准营销。该事件中，一家未经授权的保险代理机构通过非法手段侵入某医疗机构的数据库，窃取了成千上万名患者的健康记录，包括但不限于诊断结果、用药情况乃至生活习惯等个人信息。这些详尽的数据被该机构用于分析其潜在客户的健康状况与保险需求，进而实施定向推销，严重侵犯了患者的隐私权。深入分析此次泄露事件的原因，不难发现这主要归咎于医疗机构信息安全管理的疏漏。一方面，医疗机构可能未能及时更新或维护其信息安全系统，因此存在可被利用的漏洞；另一方面，员工安全意识薄弱，对敏感信息的处理不当也为外部攻击提供了可乘之机。此外，涉及的法律问题同样不容忽视，该保险代理机构的行为不仅违反了个人信息保护的相关法律法规，还可能触犯商业机密盗窃、非法侵入计算机系统等多条罪名。对于患者而言，此类信息泄露事件造成的实际影响深远且恶劣。首先，个人隐私的全面曝光使患者面临诈骗、身份盗用等风险，个人安全受到严重威胁；其次，频繁的电话推销、垃圾邮件侵扰严重影响了患者的日常生活与心理健康；最后，由于健康信息的敏感性，泄露事件还可能对患者的工作、社交关系产生连锁反应，导致信任危机与社交隔离。

在医疗信息泄露的实际案例中，公众人物的遭遇往往能更直观地反映出问题的严重性与社会关注度。以著名演员周海媚的电子病历被泄露事件为例，这一事件不仅震惊了娱乐圈，也引起了全社会对医疗信息安全的高度重视。当时，周海媚因健康问题紧急入院接受治疗，然而，其抢救过程中的电子病历却意外流出，病历中详细记录了她的病情、治疗方案乃至个人基本信息。这一泄露事件迅速在网络上发酵，引发了广泛讨论。从社会影响来看，它不仅侵犯了周海媚的个人隐私权，也引发了公众对医疗机构信息保护能力的质疑。关于泄露途径，尽管具体细节并未完全公开，但根据行业经验和类似案例分析，可能的泄露点包括医院内部员工的不当操作、信息系统存在漏洞被黑客利用，或是第三方服务提供商在数据处理过程中的疏忽。这些都凸显了医疗机构在信息安全管理上存在的挑战和薄弱环节。面对此次事件，涉事医疗机构迅速采取了应对措施，包括公开道歉、承诺加强信息安全建设、对相关责任人进行严肃处理等。同时，监管部门也介入调查，对涉事机构进行了处罚，并以此为契机，推动了全行业对医疗信息安全管理的自查自纠工作。这些后续处理措施在一定程度上挽回了公众信任，也为其他医疗机构敲响了警钟。

同时，医疗信息泄露事件在全球范围内屡见不鲜，每一次泄露都给患者隐私保护敲响了警钟。2015 年，美国健康保险公司 Anthem 遭受了一次前所未有的数据泄露，影响了约 8000 万客户的敏感信息，包括姓名、生日、地址和社会安全号码。同年，另一起重大泄露发生在加州大学洛杉矶分校医疗中心（UCLA Health），450 万患者的个人信息因黑客攻击而泄露。这一事件揭示了即便是在医疗保健领域，个人设备和网络安全措施也可能存在不足。而社区卫生系统公司（Community Health Systems）的泄露事件更是让 450 万名患者的信用卡信息暴露于风险之中，凸显了医疗支付系统安全性的重要性。2018 年，新加坡保健集团遭受了该国历史上最大规模的个人数据泄露，影响了 150 万患者，包括国家领导人的医疗记录。这一事件不仅引发了对国家医疗保健系统安全性的广泛关注，也促使政府采取了更为严格的数据保护措施。此外，信用报告机构益博睿（Experian）的子公司在 2015 年泄露了约 15 万患者的医疗记录，这一事件不仅对患者隐私构成威胁，还可能影响到他们的金融安全。爱德维科特医疗集团（Advocate Medical Group）在 2013 年报告了一次数据泄露，影响了约 400 万患者的个人信息，强调了医疗保健提供者需要对合作伙伴的安全性进行严格审查。电子健康记录公司 Allscripts 在 2018 年遭受的数据泄露，以及医疗诊断公司奎斯特诊疗（Quest Diagnostics）同年的泄露事件，分别影响了其客户和患者，以及约12000名患者的信息。这些事件表明，无论是医疗服务提供商还是第三方服务提供商，都面临着保护医疗数据的共同挑战。

事实上，自隐私权信息中心（The Privacy Rights Clearinghouse, PRC）于2005年起持续关注数据泄露事件以来，医疗领域的数据安全问题日益凸显。截至2012年，仅仅7年间，PRC已显示超过5.63亿条记录被非法泄露[1]，然而，这一数字很可能仅是冰山一角，因为许多泄露事件并未被公开报道或未得到充分统计。在医疗卫生领域的数据保护方面，美国尝试通过以立法的方式强制要求对任何泄露医疗隐私的事件进行披露。例如，在美国《经济与临床健康卫生信息技术法案》中明确要求美国卫生与公众服务部（DHHS）公开任何影响500名或更多个体的数据泄露事件，旨在通过提高透明度来强化公众监督和数据保护意识[2]。DHHS对数据泄露的定义严格而具体，任何违反隐私规则的使用或披露行为，只要威胁到受保护健康信息（PHI）的安全性和隐私性，均被视为违规。这类行为不仅可能给受害者带来财务损失，还可能损害其名誉和其他

---

[1] Data Breaches, "Our Latest YouTube Video and Tips", Privacy Rights.org,（2012-10-01）, https://privacyrights.org/resources/data-breaches-our-latest-youtube-video-and-tips.
[2] Susanc Litton, "What's Causing Our Healthcare Breaches? A Comparison of Data from 2013 to 2020", *TMS Proceedings 2021*, 2021.

合法权益。DHHS定义的违规情形包括但不限于员工无意间的信息获取与披露,以及向未经授权的第三方不当披露PHI等,且要求这些被泄露的信息不得进一步被非法使用或传播[1]。另外,美国还建立了《健康保险流通与责任法》(Health Insurance Portability and Accountability, HIPAA)以保障患者的隐私权不被侵犯。值得注意的是,这些隐私规则虽直接针对医疗保健提供者、信息交换中心及健康计划等受保实体,但其影响范围广泛,同样适用于这些实体所雇佣的业务伙伴。业务伙伴在处理PHI时,必须严格遵守隐私规则,确保信息的安全性和保密性,同时协助受保实体履行其隐私保护职责。业务伙伴的活动范围广泛,从索赔处理到金融服务,无一不涉及到PHI的处理和管理,其角色之重要不言而喻[2]。

然而,即便在如此明确的法律限制下,近年来,一系列重大医疗数据泄露事件仍然频繁发生,不仅损害了患者的隐私权,也对医疗机构的声誉和信任度造成了严重影响。例如,健康信息信托联盟(Health Information Trust Alliance, HITRUST)曾遭遇黑客攻击,导致部分测试数据泄露,其中包括患者真实姓名、组织、地

---

[1] Christopher Pierson, "Data Breaches Highlight the Importance of Privacy.", *Financial Executive*, Vol.25, No.2, 2009.
[2] Office for Civil Rights(OCR), "Business Associates", US Department of Health and Human Services,(2003-04-03), http://www.hhs.gov/ocr/privacy/hipaa/understanding/coveredentities/businessassociates.html.

址、电子邮件地址、电话号码和密码等数据[1]。佛罗里达州的杰克逊健康系统（Jackson Health System）因纸质医疗记录遗失而通知了上千名受影响的患者[2]；加利福尼亚州索诺玛谷医院（Sonoma Valley Hospital）则在网站更新过程中不慎泄露了部分患者的服务信息[3]。这些事件虽然具体情节各异，但共同揭示了医疗数据保护的脆弱性和紧迫性。面对数据泄露的严峻挑战，涉事组织纷纷采取行动以应对危机。除了及时通知受影响个体并采取补救措施外，许多组织还加强了内部安全管理和员工培训，以提高数据保护意识和能力。同时，一些组织还引入了独立的安全评估计划以检测潜在的安全漏洞，并制定了更为严格的数据管理制度和流程。

值得注意的是，医疗信息技术（HIT）的广泛应用和推广，虽然为医疗服务带来了诸多便利和效率提升，但也使得医疗数据面临更为复杂和严峻的安全威胁。PRC 数据显示，近年来全球泄露记录数量急剧增加，反映了数据安全挑战的日益严峻性。波耐蒙研究所

---

[1] Joseph Conn, "Data Security Group HITrust Reports Breach", Modern Healthcare, (2013-05-29), http://www.modernhealthcare.com/article/20130529/NEWS/305299952.
[2] Joseph Goedert, "Hospital HIM Department Loses Paper Records", Health Data Management, (2013-05-28), https://www.healthdatamanagement.com/articles/hospital-him-department-loses-paper-records.
[3] Jessica Davis, "Mount Locker Ransomware Actors Claim Sonoma Valley Hospital Attack", TechTarget, (2020-11-04), https://www.techtarget.com/healthtechsecurity/news/366595510/Mount-Locker-Ransomware-Actors-Claim-Sonoma-Valley-Hospital-Attack.

(Ponemon Institute)在2011年对患者隐私和数据安全基准研究表明,人为错误仍是导致数据泄露的主要原因之一,但黑客攻击等外部威胁同样不容忽视[1]。因此,未来需要综合运用技术、法律和管理等多种手段来构建全方位的数据安全防护体系。

---

[1] Suanubliss Wikina, "What Caused the Breach? An Examination of Use of Information Technology and Health Data Breaches", *Perspectives in Health Information Management*, Vol.11, 2014.

第四章

医药产业：商业利益与健康福祉的碰撞

医药产业是当代社会经济发展的重要支柱之一。2009—2014年，全球药物市场以惊人的4%复合年增长率（Compound Annual Growth Rate, CAGR）疾驰前行，尽管随后几年（2014-2018）的增长率略有放缓，但仍稳定地维持在3%左右。[1]事实上在过去五年（2018—2023）中，全球药物使用量累计增长了14%。[2]面对大流行病的肆虐、全球通胀的压力以及地区冲突的挑战，全球卫生系统展现出了前所未有的稳定性和韧性，这也表明全球医药支出的增长势头依然强劲。

---

[1] "Global Medicine Spending and Usage Trends", IQVIA Institute,（2020–05–05）, https://www.iqvia.com/insights/the-iqvia-institute/reports-and-publications/reports/global-medicine-spending-and-usage-trends.
[2] "The Global Use of Medicines 2024: Outlook to 2028", IQVIA Institute,（2024–01–16）, https://www.iqvia.com/insights/the-iqvia-institute/reports-and-publications/reports/the-global-use-of-medicines-2024-outlook-to-2028.

在对医药产业未来发展趋势保持乐观的同时，也要时刻警惕的一点是，医药产业各项指标的增长也带来了无数普通民众在医疗支出上的负担。医药产业是非常典型的科技密集型和专利密集型产业，因为有高额的前期研发投入，往往要寻求高额回报。在这样的产业逻辑下，药品价格水涨船高，患者负担加重是在所难免的。因而医药产业的增长趋势，虽然在某种程度上体现了医疗技术的进步和市场需求的扩大，但同时也映射出民众在面对疾病时，所需承担的经济压力日益加重。从药企的角度来看，即便不考虑前期高昂的研发投入，在追求商业利益最大化的框架下，大型药物企业的核心价值仍然聚焦于扩大其盈利能力，这主要体现为增加药品销量以及提高药品售价。显然，这种利益至上的价值取向与维护公众健康的目标并不总是相向而行。

长期以来，医药产业都是一个"两面产业"。一方面，它不断创造健康的奇迹，为人类的福祉带来希望与光明；另一方面，它也时常陷入争议和丑闻的漩涡，引发社会的广泛关注和深刻反思。药品价格的上涨、新药研发成本的转嫁，以及医疗保险覆盖范围的局限性，这些都是导致人们医疗负担加重的重要因素，也是人们面对医药产业繁荣发展时矛盾心理的根源。从理论上来说，一个足够强大且有效的监督机构有能力制约医药产业中的腐败与异化现象，通过对药品企业的违规行为进行有效打击等方式，保护公众利益。然而现实情况却是，这些监管机构自身也难以完全避免腐败与异化的风险，例如一些监管机构的工作人员可能因为私利与企业勾结，导致监管失效，甚至主动参与不法行为，这就构成了监管机构自身的腐败与异化。

医药产业的繁荣背后，隐藏着对普通人医疗可及性和经济承受能力的考验。在药品面前，既不十分了解相关专业知识也不完全明白其中商业利益纠葛的普通患者，往往只能被动地听从所谓的专家意见。这样被困在一条固定用药路径之中的患者，常常是被各种错综复杂的利益链条紧紧束缚而不自知，即便个别有警觉的人意识到一些不对劲的地方，也很难完全跳脱出现实的困境，做出更佳选择。医药产业的未来，需要社会各界共同努力，寻求更加平衡、可持续的发展路径。而想要对自己的生命健康负责，更需要公众主动接纳健康自由的思想，摆脱利益所造成的束缚，呼唤拥有自主选择医疗方式和药品的权利，以实现更健康、更自由的生活状态。

第一节 药品市场的科学信任危机

与经典的希波克拉底誓言相比，在现代医生伦理学的共识中，社会正义被确立为一个新的基本原则。具体而言，医生在推动卫生保健系统正义方面具有责任，特别是在医疗资源的分配中要考虑医疗需求、疗效、成本效益以及社会利益和负担的公平分配。尽管制药行业不断发展新的药物和治疗方案，但近年来药物成本的激增并不一定会带来更好的医疗保健效果或延长寿命。这引发了一个重要问题：如何平衡私营企业和公共卫生之间的利益冲突？亚当·斯密的自由市场观点是，个人追求自身利益最终也会促进社会的利益。然而，博弈论的"公地悲剧"表明，个人利益的最大化可能会损害公共利益，这需要通过道德的基本扩展来解决。医疗保健市场的特殊性导致了市场失灵，这主要是因为消费者和供应商之间的信息不对称、诊断和治疗结果的不确定性、复杂的支付系统以及生命攸关的情况带来的情感压力。这些因素共同使得卫生市场特别容易受到腐败的影响。近期的事件与报告凸显了商品推广与公众福祉之间的紧张关系，特别是在涉及药品副作用的问题上。有些企业在推广其商品时，倾向于淡化或隐瞒可能的副作用。当商业利益与公众的健康福祉发生冲突时，如何确保一个公正的平衡成为一个紧迫的问题。

一　安全忧虑与信任缺失：药品企业的利益冲突

药物的研发周期长，研发成本高，但一旦上市后，其利润率也十分可观。因此，对一个已经上市的药物，即使其后来被证明是有缺陷的，药品企业仍然会有巨大的商业惯性来避免利益损失，这将侵犯到公众的健康福祉。这种案例屡见不鲜，《美国医学会杂志》在2000年曾发布关于西乐葆使用的研究结果，此前的药物声明服用西乐葆六个月能降低胃肠道并发症的发生率。但令人震惊的是，在研究进行到第二个月时，几乎所有严重的并发症都出现在了服用西乐葆的患者身上，这与最初的结论形成了鲜明的对比[1]。这意味着在进行西乐葆的安全性研究时，存在着故意隐瞒的现象。对此，《美国医学会杂志》的编辑表示："得知他们在提交手稿时已经掌握这些数据，我感到十分失望。我们的工作所依赖的信任可能已经遭到了破坏。"此外，《新英格兰医学杂志》的编辑也对类似问题表达了关切。他们指出，一篇关于万络的文章并未准确反映作者所掌握的安全数据。而事实上，自2001年起，默克公司就一直在否认其产品有导致心肌梗死的风险，毕竟他们每年都在万络的广告上投入高达1.6亿美元。更令人震惊的是，默克公司曾向其销售代表发送通知，要求他们避免讨论这一问题，并指示他们向医生分发的小册子中声称万络有助于降低心血管死亡率。有行业专家总结道："非常遗憾的是，默克的商业利益显然凌驾于对药物安全性的关心之

---

[1] Gideon Steinbach, Patrick Lynch and Robin Phillips et al., "The Effect of Celecoxib, a Cyclooxygenase-2 Inhibitor, in Familial Adenomatous Polyposis", *New England Journal of Medicine*, Vol.342, No.26, 2000, pp. 1946-1952.

上。"在与如此庞大的制药企业交锋时，过于直言不讳可能会被视为不明智之举。但无论如何，公众需要一个明确的答案，以确保药物的安全性和公众的健康。

从上述事件中可以看出，试图澄清安全问题背后的利益似乎比了解实际数据更为重要。行业内部的激励机制似乎更倾向于隐瞒安全问题，而不是真正保护公众健康。这些事件再次凸显了制药行业和公共卫生之间利益失调的问题，以及当前系统在保护公众健康方面的不足。因此，有必要对现有的制度进行深入的反思和改革，确保公众的健康和安全得到首要关注。

学者们和主要期刊的编辑们对发表证据的类型和质量表达了越来越多的担忧，因为这些证据似乎常常偏向于展示新产品的疗效，这显示了一种有利于行业的出版偏见。重复的分析表明，相较于与行业无关的试验，由行业资助的试验在推荐试验药物的可能性上要高出2到5倍。事实上，该行业资助了超过80%的试验，并建立了大部分的研究议程，这些议程更多地受市场营销而非临床考虑的指导。例如，新兴耐药细菌引起的短期细菌感染很少有新的抗生素治疗方法，而有数十种抗病毒药物（或正在研发中的药物）用于治疗慢性病毒感染，如乙型肝炎。这是因为终身治疗的利润远远高于一两周的疗程。《皇家医学会杂志》的前编辑理查德·史密斯最近评论说，他们可以设计出最聪明的方法来帮助获得预期的结果。系统的回顾研究表明，提前终止的随机试验（为了可能的好处）往往显示出令人难以置信的巨大治疗效果，并建议人们对这类试验的结论持怀疑态度，因为它们可能失之偏颇。[1] 成本效益分析还显示，在由营利性机构资助的研究中，人们始终偏向于该行业。

鉴于这些问题，真正的读者如何从阅读文献中得出正确的结论呢？显然，循证医学已经让位于有证据偏见的医学。因此，尽管许多药物存在大量治疗失败的案例，仍然被认为是安全有效的，很久之后才被证明为危险或无效。事实上，对于广泛使用的药物往往需要数年时间才能形成公正的观点，但公众往往会失望地意识到它们的表现不佳。制药公司已经成为强大的欺骗者，他们频繁地在科学期刊上写文章，贿赂专家，并普遍参与制定专业指南。用于市场营销的预算比例估计为36%，远高于用于研究的11%，仅在美国，每年就要花费55亿美元用于药品的市场营销，这超过了美国医学院培训医生的全部预算。哈佛大学教授、《新英格兰医学杂志》的前主编阿诺德·雷尔曼（Arnold S. Relman）指出，制药公司已经改变了他们的角色，从开发社会真正需要的药物转变为试图从医疗保健系统中提取尽可能多的资金。值得注意的是，这些著名医学

---

[1] Richard Smith, "Peer Review: a Flawed Process at the Heart of Science and Journals", *Journal of the Royal Society of Medicine*, Vol.99, No.4, 2006, pp. 178–182.

期刊的前编辑的判断是在他们离开编辑委员会后公开的,这表明当他们还在期刊工作时可能觉得无法那么自由地发言。广告收入是相当可观的,而公司可能会拒绝在发表批评制药行业意见的期刊上做广告。

药物公司也开始采用积极的直接面向消费者的营销策略,邀请名人出现在电视节目上谈论他们的疾病和治疗方法,然后有效地游说保险公司和监管机构以促进行业发展。为了扩大药物市场,药物公司发明了医学化的策略,即试图说服人们,他们患有一些慢性疾病,例如将腹部不适定义为肠易激综合征,或将正常老化带来的围绝经期综合征和骨质疏松症视为需要治疗的病症。此外,社会心理疾病也特别容易被专家定义为医疗疾病,例如注意缺陷多动障碍(ADHD)、抑郁、社交焦虑障碍、性功能障碍和经前"焦虑症"。制药公司利用互联网宣传这些心理疾病,以增加ADHD的诊断和利他能的使用。他们向忧心忡忡的父母和家长提供建议,强调理解和遵循医生建议的重要性,从而将多动症等疾病视为需要药物治疗和长时间咨询的情况。大型制药公司对性健康问题也表现出了积极的营销兴趣,采用公共关系、广告和各种策略来创造一种普遍的性不足感。人们常常被简单的解决方案所吸引,这些解决方案可以绕过性行为上的尴尬、无知和焦虑。例如,辉瑞公司聘请了一名前棒球运动员担任发言人,并与《体育画报》杂志合作,试图说服男性使用"伟哥"来增强正常的性功能，将服用"伟哥"作为一种生活方式。

在精神病学和心理健康领域，资本阻碍了药物研究真实效果的披露以及在实践中谨慎使用的过程，非典型抗精神病药物的安全性和有限疗效问题是在 FDA 最初批准多年后才被认识到的。有关选择性血清再吸收抑制剂（Selective Serotonin Reuptake Inhibitors, SSRIs）的争议进一步表明，目前的监管做法夸大了药物的好处，低估了药物的风险。SSRIs 又称为选择性 5-羟色胺再吸收抑制剂，是一类广泛应用于临床的抗抑郁药物族群，它们通过特异性地抑制神经元对 5-羟色胺（血清素）的再摄取，增加突触间隙中血清素的浓度，进而调节情绪、改善心理状态。SSRIs 常被用作治疗抑郁症、焦虑症、强迫症以及神经性厌食症等多种精神与心理疾病的首选药物，其疗效显著且相对安全，为患者带来了积极的治疗体验。1987 年，氟西汀（Fluoxetine）横空出世，作为首个 SSRIs 类药物，它不仅在精神科领域占据了重要地位，还在初级保健中成为治疗抑郁症与焦虑症的有效手段，深受医生与患者的信赖。这一适用范围广、副作用小的药物，在英文世界的商品名为"普洛萨克"（Prozac），在中国的商品名则为更加生动形象且为大众熟悉的"百忧解"。

在 SSRIs 面世以前，抑郁症的主要治疗药物为单胺氧化酶抑制剂（Monoamine Oxidase Inhibitors, MAOIs）和三环类抗抑郁药（Tricyclic Antidepressive Agents, TCAs），然而由于它们常伴随着一系列不容忽视的有害副作用，限制了其临床应用的安全性与患者依从性。相比之下，SSRIs凭借其更为安全的药物特性，以及其通过特异性地增加大脑中血清素水平来发挥抗抑郁作用的机制，迅速赢得了医疗界和患者的青睐，成为治疗抑郁症的优选方案。由于SSRIs在治疗其他心理健康障碍方面也都有良好的表现，随着时间的推移，该类药物逐渐成为治疗各种精神障碍的常规药物。这种药物对于那些难以通过传统方法治愈的抑郁症患者或因担心抗抑郁药的不良反应而不愿尝试这些药物的患者特别有帮助，它不仅提高了抗抑郁治疗的可及性，也减少了因副作用导致的治疗中断或拒绝治疗。

然而就在以百忧解为代表的SSRIs药物问世后不久，英国精神病学家大卫·希利（David Healy）教授就对该类药物的安全问题提出了质疑。他的研究和临床观察表明，SSRIs在某些情况下可能会导致用药者情绪波动和激动，甚至增加一些患者的自杀风险，他还进一步批评制药公司在临床试验设计、数据分析以及结果的公开报告中可能存在偏见，从而掩盖了药物潜在的风险，一些药物负面结果被忽视或未充分报道。大卫·希利的这些主张在当时引起了广泛关注和争议，其本人也因对SSRIs的批评面临过学术和职业上的压力，在2002年失去了多伦多大学（University of Toronto）的工作。[1]这种压制也引发了关于学术自由和制药公司与学术界关系的广泛讨论。"美国以一种不同寻常的方式失去了新闻自由"，大卫·希利尖锐的批评并非空穴来风，"报纸和电视不能提及犯罪者正在服用SSRI，因为媒体担心制药公司会撤回他们的广告。"[2]这表明制药公司可能采取多种手段，不仅试图渗透并影响学术自由，还企图操控舆论导向，遏制任何对其不利的负面信息的传播与发酵。在崇尚言论自由、信息透明为基石的美国社会，此类行为令人难以置信。

当然，如今SSRIs的安全性已经受到更为严格的审查，药企掩盖真相的手段也逐渐浮出水面。原来，行业对数据的操纵导致对自杀风险的估计存在严重偏差，而对每个试验置信区间的严格解释则阻碍大众认识到SSRIs的类别效应造成的潜在危险。甚至有荟萃分析表明，这些药物实际上可能与安慰剂相比没有临床意义上的优势，也没有令人信服的证据表明，抗抑郁药长期来说可以改善抑郁症。[3]

---

[1] Polly Curtis, "Psychiatrist Settles Out of Court After Job Withdrawn", Education Guardian.co.uk,（2002-05-07）, https://www.theguardian.com/education/2002/may/07/highereducation.uk3.
[2] Douglas Porter, "The Critical Theory of Psychopharmacaology: The Work of David Healy and Beyond", in James Phillips ed., *Philosophical Perspectives on Technology and Psychiatry*, New York: Oxford University Press, 2008, pp. 115-134.
[3] Michael Hengartner and Martin Plöderl, "Statistically Significant Antidepressant-Placebo Differences on Subjective Symptom-rating Scales Do Not Prove that the Drugs Work: Effect Size and Method Bias Matter!", *Frontiers in Psychiatry*, Vol.9, 2018, p. 517.

为了解决SSRIs可能增加自杀风险的担忧,FDA和其他国际卫生组织要求这类药物在标签上明确警告其可能的风险,特别是对青少年患者的影响。此外,科学研究人员正在努力更深入地了解SSRIs的长期效果以及它们在不同患者群体中的作用,以便更好地指导临床使用。尽管政府和药企都在采取相对积极的补救措施以面对种种争议,但是公众对SSRIs及其他精神类药物的信任已然受到了影响,这种担忧甚至还扩展到对制药行业和医疗保健提供者在心理健康治疗领域的信誉问题。

普遍的游说和政治关系以及资深科学家之间的利益冲突在美国国立卫生研究院等知名机构中普遍存在,许多高薪科学家没有报告他们与制药公司的财务交易。一个潜在腐败的例子是,FDA顾问小组在2005年决定继续销售万络和其他COX-2抑制剂,尽管它们存在明显的心血管毒性,但顾问小组也只给出了黑框警告。[1]药物行业也不断试图以钻法律空子的方式延长专利时长,例如修改药物的剂型。此外,制药行业还利用政治关系来保护其利益。例如,布什总统的联邦心理健康行动议程受到了批评,因为它增加了非必要的筛查检查和使用更新的、更昂贵的抗抑郁药物和抗精神病药物的有争议的治疗方法。事实上,与该行业的政治联系似乎限制了FDA

---

[1] Jeanne Lenzer, "FDA Advisers Warn: COX 2 Inhibitors Increase Risk of Heart Attack and Stroke", *BMJ*, Vol.330, No.7489, 2005, p. 440.

等监管机构的独立性,并危及了旨在保护公众健康的关键民主职能。因此,经济利益和政治游说可能会对科学和监管机构产生不当影响,从而影响到公众的健康和安全。

例如,马林克罗制药公司(Mallinckrodt Pharmaceuticals)以贿赂等方式控制促皮质素凝胶(H.P. Acthar Gel)的销售渠道和定价权,从而放任其药品价格剧烈上涨,以攫取更多商业利益。促皮质素凝胶最初于1952年发明并主要用于治疗罕见婴儿癫痫发作的药物。马林克罗制药公司于2014年以58亿美元购买奎斯特科尔(Questcor)公司后获得了该药物的所有权。在被马林克罗制药公司收购之前,奎斯特科尔已将促皮质素凝胶的价格从2000年的大约100美元每小瓶大幅提高到31626美元每小瓶。马林克罗制药公司继续这一趋势,进一步将价格提高到39864美元每小瓶,与多年前相比,价格几乎上涨了97000%[1]。这一巨大的价格上涨引发了广泛的公众关注和争议,人们对药品定价和制药行业的伦理标准提出了疑问。两名举报人在一起诉讼中提出了指控,声称该公司贿赂医生及其工作人员以提高药物销售额,从而欺骗政府数百万美元。他

---

[1] Darrell Issa, "Continuing Oversight of Regulatory Impediments to Job Creation: Job Creators Still Buried by Red Tape", U.S. House of Representatives 112th Congress Committee on Oversight and Government Reform,(2020-10-01), https://oversightdemocrats.house.gov/sites/evo-subsites/democrats-oversight.house.gov/files/Mallinckrodt%20Staff%20Report%2010-01-20%20PDF.pdf.

们还指控公司向FDA就其市场营销和销售实践撒谎[1]。这起诉讼揭露了奎斯特科尔采用的"多层次策略",包括非法推广和支付回扣,旨在增加促皮质素凝胶的销售。这些行为不仅损害了公共利益,也对医疗保健系统和政府财政造成重大影响。促皮质素凝胶的昂贵价格导致了美国医疗保险(Medicare)在该药物上的支出大幅增加。由于促皮质素凝胶药物的一大部分销售额来自医疗保险报销,这一价格上涨直接导致了政府在药品上的开支剧增。在马林克罗制药公司收购奎斯特科尔时,大约有25%的促皮质素凝胶药物销售通过美国医疗保险进行,而这一比例后来增加到超过60%。因此,美国医疗保险在促皮质素凝胶上的支出从2011年的不到5000万美元急剧增加到2018年的7.25亿美元,占马林克罗制药公司净销售额的大约三分之一。面对相关争议,马林克罗制药公司声称通过提供免费药物和商业共付援助计划来增加患者获取促皮质素凝胶的渠道,使许多患者无须自付费用。

其他行业也普遍存在着与制药行业类似的不良策略,如烟草、化工和食品等行业。这些行业通过贿赂研究人员、渗透大学、收买媒体和立法机构等手段来维护自身利益。这些策略导致公众对健康

---

[1] "U.S.Department of Justice.Mallinckrodt Agrees to Pay \$260 Million to Settle Lawsuits Alleging Underpayments of Medicaid Drug Rebates and Payment of Illegal Kickbacks", Office of Public Affairs,(2022-03-07), https://www.justice.gov/opa/pr/mallinckrodt-agrees-pay-260-million-settle-lawsuits-alleging-underpayments-medicaid-drug.

和安全的认知受到影响，可能恶化公共卫生状况，并阻碍科学进步和监管政策的改进。为了实现重大变革，学者提出了技术解决方案，但由于产业资本与政治力量紧密勾结，变革很难实现。

二 美国慢性病确诊标准背后的"药"谋诡计

慢性病的确诊标准不仅是个医学问题，也是个复杂的经济问题。随着科学技术的不断进步、治疗手段的日新月异、医学认知的不断深化，以及社会文化规范的悄然变迁，对疾病定义与诊断阈值的适时调整已经成为严肃的全球性议题。医学科学化的特点是标准化，最终以权威声明、专题报告或临床实践指南的形式确定相对统一的诊断标准。但在医疗实践中，行业内专家也可能因过度诠释疾病范畴而诱发过度医疗的问题。

美国关于高血压诊断标准的调整，就曾激起关于药品企业是否过度介入并影响医疗决策制定的巨大争议。作为一种全球常见的慢性疾病，高血压是心肌梗死和脑血管意外等几种致命心脑血管疾病的常见危险因素，对于管理糖尿病等其他重要疾病同样至关重要。在过去的二十多年里，高血压已经从最初缺乏明确筛查与治疗指南的模糊地带，逐步迈向了针对高危人群实施干预的新时代。然而，关于高血压的诊断标准，医学界却存在着一定的争议与分歧。2017

年 11 月，美国心脏病学会（American College of Cardiology, ACC）和美国心脏协会（American Heart Association, AHA）等 9 个学会联合发布了一份"成人高血压指南"，建议将高血压定义从原来全球统一的"≥ 140/90 mmHg"修改为"≥ 130/80 mmHg"。[1]这一转变意味着美国患有高血压的比例从原有的 32% 增加至 46%，也就是说3000 万美国人都将被确诊患有高血压，并且需要用高利润的药物治疗，以控制血压维持在"正常水平"。[2]

尽管美国的专家团队宣称，他们调整高血压诊断标准的决策根植于严谨的科学研究，旨在敦促公众更早地识别并干预这一健康威胁，但此举背后所蕴含的深意耐人寻味。高血压定义的重新界定，不仅标志着临床确诊门槛的降低，也可能使更多人群被纳入患者范畴，更深刻地影响着高血压管理的目标与挑战。具体到药物治疗而言，标准变更促使更大规模的人群需依赖药物治疗以控制血压，而每位患者所需的药物剂量也必然有所增加。鉴于高血压作为一种普遍且长期的慢性疾病，其管理往往要求终身服药，此番标准的调整

---

[1] Paul Whelton, Robert Carey and Wilbert Aronow et al., "2017 ACC/AHA/AAPA/ABC/ACPM/AGS/APhA/ASH/ASPC/NMA/PCNA Guideline for the Prevention, Detection, Evaluation, and Management of High Blood Pressure in Adults: A Report of the American College of Cardiology/American Heart Association Task Force on Clinical Practice Guidelines", *Hypertension*, Vol.71, No.6, 2018, pp. e13-e115.
[2] "Nearly Half of U.S. Adults Have High Blood Pressure Under New Guidelines", CBS News,（2017-11-14）, https://www.cbsnews.com/news/half-of-u-s-adults-have-high-blood-pressure-under-new-guidelines/.

无疑将触发一系列连锁效应，显著加重患者个体及整个社会的医疗经济负担。此外，不得不提的是，长期且可能过量的药物使用，也隐含着不容忽视的健康风险与安全隐患。

在这种情况下，针对医药产业，尤其是大型制药企业的质疑声浪日益高涨。有人尖锐指出，"制药公司不再仅仅治疗真正的病人"，并进一步断言，"对人群过度用药已经成为大型制药公司的主要商业模式"。[1]美国国内的公众质疑并非空穴来风，因为美国药企在政治上非常活跃，经常通过政治献金和游说活动来影响政策制定。部分医药企业受到追求市场份额与销售业绩压力的驱动，正在悄然引领起一股令人担忧的风潮，即通过所谓的专家权威发声，扩大疾病的界限，使原本健康的人群误以为自己罹患疾病，实现过度医疗。药物企业巧妙地隐藏在科学专家的权威之后，通过微调疾病诊断的标尺，悄无声息地将众多原本健康、无须药物治疗的个体转变为潜在客户，人为地创造了对特定药品的庞大需求，进而驱动药品销量的持续增长并攫取可观的经济利益。这一过程不仅考验着商业伦理的边界，也引发了公众对于医疗体系公正性与透明度的深刻反思。

---

[1] Mike Adams, "Big Pharma Drug Cartel Changed the Definition of 'High Blood Pressure' to Trick HALF of U.S. Adults into 'Treatment'", Coalition to Govern America, （2017-11-15），https://governamerica.com/issues/global-issues/health-medical/22184-big-pharma-drug-cartel-changed-the-definition-of-high-blood-pressure-to-trick-half-of-u-s-adults-into-treatment.

他汀类药物（statin）是制药业营销的典范，尽管围绕高胆固醇血症及其治疗的学术辩论和争议已绵延数十载，该类药物依旧构筑起了一个价值数亿美元的庞大产业，并成为许多心血管疾病预防指南的基础。高胆固醇血症又常称为高血脂，是脑血管疾病、冠心病和外周动脉疾病等动脉粥样硬化性心血管疾病的重要危险因素。与高血压相似，高胆固醇血症在病程初期往往无明显症状，直至长期累积后暴发。虽然改变饮食、运动、戒烟等生活方式的改变可以有效缓解早期的高胆固醇血症，但是在临床实践中，他汀类药物作为药物干预的首选，被广泛用于治疗高胆固醇血症。

1987年9月，默克（Merck KGaA）生产的洛伐他汀（lovastatin）获得FDA批准，成为第一种商业化他汀类药物，此后又有多种他汀类药物进入市场。他汀类药物作为全世界患者服用的销量最大的药物类别，在2005年的销售额就已经高达250亿美元，其中最受欢迎的他汀类药物是辉瑞（Pfizer）的阿托伐他汀（atorvastatin），商品名为立普妥（Lipitor）。[1] 尽管传统的心血管疾病预防策略强调降低胆固醇水平及他汀类药物的潜在益处，关于胆固醇在冠心病（coronary heart disease, CHD）发病机理中的确切作用，以及他汀类药物在降低心脏死亡风险、延长寿命方面的真实效力，仍存广泛争

---

[1] Akira Endo, "A Historical Perspective on the Discovery of Statins", *Proceedings of the Japan Academy, Series B*, Vol.86, No.5, 2010, pp. 484–493.

议，他汀类药物使用伴随的肌肉酸痛、肌无力等副作用，也引发了对其风险与收益比的深入审视。[1]

越来越多的科学研究表明，通过积极的生活方式调整，包括优化饮食结构、增加体力活动等举措，可以有效遏制高血压、高胆固醇血症和糖尿病等慢性病进程。这些非药物干预手段，不仅能够有效减缓疾病发展，更有助于提升患者整体生活质量。然而，令人遗憾的是，在药企的市场推广影响下，人们往往只关注到药物的积极影响，而忽视了改善生活方式这一更为根本且持久的健康策略。在某些极端情况下，一些人甚至会误以为药物才是解决健康问题的唯一捷径，这在无形中也会加深公众对药物依赖的惯性思维。

2013年，一篇由多位权威学者合著的论文引发热议，该文深入剖析了美国常见疾病定义与诊断标准的扩大现象，同时揭露了这一现象与评定专家小组及制药业间经济关联的微妙关系。研究聚焦于高血压、阿尔茨海默病等14种常见疾病，结果显示，其中10种疾病的定义被扩大，可能引发过度诊断；1种定义有所收窄，其余则影响未明。尤为引人关注的是，疾病定义的调整与评定小组成员广泛披露的、与制药公司间深厚的财务关系紧密相连。数据显示，高达75%的评定小组成员承认与制药业存在经济往来，且每家制

---

[1] Robert DuBroff and Michel de Lorgeril, "Cholesterol Confusion and Statin Controversy", *World Journal of Cardiology*, Vol.7, No.7, 2015, pp. 404–409.

药公司与评定小组的联系数量中位数高达 7 家。[1]这些发现揭示了美国制药公司与评定小组成员间普遍存在的经济利益联系，尤其在评定小组所关注的治疗领域内，因而在这项研究涉及的疾病中，多数评定小组倾向于扩大疾病定义，做出有利于制药公司的决策。

　　慢性病诊断门槛的降低，导致更多患者被纳入治疗范围，这种做法虽然有助于早期干预，但也引发了过度诊断和过度治疗的风险。尤其是当越来越多的患者开始使用药物，甚至一些病情较轻或亚临床状态的患者也开始长期依赖药物，社会公众很难意识到的是，部分患者可能并不需要如此强效的药物治疗。此外，慢性病患者通常需要长期甚至终身用药，这会进一步加剧全球药物滥用问题。事实上，药物滥用正以惊人的速度在个体和社会层面扩散，它不仅关乎个人行为的失范，更是对社会安全与信任的一次重大挑战。公众对药物滥用的担忧和不安源自多个维度，包括药品供应链的安全性、医疗体系的应对效能以及政府监管机制的有效性等。药物滥用问题的加剧了社会环境的恶化以及个体风险的升高，事实上，公众对于药品的质量和来源深感关切，对药物滥用的担忧情绪可能会导致更多人对药品信任度的下降，进而影响了对整个医疗体

---

[1] Raymond Moynihan, Georga Cooke and Jenny Doust et al., "Expanding Disease Definitions in Guidelines and Expert Panel Ties to Industry: A Cross-sectional Study of Common Conditions in the United States", *PLoS Medicine*, Vol.10, No.8, 2013, p. e1001500.

系和对政府监管效力的信心。

利益驱动下的药品市场以及影响更大的医疗行业问题,不仅激起了公众对疾病定义与诊断标准制定过程公正性、客观性的广泛质疑,还促使美国政府及相关研究机构采取积极举措,通过合理且透明的机制进行自我审视与调整,以确保医学判断的独立性和患者福祉的最大化。

美国医学研究所(Institute of Medicine,简称IOM)在2009年的报告中指出,尽管专业与行业之间的合作具有一定的价值,但这种广泛的合作也带来了巨大的风险,尤其是个人和机构的金融利益可能过度影响专业人士的判断,从而损害研究的完整性、教育的客观性、病人护理的质量以及公众对医学的信任。为此,该报告建议专业协会和其他负责起草临床实践指南的组织,在选取小组成员时"通常应该排除有利益冲突的个人",以确保指南的公正性和客观性。[1] 在2011年发布的报告中,美国医学研究所又提出了关于如何制定可信指导方针的建议:"只要可能","指导方针的开发人员"应该避免存在"利益冲突"。这两份报告也都明确指出,除了直接的经济利益问题外,专家小组还可能存在知识产权等方面的冲突,

---

[1] Trevor Torgerson, Cole Wayant and Lisa Cosgrove et al., "Ten Years Later: A Review of the US 2009 Institute of Medicine Report on Conflicts of Interest and Solutions for Further Reform", *BMJ Evidence-based Medicine*, Vol.27, No.1, 2022, pp. 46-54.

例如学术进步带来的利益纷争。这些报告还强调，不应该一概而论地认为存在冲突就是不道德的，或者"任何特定的专业人士都会让经济利益影响他或她的判断"。[1]

美国慢性病确诊标准背后的"药"谋诡计，揭示了医疗体系中存在的复杂利益纠葛。为了保障患者的权益和社会的医疗安全，必须警惕这种利益驱动的现象，并推动建立更加公正、透明的医疗决策机制。只有这样，才能确保医疗资源的合理分配和患者的有效治疗。

美国慢性病确诊标准的演变，实则映射出药企、医疗评审机构与公众利益之间的微妙平衡。疾病定义的宽泛化，看似是对健康的细致关怀，实则暗含药企市场扩张的动机。评审过程中的利益纠葛，削弱了医学决策的公正基石，使得药物审批成为一场利益博弈。垄断与高价药物的盛行，进一步加剧了患者的经济负担，同时也揭示了医疗体系中亟须解决的深层次问题。为了维护公众利益和医疗体系的公信力，必须对这种商业利益与医疗标准制定之间的关系保持高度警惕，并采取相应的措施来确保诊断标准的客观性和公正性。

---

[1] Drew Altman, Carolyn Clancy and Robert Blendon, "Improving Patient Safety—Five Years After the IOM Report", *New England Journal of Medicine*, Vol.351, No.20, 2004, pp. 2041-2043.

第二节　狂飙的药价：民生之痛与医药行业之病

近年来，制药公司新药价格急剧上涨，这常被描述为市场经济的自然趋势。然而，这种价格上涨并非不可避免，而是特定社会和政治选择下的产物。具体来说，这是过度依赖营利性商业模式来推动医疗创新的结果，该模式下，药品以尽可能高的价格出售。药物是一种特殊商品，在市场需求与制药企业的博弈中，部分药品的价格飙升已经超越了普通商品的价格规律。其中涉及药品的研发、生产、流通等环节的复杂性，也涉及政策、市场、文化等多方面的因素[1]。

制药公司经常以新药代表"价值"，或者以研发和试验过程中的高风险与高成本为理由，来为其高价策略辩护。他们还声称，这些高价产生的丰厚收入对于持续的创新研发至关重要。然而，这种观点忽略了医疗行业的核心目标——改善和保障公众健康。事实上，高价药品策略优先考虑的是利润最大化，而非医疗进步或公众福祉。这种策略使得全球各地的人民和医疗保健系统面临越来越大的经济压力，难以负担日益昂贵的医疗费用。同时，它也加剧了药品获取的不平等，让生物制药行业及其投资者成为了最大的受益

---

[1] Els Torreele, "Why Are Our Medicines So Expensive? Spoiler: Not for the Reasons You Are Being Told...", *European Journal of General Practice*, Vol.30, No.1, 2024, p. 2308006.

者，而这与医疗体系的初衷背道而驰。药价狂飙的背后，其实是一场关乎人民健康、生命安全，以及企业利益、市场规则的大考。在这场考试中，我们不仅需要关注药价本身的高低，更需要关注药价背后的真相和影响。药价的飙升不仅给患者带来了沉重的经济负担，更在某种程度上导致了医疗资源的分配不均。高药价往往会让一些患者因为无法承担昂贵的医药费用而放弃治疗，甚至因此失去生命。

因此，药物价格逐渐成为当今全球医疗卫生领域备受关注的问题，药物价格过高意味着医疗负担的加重，药物价格的增长趋势更是让很多人望而却步。昂贵的药物价格不仅影响患者的可负担性，还涉及药物研发、专利保护、市场竞争和医疗政策等多个方面。我们必须认识到，高价药品并非市场经济下的必然产物，而是可以通过政策调整和社会选择来改变的。为此，政策制定者需要重新审视和设计医药研发的融资方式和相关政策，通过改革，以建立一个更加公平、可持续的药品定价和分配体系，从而更好地保障和提升公众健康。本部分将探讨药物价格居高不下的原因及其带来的利弊，并结合具体案例分析不同国家和地区的应对措施和挑战。在此之前，我们需要重申的是：药品是维护人类健康的基本工具，应当普遍可及，以合理的成本服务于每一个需要的人，而不是成为奢侈品般的存在。

为了揭示药价狂飙背后的真相，探讨解决之道，我们将通过一系列药价狂飙案例的深入分析，从政策制定、市场机制、文化认知等多个角度进行解读和讨论。通过这些案例，我们将尝试找到药价飙升的原因和影响，并以此为出发点，寻找解决药价问题的可能出路。在这个过程中，我们将不断追问：如何让药品回归其治病救人的本质属性？如何在保障药企合理利润的同时，让更多人享受到公平合理的药价？在这个看似矛盾的问题中，我们能否找到一个平衡点？这需要我们共同思考和努力。同时，这也凸显出我们迫切需要改革政府、生物制药行业和公众之间的社会契约，以确保药品的定价和分配更加公平和可持续。

一 研发赌局：新药商业化的辉煌与暗礁

近年来，药物价格问题激起了社会各界的广泛热议与深刻反思，尤其是针对癌症与罕见病等重大疾病领域精心研发的创新疗法，它们被寄予厚望，本应成为患者重获新生的希望之光，却因其不菲的身价，在无形中筑起了一道患者难以逾越的鸿沟。以吉利德公司的丙型肝炎治疗药物为例，其定价曾高达 84,000 美元（约合 60 万元人民币），每片药的价格更是达到了惊人的 1,000 美元（约合7000元人民币）。[1]然而，如今当我们面对一种新的癌症或罕见疾病治疗药物以成百上千万人民币的价格上市时，似乎已经习以为常。[2]

在众多前沿且昂贵的创新疗法之中，基因疗法以其独特的治疗机制和显著的治疗效果，尤为引人瞩目。自20世纪90年代基因疗法首次成功治疗一名患有重症联合免疫缺陷症的四岁小女孩以来，该领域蓬勃发展，多款突破性药物相继获得监管机构的批准，步入市场，而它们的定价也屡屡突破预期，创下了前所未有的新高。例如，蓝鸟生物（Bluebird bio）的"真泰格洛"（Zynteglo），是一种针对β-地中海贫血症的基因疗法，单次治疗所需的费用高达280万美元（折合人民币约2000万元）。科思乐（CSL）与尤尼克（uniQure）联合推出的"血源素"（Hemgenix），是一种针对血友病B的基因疗法，其定价更是攀升至惊人的350万美元（折合人民币约2500万元）。这些高价基因疗法的出现，不仅体现了现代医学科技的飞速进步，也引发了社会各界对于医疗成本、患者负担以及医疗公平性的广泛讨论。

---

[1] Victor Roy and Lawrence King, "Betting on Hepatitis C: How Financial Speculation in Drug Development Influences Access to Medicines," *BMJ*, Vol.354, 2016, p. i3718.
[2] Hannah McQueen, "10 Most Expensive Drugs in the US, Period", GoodRx,（2022-06-02）, https://www.goodrx.com/healthcare-access/drug-cost-and-savings/most-expensive-drugs-period.

孤儿药物，即专为罕见病患者量身定制的珍贵药物，同样价格不菲。以艾格生物制药公司（Eiger BioPharmaceuticals）的佐康维（Zokinvy）为例，作为美国市场上首个获得批准，用于治疗早衰症及其相关罕见疾病的药物，其年度治疗费用高达约170万美元。与旨在从根本上治愈疾病的基因疗法相异，这类孤儿药物更多地扮演着病情管理者的角色。[1]这也就意味着患者需要长期接受这些药物治疗以遏制疾病的恶化，这无疑会给患者及其家庭带来沉重的经济负担和心理压力。

众多前沿治疗手段，因其研发历程漫长、投入巨大且风险重重，加之对应疾病群体较小，市场需求受限，致使药物价格高昂。益麦抗体公司（Y-mAbs）治疗复发或难治性高危神经母细胞瘤的"达尼扎"（Danyelza）、凯西集团（Chiesi）治疗瘦素缺乏症的美曲普汀（Myalept）、免疫核心有限公司（Immunocore）治疗葡萄膜黑色素瘤的突破性T细胞受体疗法特本塔福普（Kimmtrak）等，这些药物的问世为患者带来了新的治疗选择与生存希望，其昂贵的价格则是对研发成本、技术创新及生产复杂性的综合反映，也进一步凸显了医药研发领域所面临的巨大挑战与高昂代价。

---

[1] Fraiser Kansteiner, Zoey Becker and Angus Liu, et al., "Most Expensive Drugs in the US in 2023", Fierce Pharma,（2023-05-22）, https://www.fiercepharma.com/special-reports/priciest-drugs-2023.

成功研发的药物固然值得整个医疗界与社会为之欣喜,然而,这些成功的背后往往伴随着无数研发投入的失败与企业运营的挑战。药企在探索新药的过程中,不得不面对极高的失败率。每一款成功上市的药物背后,都可能有数十甚至上百个研发项目的失败。这些失败可能发生在药物发现的早期阶段,由于化合物活性不足或毒性过大而被淘汰;也可能在临床试验阶段,因为疗效不显著或安全性问题而终止研究。每一次的失败,都意味着药企投入的大量时间、金钱和人力资源付诸东流。

一个典型例证是针对阿尔茨海默病研发的药物。阿尔茨海默病作为一种进行性的神经系统疾病,占据了痴呆病例的 60%—80% 以上,是最为常见的痴呆类型,其核心特征在于记忆力和其他认知能力的显著丧失,这些能力的衰退会严重干扰患者的日常生活。尽管阿尔茨海默病并非衰老的必然产物,但年龄的增长却是该疾病已知的最大风险因素。[1] 阿尔茨海默病的病理学机制复杂而深奥,这导致了对它的治疗手段十分有限。时至今日,针对它的药物开发仍然是一项复杂而艰巨的工程,寻找阿尔茨海默病的有效治疗方法也一直是制药行业面临的一个持续挑战。虽然少数药物已被批准用于改善患者的认知功能和行为症状,然而,这些药物仅能缓解症状而无

---

[1] "What Is Alzheimer's Disease. Alzheimer's and Dementia", Alzheimer's Association,(2021-06-01), https://www.alz.org/alzheimers-dementia/what-is-alzheimers.

法根治疾病，且效果有限。在追求更有效治疗方案的道路上，许多研发项目则遭遇了失败，包括葛兰素史克、辉瑞，与罗氏等大型药企研发的一些潜力巨大的候选药物，最后都因安全性、有效性等问题不得不终止临床试验。

根据阿尔茨海默病协会的最新数据，65 岁及以上的人群中，约有九分之一罹患此病。[1] 在全球人口加速老龄化的背景下，如此高的比例更凸显了这一医疗挑战的严峻，在日益增长的治疗需求和潜在商业利益驱动下，尽管各大药企在药物研发上屡遭挫折，但研发新治疗方法和药物始终在进行之中。

2021 年 6 月 7 日，渤健公司（Biogen）研发的阿杜那单抗药物（Aduhelm）通过 FDA 加速批准上市，成为近二十年来首款获批用于治疗阿尔茨海默病的新药，然而其每年高达 56,000 美元的治疗费用，也引发了广泛讨论。Aduhelm 的治疗原理来源于对阿尔茨海默病中的关键标志物——β-淀粉样蛋白神经质斑块的研究。[2] 对 β-淀粉样蛋白在阿尔茨海默病病理学中关键作用的深入理解，使得它成为一个潜在的治疗靶点。正是基于对这一治疗靶点的深入研

---

[1] "Alzheimer's & Dementia: Global Resources", Alzheimer's Association, https://alz.org/global/overview.asp.
[2] Francis Hane, Morgan Robinson and Brenda Lee et al., "Recent Progress in Alzheimer's Disease Research, Part 3: Diagnosis and Treatment", *Journal of Alzheimer's Disease*, Vol.57, No.3, 2017, pp. 645–665.

究和理解，导致了 Aduhelm 这一创新药物的开发。[1]

事实上，Aduhelm 被研发出来之前的二十余年间，有多家公司尝试采用不同方法试图制造抗淀粉样蛋白抗体药物。遗憾的是，在投入大量研究成本后，这些尝试无一例外均宣告失败。例如，21 世纪初在《自然》期刊上发表的动物研究显示，通过注射 β 淀粉样蛋白以产生相应抗体的方法，在清除大脑中的有毒蛋白质并改善记忆力方面取得了显著效果。[2] 然而，这一方法在随后的人类试验中遭遇了严重的副作用，导致试验过早终止，这标志着该治疗策略面临的第一个重大障碍。[3] 随后，辉瑞公司与杨森（Janssen）公司在此基础上又进行了大量投入，尝试通过修改药物版本来减少副作用。虽然他们在一定程度上取得了成功，但这些版本的药物在去除大脑中的 β 淀粉样蛋白方面的能力方面却大打折扣，这是该治疗策略面临的第二个障碍。[4]

---

[1] Aamir Dave and Judith Beizer, "The Controversial Use of Aducanumab (Aduhelm) for Alzheimer's Disorder", *Rho Chi Post*, Vol.3, No.11, 2022, pp. 14–17.
[2] Christopher Janus, Jacqueline Pearson and Joanne McLaurin et al., "Aβ Peptide Immunization Reduces Behavioural Impairment and Plaques in a Model of Alzheimer's Disease", *Nature*, Vol.408, No.6815, 2000, pp. 979–982.
[3] James Nicoll, David Wilkinson and Clive Holmes et al., "Neuropathology of Human Alzheimer Disease After Immunization with Amyloid-β Peptide: A Case Report", *Nature Medicine*, Vol.9, No.4, 2003, pp. 448–452.
[4] Stephen Salloway, Reisa Sperling and Nick Fox et al., "Two Phase 3 Trials of Bapineuzumab in Mild-to-Moderate Alzheimer's Disease", *New England Journal of Medicine*, Vol.370, No.4, 2014, pp. 322–333.

渤健公司推出的Aduhelm则是对这一治疗策略的进一步改进。在大量药物研究与临床试验后,渤健公司所研发出的Aduhelm在临床上被证明能够显著降低大脑中的β淀粉样蛋白水平。[1]然而,在初步分析未能观察到对记忆力的改善后,相关试验被过早终止。但后续对全球所有站点数据的综合分析显示,在高剂量下,Aduhelm对记忆力有所改善,这一发现促使公司向FDA提出了申请。在获得批准之前,渤健都已准备好将Aduhelm作为主要产品,以抵消其业务其他业务下滑的销售额。该公司拨款6亿美元支持该药物的上市,并与数百个阿尔茨海默病治疗中心合作,以确保患者可及性。尽管如此,Aduhelm在减轻症状方面的能力在各项试验之间表现出不一致性。一项试验显示它能略微减轻症状,而另一项试验则显示它对改善记忆力和行为没有显著影响。总体而言,尽管该药物在两项研究中都成功地减少了大脑中的β淀粉样蛋白水平,但它在改善记忆力、学习和行为方面的效果并不明确,且存在争议。[2]

虽然Aduhelm一度被认为是阿尔茨海默病一项重大的治疗突

---

[1] David Knopman, David Jones and Michael Greicius, "Failure to Demonstrate Efficacy of Aducanumab: An Analysis of the EMERGE and ENGAGE Trials as Reported by Biogen, December 2019", *Alzheimer's & Dementia*, Vol.17, No.4, 2021, pp. 696-701.
[2] Ralph Martins, "'A Slow and Painful Journey': Why Did It Take over 20 years to Approve the New Alzheimer's Drug?", The Conversation,(2021-6-18), https://theconversation.com/a-slow-and-painful-journey-why-did-it-take-over-20-years-to-approve-the-new-alzheimers-drug-162603.

破，但它高昂的药物价格不仅使阿尔茨海默病患者望而却步，还导致了药品监管和医疗保险等方面的诸多问题，最终形成了药企、政府和民众三方俱损的悲惨后果。自其问世之初，Aduhelm 的批准便饱受争议，主要围绕其与 FDA 的互动以及顾问委员会对该疗法的投票被忽视的问题。[1] 而这款曾备受瞩目、承载着巨大期望的新药，在 2022 年的市场表现也令人大跌眼镜，全年销售额仅勉强达到 300 万美元，这一数字不仅远低于预期，更将其推上了有史以来最昂贵药物上市失败案例的尴尬位置。面对公众对批准过程的质疑，加上因治疗覆盖范围有限而导致的销售额惨淡，最终，渤健公司宣布将对自身的阿尔茨海默病投资组合"重新调整资源"，并停止销售 Aduhelm。[2]

此次挫败无疑对渤健公司构成了重创，而 Aduhelm 高昂的定价——每个治疗周期高达 56000 美元，显然成为其商业化道路上难以逾越的障碍，直接导致了市场接受度的低迷，进而成为商业化失败的关键因素之一。阿尔茨海默病患者高达近百万，因而其相关药物的研发上市也受到社会各界的广泛关注，然而 Aduhelm 高昂的定

---

[1] Elisabeth Mahase, "Three FDA Advisory Panel Members Resign over Approval of Alzheimer's Drug", *BMJ*, Vol.373, 2021, p. n1503.
[2] Jacob Bell, "Biogen Quits Aduhelm, Handing Back Rights to Original Developer", Biopharma Dive,（2024-01-31）, https://www.biopharmadive.com/news/biogen-aduhelm-alzheimers-drug-discontinue-rights-neurimmune/706132/.

价意味着，在医疗保险尚未全面覆盖的情境下，绝大多数患者都被拒之门外，仅有极少数经济能力极强的患者能够承担得起用药。这一现状催生了一个恶性循环：高昂的定价限制了药品的可及性，导致消费人群极度缩减；而为了弥补因销量低迷而损失的利润，药品公司不得不维持甚至提高价格，这一举措又进一步压缩了潜在客户的范围，加剧了市场困境。

为了保持药物销售规模和利润，渤健公司曾将希望寄托于医疗保险上，试图说服健康保险提供商，将Aduhelm纳入美国医疗保险和医疗补助服务中心（Centers for Medicare & Medicaid Services, CMS）。然而，这一尝试阻力重重，分析人士预计，如果将Aduhelm纳入保险清单内，美国的老年医疗保健体系（Medicare）及其参保人一年内将在该药物上花费58亿—290亿美元。这可能会对医疗保险的预算产生压倒性的影响，因为Medicare覆盖了近六百万患有阿尔茨海默病诊断的美国人中的绝大多数，这种新药可能会导致医疗保险每年提供的药物支出增加50%。同时，Aduhelm也将成为Medicare最昂贵的药物之一。在此之前，Medicare中支出最大的药物为治疗心血管疾病的艾乐妥（Eliquis），总计约为70亿美元。[1]这是因为心血管疾病的患者群体数量远超阿尔茨海默病。

---

[1] "CMS Drug Spending", Centers for Medicare & Medicaid Services（CMS）, https://www.cms.gov/data-research/statistics-trends-and-reports/cms-drug-spending.

当然，一旦 Aduhelm 被纳入医疗保险内，渤健公司的收入将十分可观，预计年销售额将达到 70 亿美元。[1]然而，Aduhelm 不仅定价高昂，其使用方式也颇为烦琐，患者需要每个月前往输液中心接受治疗，治疗期间还需多次进行脑部扫描，以监测并预防潜在的副作用，这无疑会进一步加重患者的负担。事实上，CMS 选择将阿尔茨海默病疗法的报销限制在那些获得"传统批准"的人，这意味着受到 FDA 加速批准的 Aduhelm 无法被纳入 Medicare 中。考虑到高昂的治疗成本，有能力接受 Aduhelm 治疗的患者数量有限，这实际上标志着 Aduhelm 商业化的不可行。2022 年，在 Aduhelm 未能产生可观的收入后，渤健宣布将其阿尔茨海默病疗法的标价从每年 56000 美元降至 28200 美元。[2]然而，渤健的削减幅度远不及美国独立研究机构临床和经济评论研究所（Institute for Clinical and Economic Review, ICER）的要求，该研究所认为应将其削减至每年 3000—8400 美元。[3]对此，渤健提出异议，认为该分析没有考虑到

---

[1] Juliette Cubanski and Tricia Neuman, "FDA's Approval of Biogen's New Alzheimer's Drug Has Huge Cost Implications for Medicare and Beneficiaries", Kaiser Family Foundation, (2021-06-10), https://www.kff.org/medicare/issue-brief/fdas-approval-of-biogens-new-alzheimers-drug-has-huge-cost-implications-for-medicare-and-beneficiaries/.
[2] Phil Taylor, "Biogen Takes Axe to Aduhelm Price in a Bid to Drive Take-up", Pharmaphoru,（2021-12-20）, https://pharmaphorum.com/news/biogen-takes-axe-to-aduhelm-price-in-a-bid-to-drive-take-up.
[3] Phil Taylor, "ICER Revises Its View of Aduhelm's Price-But Not by Much", Pharmaphoru,（2021-07-01）, https://pharmaphorum.com/news/icer-revises-its-view-of-aduhelms-price-but-not-by-much.

阿尔茨海默病对整个社会造成的更大负担。最终，在获得 FDA 批准上市的仅三年后，渤健宣布停止 Aduhelm 的销售。

从 Aduhelm 的案例中可以直观地感受到药品价格过高情况背后的无奈。高价药物的定价策略背后涉及诸多经济因素。一方面，新药研发需要投入大量资金和时间成本，包括临床试验、生产工艺开发、市场推广等环节；另一方面，制药公司也需要通过高价药物来回收投资并实现盈利，以维持其持续的创新研发活动。药物研发是一个复杂且高风险的过程，通常需要经历基础研究、临床试验和审批等多个阶段。这些阶段耗时长、投入大，成功率低。以罕见病药物为例，研发成本往往高达数亿美元甚至更多。药企为了覆盖这些巨大的研发投入，不得不将成本转嫁到消费者身上，导致药物价格居高不下。然而，高价药物对患者和医疗保健系统造成了巨大的经济压力。许多患者因无法承担高昂的治疗费用而错过最佳治疗时机，甚至放弃治疗。同时，高价药物也加剧了医疗保健系统的负担，导致医疗资源的不均衡分配。

阿尔茨海默病作为一种常见的老年疾病，其有效的治疗方式相当有限。众多大型制药公司已投入巨额资金与人力资源进行药物研发，然而，多数尝试均以失败告终。这类起伏不定的关于药物研发进展的消息，对患者而言犹如情绪过山车，让他们时而仿佛看到治愈的希望曙光，时而又陷入绝望深渊。从制药企业的角度来看，这类药物的研发确实充满挑战。然而，对于患者而言，即便有新药可供尝试，高昂的治疗成本也是一道难以逾越的障碍，这自然加剧了他们的痛苦。毕竟，疾病治疗本身已对患者及其家庭造成了沉重的经济负担，而能够承担最新治疗方式的高昂费用的人群更是寥寥无几。

事实上，药物定价高和医疗负担重的问题不仅与患者及其家庭息息相关，也深刻影响到所有纳税人和企业，因为药物价格与医疗保险所涵盖的个人的医疗保健成本直接相关，而这些实际上是由全社会共同承担的。解决源于药品行业多个领域的复杂问题并非易事，尤其是问题核心涉及新药研发的高成本和高风险，对于制药企业而言，实现收支平衡的同时覆盖更广泛的患者群体是一大挑战，这反映了其作为商业实体的无奈。同样，对于政府医保政策和医疗商业保险而言，是否应覆盖这些针对相对常见疾病的特效药也是一个复杂的问题。

二 生命权与专利锁：新药、仿制药与全球健康伦理的博弈

部分药物定价极高，并非完全是因为药物的研发、生产成本，而在于制药公司受到药物专利的保护。在当前全球医药创新的经济

架构中，旨在促进药物研发投资的专利制度被视作核心激励机制，其赋予的垄断权利不仅塑造了医疗市场格局，还深刻影响了大量药企的药物定价策略。即便制药公司在药物研发过程中得到了政府的大力资助，它们也会偏爱给专利药物定下远高于生产成本的销售价格，从而实现了高额的利润空间。

作为一种激励社会创新的政策工具，专利制度的设立是为了在经济中的公共利益和私人利益之间取得平衡，通过暂时垄断来奖励创新和创造力，基于创新性、创造性和工业应用性的考量，该制度也要求专利持有者披露相关信息，以使社会受益并鼓励后续创新。[1]世界贸易组织（World Trade Organization）1994年达成的《与贸易有关的知识产权协议》（Agreement on Trade-Related Aspects of Intellectual Property Rights/TRIPS Agreement）确立了全球专利保护的最低标准，它要求世界贸易组织成员对药品实施至少20年的专利保护，尽管此前多国出于公共卫生考量对此类垄断有所限制。[2]商业利益和贸易优势是以美国制药业为代表的幕后推手们的主要关注点，而公众健康等公共利益的考量则几乎完全被边缘

---

[1] Dominique Guellec and Bruno van Pottelsberghe de la Potterie, *The Economics of the European Patent System: IP Policy for Innovation and Competition*, New York: Oxford University Press, 2007.

[2] Richard Smith, Carlos Correa and Cecilia Oh, "Trade, TRIPS, and Pharmaceuticals", *The Lancet*, Vol.373, No.9664, 2009, pp. 684-691.

化。换言之,在商业利益和生命健康的权衡中,专利制度并不全然旨在激励那些直接增进公众健康福祉的进步。

在追求专利保护与捕捉市场机遇的商业模式导向下,企业的药物研发与市场策略与大众期待并不完全一致。

在众多亟待满足的医疗需求领域,药企的研发资源却往往流向那些已经相对成熟且盈利潜力较大的疾病领域,即便是缺乏显著治疗进步、常被视为"微创新"或"仿制药"的"新产品",也能凭借专利保护实现可观的经济回报[1]。原本应投向更大医疗创新的资源被侵占,不仅加剧了研发资源配置的不平等,还会进一步扩大全球生命健康权的差异,尤其是对与贫困紧密相关的疾病(如结核病)及所谓的"热带疾病"(如疟疾、利什曼病、昏睡病等)等医疗需求的忽视。此类疾病由于患者群体购买力有限,长期游离于商业制药公司的视野之外,难以获得应有的关注与药物支持。[2]

即便是在抗生素这一关乎公众健康的常用药物领域,药企在生产与研发上的决策也显得尤为微妙且引人深思。面对抗生素耐药性这一日益严峻的全球性挑战,新型抗生素的研发却停滞不前,核心

---

[1] Aris Angelis, Roman Polyakov and Olivier Wouters et al., "High Drug Prices Are Not Justified by Industry's Spending on Research and Development", BMJ, Vol.380, 2023, p. e71710.
[2] Belen Pedrique, Nathalie Strub-Wourgaft and Claudette Some et al., "The Drug and Vaccine Landscape for Neglected Diseases (2000–11): A Systematic Assessment", The Lancet Global Health, Vol.1, No.6, 2013, pp. e371–e379.

原因在于，众多制药企业鉴于高昂的研发成本与不确定的市场回报，纷纷采取了谨慎乃至回避的态度。更为严峻的是，即便是已有的抗生素药物供应也面临威胁，出于经济效益最大化的考量，企业往往更倾向于利润丰厚的项目，而非维持低成本抗生素的稳定生产。这种趋势不仅不利于抗生素耐药性难题的破解，也对全球公共卫生安全构成了潜在的巨大威胁。

对全球健康构成巨大挑战的新发传染病，既是对各国政府应对突发公共卫生事件能力的考验，也是对制药行业责任与担当的锤炼。在埃博拉、新型冠状病毒等新型突发传染病的疫苗与治疗方法研发方面，尽管公共融资与市场承诺等风险缓释机制有效加速了研发进程，但制药企业在追求经济效益最大化时，往往未能充分兼顾到公平获取等公共卫生目标。[1]制药行业虽频繁宣称取得了医学上的重大突破，然而事实却表明，大量新获批的药物在临床试验中并未能展现出相对于现有治疗手段的显著优势。更为严峻的问题是，依赖与研发支出相匹配的强大营销攻势，即便药物缺乏足够的附加治疗价值，制药行业亦能实现成功盈利。

医疗创新的健康导向性决定了制药业商业模式的公共财政依赖

---

[1] Els Torreele, Yap Boum and Ismael Adjaho et al., "Breakthrough Treatments for Ebola Virus Disease, But No Access—What Went Wrong, and How Can We Do Better?", *The Lancet Infectious Diseases*, Vol.23, No.7, 2023, pp. e253–e258.

特性，从大学基础研究资助到税收减免、知识产权保护及医疗保险覆盖，一系列公共政策旨在降低私营部门风险，却未能有效确保公共利益的实现，特别是在公平获取与技术共享、良好治理等方面的要求往往被忽视。[1] 相反，集体研发成果被知识产权垄断所私有化，收益最大化目标驱动资源流向股东与投资者，导致了基于健康需求的创新期望与制药公司实际驱动力之间的深刻断裂。这一现状映射出当前医疗创新生态系统在资源配置、研发效率及成果转化等方面存在的低效与不足，也揭示了当前激励机制在驱动真正意义上医疗创新与进步时所面临的局限性。

2018年在中国热映的《我不是药神》累计票房近40亿元人民币，故事核心的药物专利与仿制药问题，引发了社会公众广泛而深入的讨论。这部电影基于真实事件改编，刻画了社会底层病患困于天价药费的艰难处境，以主人公程勇在道德和法律的交织中成为印度仿制药"格列宁"的独家代理商的故事，展现了仿制药及其法律和伦理问题背后，病患求生欲与现实困境的激烈碰撞。影片所暴露的仿制药问题，实际上触及了药品专利保护与公众健康权益之间的冲突，即如何在保护创新药物的同时，确保广大患者能够获得可负

---

[1] The WHO Council on the Economics of Health for All, "Governing Health Innovation for the Common Good – Council Brief No.1", (2023-11-29), https://www.who.int/publications/m/item/governing-health-innovation-for-the-common-good.

担的治疗，这也唤醒了公众对于高价药物问题的关注与讨论。

关于仿制药的争议远比电影所揭示的更加错综复杂，而美国对仿制药的监管历史，亦是一段漫长且不断演进的历程。1906年，《联邦食品和药品法案》（Pure Food and Drug Act）首次全面规定了联邦政府在美国药品规制中的责任，并赋予政府在产品引发重大伤害或死亡事件时采取行动的权力，这一法案的颁布标志着药品监管体系的初步建立，为后续FDA的成立奠定了基础。[1] 1938年，《联邦食品、药品和化妆品法案》（Federal Food, Drug, and Cosmetic Act, FDCA）要求此后推出的新药上市前必须通过制造商的测试和FDA的批准以证明其安全性。然而，对于已有专利药物到期后推出的相同或类似产品，则不需要同样严格的安全性和有效性测试，这导致了原始产品和衍生产品在质量上存在差异。[2] 1962年，《基福弗—哈里斯药物修正案》（Kefauver-Harris Drug Amendments）要求仿制药在上市前也要向FDA证明产品的安全性和有效性。[3] 1984年，《药品价格竞争和专利期限恢复法案》（Drug Price Competition and

---

[1] Sharon Wyatt Moore, "An Overview of Drug Development in the United States and Current Challenges.", *Southern Medical Journal*, Vol.96, No.12, 2003, pp. 1244-1256.

[2] Gf Meyer, "History and Regulatory Issues of Generic Drugs.", *Transplantation Proceedings*, Vol.31（3A Suppl）, 1999, pp. 10S-12S.

[3] T. Joseph Mattingly II, "Kennedy, Kefauver, And Castro: A Historical Lesson On The Politics Of Drug Pricing Reform", Health Affairs Blog,（2021-11-01）, https://www.healthaffairs.org/content/forefront/kennedy-kefauver-and-castro-historical-lesson-politics-drug-pricing-reform.

Patent Restoration Act）允许 FDA 批准基于品牌药的仿制药申请，而无须重复进行功效和安全性研究，从而加速了仿制药的上市速度并降低了成本。为了维护原研药企的创新动力，该法案还延长了新产品的专利保护期以弥补 FDA 审批过程中的时间损失。[1]

仿制药行业的快速发展也面临一些问题与挑战，如审批程序的复杂性、生物等效性的评估争议以及行业内的腐败现象等。为了解决这些问题，FDA 对仿制药的审批流程进行了多次改革和完善，例如要求药企提供更多关于仿制药质量和生物等效性的科学数据，以及加强非法行为的处罚。当然，为了获得上市许可，仿制药仍需满足一系列严格的要求，包括与品牌药在药学上的等效性和生物上的等效性。根据 FDA 的规定，仿制药必须在剂型、给药途径、强度、质量、安全性和性能特征上与原创药品或参考药品（通常是品牌药品）保持一致。这些要求确保了仿制药在质量和疗效上与品牌药相似，从而保障了患者的用药安全。

2008 年，仿制药在美国总处方量中的占比高达 63% 以上，彰显其在医药市场的主导地位。值得注意的是，尽管仿制药满足了大部分的处方需求，但其实际成本相较于品牌药物却低得多，仅占品

---

[1] Frank Ascione, Duane Kirking and Caroline Gaither et al., "Historical Overview of Generic Medication Policy.", *Journal of the American Pharmaceutical Association* (Washington, DC: 1996), Vol.41, No.4, 2001, pp. 567–577.

牌药物成本的不到13%[1]。这一显著的成本优势不仅可以有效减轻消费者的经济负担，更重要的是，患者可以根据自己的经济状况和需求，选择价格更为亲民的仿制药，从而提高药品的可获得性，提升治疗的依从性和持续性。

即便如此，仿制药的使用仍然存在一定的争议。近年来，仿制药的质量和可替代性问题备受关注。有些仿制药因质量不达标而被撤出市场，甚至有大型仿制药制造商承认因生产设施不足而分销了掺假产品。[2]更有甚者，某些仿制药因不具备生物等效性，导致患者从品牌药改用后出现不良事件或治疗效果不佳，例如FDA曾改变两种仿制抗抑郁药缓释型安非他酮的治疗评级。[3]此外，消费者对仿制药的安全性和有效性仍存在疑虑，在一项调查中，近半数人在过去一年中明确要求开具品牌药处方。[4]这种怀疑态度可能源于仿制药生产厂家制造不规范的公开案例或非生物等效性报告，同时也受到品牌药制造商营销活动的影响。

[1] William Shrank, Emily Cox and Michael Fischer et al., "Patients' Perceptions of Generic Medications", *Health Affairs*, Vol.28, No.2, 2009, pp. 546–556.
[2] Bo Wang, Joshua Gagne and Niteesh Choudhry, "The Epidemiology of Drug Recalls in the United States", *Archives of Internal Medicine*, Vol.172, No.14, 2012, pp. 1110–1111.
[3] Janet Woodcock, Mansoor Khan and Lawrence Yu, "Withdrawal of Generic Budeprion for Nonbioequivalence", *New England Journal of Medicine*, Vol.367, No.26, 2012, pp. 2463–2465.
[4] Aaron Kesselheim, Joshua Gagne and Jessica Franklin et al., "Variations in Patients' Perceptions and Use of Generic Drugs: Results of a National Survey", *Journal of general Internal Medicine*, Vol.31, 2016, pp. 609–614.

虽然在正常情况下，仿制药在原始开发者的专利保护期结束后才会上市。当仿制药上市后，市场竞争往往导致原始品牌产品和仿制药的价格大幅降低。但是，在漫长的专利保护期内，疾病患者将不得不承担起昂贵的药价，尤其是对于一些罹患罕见病或癌症的患者，有药而使不得的情况令人备受煎熬。因此，出现了在专利保护期内就仿制并销售药物的情况，甚至形成了一条完整的产业链。虽然这类仿制药受到药品企业的强烈抵制，并在各国通过立法手段限制了其销售，但对于迫切需要救命药物的消费者而言，这无疑是一线曙光。

在专利权与生命权的权衡中，艾滋病的治疗药物是一个典型案例，它不仅涉及昂贵药物可及性问题，还关乎发达国家的专利垄断及其对于全球疾病防治体系的阻碍。20世纪80年代起，艾滋病在全球范围内传播，对最贫穷、保护最少的非洲、南美等地区造成的打击尤为严峻。20世纪90年代，随着高效抗逆转录病毒治疗（HAART）的兴起，艾滋病患者看到了一丝治疗的曙光。尽管这些疗法可能不是终极解决方案，但它们确实代表了真正的进步，延长了数百万艾滋病患者的预期寿命数年，为他们带来了希望。但随之而来的则是全球范围内知识产权制度与生命安全权利的尖锐冲突。在科技与经济发达的国家中，许多艾滋病患者能够获取挽救生命的抗逆转录病毒治疗，但这种疗法仅限于发达国家，因为制药公司对这种救命的联合疗法收取的费用为每人每年 15000 美元（约合 10 万元人民币）——远远超出了大部分艾滋病疫情肆虐的发展中国家人民的财力。[1]然而，许多资源匮乏的国家政府没有足够的财力来支付这些药物费用，导致这些国家需要自费的患者无法获得这些关键药物。正因如此，在许多发展中国家，特别是撒哈拉以南非洲地区，大量年轻人因未得到治疗的艾滋病毒/艾滋病而死亡，这种流行病的影响一直持续到 21 世纪。[2]

部分发达国家政府在面对这一全球性健康危机时，采取了回避态度，不仅未能给予足够的重视与支持，甚至公然否认艾滋病的真正成因，即人类免疫缺陷病毒（HIV）感染，这种态度无疑加剧了公众对于疾病的误解与恐惧，阻碍了有效防控措施的推广。与此同时，在无国界医生组织（法文名称：Médecins Sans Frontières，简称 MSF）等非营利性国际医疗救援机构的努力下，即便面对高昂的抗逆转录病毒药物价格，他们依然挺身而出，通过多方筹集资金、与国际组织合作以及争取药物捐赠等方式，为那些生活在资源匮乏地区的艾滋病患者提供宝贵的治疗机会。MSF 不仅直接提供医疗服

---

[1] "A Worldwide Revolt for Access", Access Campaign, https://msfaccess.org/worldwide-revolt-access.
[2] Max Roser and Hannah Ritchie, "HIV/AIDS: A Global Epidemic and the Leading Cause of Death in Some Countries", Our World in Data,（2023-12）, https://ourworldindata.org/hiv-aids.

务，还致力于提高公众对艾滋病的认知，消除歧视，促进全球卫生公平。为了从根本上解决药物可及性问题，无国界医生组织在21世纪初发起了声势浩大的"获取药物运动"，旨在通过倡导、游说及法律途径，推动全球制药行业降低药物价格，使更多发展中国家和地区的患者能够负担得起这些救命药物。该运动在全球范围内引起了巨大反响，激发了公众对于健康权益的关注与讨论。

2000年，南非德班成为全球抗击艾滋病斗争中的一个重要里程碑。这一年，国际艾滋病大会在德班召开，来自世界各地的科学家、政策制定者、非政府组织代表齐聚一堂，共同探讨艾滋病预防、治疗、护理及支持服务的最新进展与挑战。大会不仅展示了抗逆转录病毒治疗取得的显著成效，也暴露了全球在药物可及性、资金分配、社会歧视等方面存在的问题，进一步推动了国际社会对艾滋病防治工作的重视与投入。[1]

然而，在推动药物可及性的过程中，并非没有阻力。当南非前总统纳尔逊·曼德拉领导的政府尝试通过立法手段挑战跨国制药公司的专利垄断，以期获得更廉价的仿制抗逆转录病毒药物时，遭到了制药业的强烈反对。这些公司担心专利权的丧失将直接影响其利润，因此不惜动用法律武器，对南非政府提起了诉讼，指控其绕过

---

[1] Paul Gallagher, "Poverty Causes AIDS: The Actual Message of the Durban Conference", *Conscience International*, 2002, pp. 34–37.

专利，使低成本药品更容易获得。面对这种情况，全球人权和健康活动家们积极动员，挑战商业利益高于人民生命的观念，他们主张将艾滋病患者的权利置于专利权之上，为广泛普及低成本的艾滋病仿制药铺平道路。最终，在国际社会的广泛支持与压力下，南非政府成功捍卫了公众健康权益。2001年4月，药品制造商协会代表39家公司撤回了对南非政府的诉讼。这一行动扩大了全球艾滋病治疗的可及性，使得近3000万人能够通过长期抗病毒治疗存活至今。然而，在发展中国家普及这些救命药物的10—15年时间里，仍有数百万人不幸丧命。正如无国界医生组织所说的那样："当救命药因独家营销权（专利）导致价格高昂而无法负担时，知识产权保护就会威胁人们的健康。"[1]

此后不久，人们开始意识到知识产权保护制度对健康和药物获取的影响。围绕无法公平获得挽救生命的艾滋病药物的公共政策之争的实质是人权和公共卫生专家试图将健康权利置于商业利益之上，而制药公司则优先考虑经济和工业利益。这种斗争一直持续至今。在新型冠状病毒大流行期间，尽管公众对研发、高风险制造方面的税收投资以及政府的预先市场承诺做出了巨大贡献，制药公司仍被允许保持对其生产的疫苗和药物的垄断控制。例如，据估计，

---

[1] Carmen Perez-Casas, Pierre Chirac and Daniel Berman et al., "Access to Fluconazole in Less-Developed Countries", *The lancet*, Vol.356, No.9247, 2000, p. 2102.

仅美国政府就为新冠病毒疫苗的研发、生产和采购花费了至少319亿美元（合2100亿元人民币），却没有利用这些投资来确保公众公平获取疫苗。[1]

2020年10月，印度和南非向世界贸易组织提交了一项紧急提案，要求就新冠病毒疫苗、药物和诊断工具相关的知识产权进行临时豁免，以促进当地生产和及时全球获取。该提案得到了超过一百个国家的支持，其中大多数是发展中国家，却遭到了优先考虑其制药公司盟友的发达国家的阻挠，最终提案被削弱得面目全非，失去了实际意义。由此导致的疫苗获取不平等现象被称为"疫苗种族隔离"，发达国家囤积了大部分疫苗剂量，以便首先为全民接种疫苗，而在疫情高峰期，即使是最脆弱的发展中国家也无法获得疫苗。世界卫生组织总干事谭德塞对此进行了谴责。[2]我们看到，保护发达国家人民免受严重疾病侵害的突破性新冠疫苗被少数几家公司所垄断。这些公司有权决定疫苗的销售对象和价格，这实际上导致了发展中国家人民在获取疫苗方面的不平等和延迟。即使当年的艾滋病大流行让全球的公众与药品企业了解专利和公平获得救命医疗创新

---

[1] Hussain Lalani, Sarosh Nagar and Ameet Sarpatwari et al., "US Public Investment in Development of mRNA covid-19 Vaccines: Retrospective Cohort Study", BMJ, Vol.380, 2023, p. e73747.
[2] "World Has Entered Stage of 'Vaccine Apartheid'- WHO Head". Reuters, (2021-5-17), https://www.reuters.com/business/healthcare-pharmaceuticals/world-has-entered-stage-vaccine-apartheid-who-head-2021-05-17/.

的重要性，但遗憾的是，药物领域中的知识产权问题所带来的生命权的伤害仍在持续。

三　药物"黄金"：研发、定价与可及性的三重奏

药物价格高是一个复杂的全球性问题，其根源在于高昂的研发成本、专利保护机制和市场竞争的不正当行为。高药价对患者的影响是直接且显著的。许多患者因为无法负担昂贵的药物费用而放弃治疗，甚至导致病情恶化和生命威胁。为了支付高昂的药费，他们不得不变卖家产，甚至求助于慈善机构。然而，即使如此，依然有大量患者因经济原因无法获得必要的治疗。同时，高药价不仅影响个体患者，还对公共卫生系统造成巨大压力。特别是在疫苗和常用药物的可及性方面，高药价限制了公共卫生机构的采购能力，进而影响到全民健康。事实上，不同国家出台了相应的政策以限制过高的药价。不同国家和地区的应对措施虽各有成效，但仍面临诸多挑战。

在美国，医疗体系以商业保险为主，药物价格主要由市场决定。商业保险公司与药企之间的利益纠葛复杂，药企通过各种方式影响药价，以获取更高利润。以某药物为例，它在美国市场的价格随着保险覆盖范围的变化而波动，反映了商业保险对药价的调控作

用和局限性。2016年，迈兰（Mylan）制药公司因其预装肾上腺素的自动注射器（EpiPen）的大幅度涨价而引发了公众的广泛批评。EpiPen是一款用于紧急过敏治疗的肾上腺素自动注射器，尽管其制造成本仅为1美元左右，但其售价却从100美元飙升至600美元，引发了社会各界的不满和愤怒。美国立法者对迈兰公司的涨价行为表示强烈不满，认为其价格设定具有剥削性，对需要使用EpiPen进行紧急治疗的家庭构成了沉重负担。然而，迈兰公司的首席执行官海瑟·布莱什（Heather Bresch）则为公司的涨价行为进行了辩护，她表示在扣除回扣、营销成本和其他费用后，公司从每个注射器中获得的实际收入仅为100美元。为了回应公众的批评，迈兰公司推出了一个半价的仿制药版本，并强调其通过推广仿制药为美国医疗保健系统节省了大量开支。这起争议不仅仅暴露了迈兰公司的定价策略问题，更凸显了美国医疗体系中存在的深层次问题。例如，医疗补助和医疗保险计划在药品定价和报销中扮演的角色引发了广泛争议。此外，不同国家间EpiPen的定价差异也引发了人们对迈兰公司定价策略及其对政府医疗保健计划影响的质疑。

在中国，医疗保障体系以医保为主，政府通过医保政策调控药价。近年来，中国政府加大了对药物价格的干预力度，通过国家药品谈判机制实现了一些高价药物的降价。例如，某癌症药物通过医保谈判后价格大幅下降，减轻了患者负担，体现了医保政策在药价调控中的积极作用。中国在控制药价和降低看病成本方面做出了实质性努力,其中三明医改的成功经验被广泛借鉴。在20世纪90年代之后,我国公立医院逐渐采用了市场化运作模式,因此它们必须在经济上自给自足,这导致它们主要聚焦于疾病治疗,而往往无法兼顾疾病预防。然而,三明医改彻底改变了这一状况。这场改革强调,医保基金不仅应用于疾病治疗,更应投入到健康管护中,从而实现从单纯支付医疗费用到全面支持和促进健康的转变。这一策略变革成功地终结了医保与医疗之间长期存在的矛盾,解决了药品、医疗耗材和设备被各方视为利润来源的问题。这些改革措施使医务人员的行为回归了医疗本质,提高了医疗服务收入在医院总收入中的占比,使医疗和预防得以深度融合。通过实施医保总额预付、结余留用的原则,三明医改成功地将医生的诊疗行为与药品、耗材、器械和检查利润分离,实现了大规模的医保资金结余。更重要的是,这些结余资金以预付结余留用的形式,其使用权归属于医疗机构,使得公立医院有更多的资源投入到提升医疗服务技术水平的科技创新和成果转化工作中。值得一提的是,也有其他医疗机构在长期探索提升医疗卫生服务技术水平的过程中,将盈利结余尽可能地投入到科技创新和成果转化中。[1]

---

[1] 梁亮亮:《三明医改:促进医药卫生科技创新》,《中国医院院长》2023年第16期。

尽管世界各地都在通过各种方式对医药行业进行监管，然而，药品价格问题因药企的贪婪而变得更加复杂。由于药品研发成本的透明度不高，许多公司在定价时可能会夸大其投入成本，以此获取高额利润。

历史上，传染病一直是主要的健康威胁。因此，在20世纪的很长一段时间内，传染病一直是制药研发的主要目标。然而，到了20世纪90年代，研发重点和商业模式发生了转变，转向针对慢性病的治疗，因为这些疾病需要终身治疗（如抗高血压或降胆固醇药物）。与此同时，药品价格开始上涨，标志着制药行业"重磅炸弹"（blockbusters）时代的到来。"重磅炸弹"一词最初用于描述年销售额高达或超过10亿欧元的新药，这些新药主要通过高销量实现盈利，随后很快成为成功药物开发的标准和目标以及投资者和股东的目标。[1]因此，药品研发的重点和战略决策进一步转向能够最大化股东价值的目标。这种金融化趋势的一个典型例子是吉利德以110亿美元（约合700亿元人民币）投机性地收购了丙型肝炎药物候选物索非布韦（英文名Sofosbuvir，商品名Sovaldi），随后在美国市场上市，并为3个月的治疗定价84,000美元（约合60万元人

---

[1] Alexander Schuhmacher, Markus Hinder and Nikolaj Boger et al., "The Significance of Blockbusters in the Pharmaceutical Industry.", *Nature Reviews Drug Discovery*, Vol.22, No.3, 2022, pp. 177-178.

民币），仅第一年便创造了超过100亿美元（约合700亿元人民币）的收入[1]。

虽然索非布韦的高效性使得它成为治疗丙型肝炎的标准疗法之一，但其极其高昂的定价引发了关于卫生系统负担能力和研发回报公平性的争论。丙型肝炎病毒（HCV）是一种主要通过血液传播的病原体。其传播途径多样，包括共用注射器、未经消毒的医疗设备、污染的血液制品、性接触以及围生期传播。据估计，全球约有1.85亿人感染丙肝，但大多数患者对自己的感染状况并不自知。虽然多数新感染不会立即导致严重疾病，但约15%—30%的慢性丙肝病例可能发展为肝硬化，5%—7%可能发展至肝功能衰竭。未经治疗的个体还可能发展为晚期肝纤维化和肝细胞癌。每年全球约有35万人死于丙肝相关的肝脏并发症。[2]历史上，丙肝的治疗既漫长又效果不确定，标准治疗方案需要24—48周，治愈率在50%—80%之间。虽然索非布韦极大地提高了治疗的成功率和便捷性，但其带来的治疗成本十分高昂，据估算，仅使用标价，治疗所有美国丙肝感染者将花费超过2680亿美元（约合2万亿元人民币）。尽管多数供应商提供了一定折扣，但治疗费用仍高达约1100亿美元

---

[1] Victor Roy and Lawrence King, "Betting on Hepatitis C: How Financial Speculation in Drug Development Influences Access to Medicines", *BMJ*, Vol.354, 2016, p.i3718.
[2] "Hepatitis C", World Health Organization, （2024-04-09）, http://www.who.int/mediacentre/factsheets/fs164/en/.

（约合 8 千亿元人民币），这一数字远超药物开发成本[1]。事实上，经过详尽的成本效益分析后估算，当前生产索非布韦仿制药的成本已降至每疗程仅需约 31 美元（约合 220 元人民币）的水平。值得注意的是，该组合药物目前尚无原创版本广泛流通于市场，但仿制药的涌现为治疗提供了经济可行的替代方案。自 2013 年以来，原研药厂商通过销售索非布韦所累积的约 800 亿美元（约合 6 千亿元人民币）收入，理论上已足够支付目前全球约 7100 万丙肝患者群体 36 倍的治疗费用。[2]

丙肝药物的定价问题引起了美国各界的强烈反对，许多丙肝患者由于保险限制而无法获得这些昂贵的治疗方案。医疗补助计划和医疗保险均面临成本压力，这导致一些国家采取节省成本的措施，如设置治疗前的多重标准或一生一次的规定。这些措施限制了患者的治疗机会，加剧了社会不平等。全球范围内，丙肝的影响同样惊人。尽管一些国家的降价措施可能使人们更易负担得起药物，但许多国家的患者仍然面临高昂的治疗费用。例如，尽管索非布韦在美国的价格最高，但在英国、加拿大和德国，其价格也在六万美元左

---

[1] "amfAR Public Policy Office," Hepatitis C and Drug Pricing: The Need for a Better Balance", amfAR,（2015-02）, https://www.amfar.org/wp-content/uploads/2022/05/amfAR-HCV-Issue-Brief-Feb-2015.pdf.
[2] Melissa Barber, Dzintars Gotham and Giten Khwairakpam et al., "Price of a Hepatitis C Cure: Cost of Production and Current Prices for Direct-Acting Antivirals in 50 Countries", *Journal of Virus Eradication*, Vol.6, No.3, 2020, p. 100001.

右（约合 45 万元人民币），这对于许多国家的医疗系统来说仍然是一个沉重的负担。

知识产权法的原则是保护发明者免受竞争，以鼓励对创新的投资。在美国，制药公司可以自由定价其产品，而不用担心政府的价格控制。这与大多数其他国家的做法形成鲜明对比。然而，这种政策环境导致了药品价格的不合理高涨，对需要治疗的患者和支持他们的项目产生了不可持续和不道德的影响。需要进行更广泛的结构性改革，以改变制造商的定价激励措施，确保新药的价格既反映其开发和制造成本，又考虑到公共卫生需求。此外，必须通过国际上的努力，确保那些经常被排除在折扣药品定价协议之外的国家能够更广泛地获得仿制药。在争取获得负担得起的丙肝治疗的斗争中，我们必须确保最需要治疗的人群不会因药品价格过高而无法获得治疗。同时，我们也不能让药品成本给医疗保健系统带来不可持续的负担。必须在药品的可及性、有效性和可负担性之间找到平衡，以实现广泛获得药品的国家目标，而不只是让最富有的人获得最好的治疗。

近年来，得益于为鼓励企业开发孤儿药或罕见病治疗药物而实施的激励措施和政策，包括愿意支付高昂价格，许多企业的商业模式转变成为小众市场提供高利润的治疗方案或专科药物。在过去十年中，FDA 批准的新型肿瘤药物数量平均每年增加 204%，孤儿药批准数量平均每年增加175%。[1] 2015年，FDA、欧洲药品管理局和加拿大卫生部首次批准的新型活性物质中有65%是专科药物。[2] 2022年，孤儿药占美国所有新药批准的54%，而新药上市的中位价格超过了20万美元（约合150万元人民币）。[3]

随着新型专科药物数量的增加，医疗系统中每位患者接受此类药物治疗的费用都在大幅上涨。例如，在20世纪90年代中期，美国治疗多发性硬化症的费用为每年一万多美元（约合8万元人民币）。这些价格与研发和生产成本不再有任何关系，而是反映了股东和（投机性）资本投资者的财务要求，即最大化（短期）投资回报率。然而，制药公司以"商业敏感信息"为由，对研发和定价成本的不透明性进行辩解，从而阻碍了关于药品合理价格的社会讨论。[4] 与此同时，新药价格不断上涨，每种突破性疗法都在不断突破人们的接受底线，最新的例子是一种针对镰状细胞病的新疗

---

[1] "Orphan Drug Report 2017", EvaluatePharma,（2017-02）, https://idoc.pub/documents/orphan-drug-evaluate-pharma-epod17-jlk9v3qyw045.
[2] National Prescription Drug Utilization Information System（NPDUIS）, "Meds Entry Watch, 2016", PMPRB Website,（2018-06）, http://www.pmprb-cepmb.gc.ca/CMFiles/NPDUIS/NPDUIS_MedsEntryWatch_2016_e.pdf.
[3] Olivier Wouters, Lucas Berenbrok and Meiqi He et al., "Association of Research and Development Investments with Treatment Costs for New Drugs Approved from 2009 to 2018", *JAMA Network Open*, Vol.5, No.9, 2022, p. e2218623.
[4] Joseph Ross, Cary Gross and Harlan Krumholz, "Promoting Transparency in Pharmaceutical Industry-Sponsored Research", *American Journal of Public Health*, Vol.102, No.1, 2012, pp. 72-80.

法，定价超过 300 万美元（约合 2000 万元人民币）。[1]与此同时，制药公司及其游说团体还一起反对政策制定者遏制药品过度定价的努力。

药品定价的传统观念通常基于市场供需、生产成本、研发投资以及风险补偿等因素。然而，近年来药品价格的持续上涨和部分药品价格的异常高企，揭示了药品定价与成本之间的脱节。这种脱节表明，药品价格更多地反映了制药公司能够获得的最大利润，而非实际的生产和研发成本。在美国，制药公司利用市场力量单方面设定价格，并且系统性地利用这种优势来提高药品价格。此外，药品价格的确定过程普遍缺乏透明度，削弱了市场效率。制药公司与不同买家之间的采购协议通常在保密的情况下进行，涉及数量、捆绑销售、价格和市场独占权等多方面的协商。药品开发成本的不透明性进一步加剧了这一问题。尽管研发成本估计差异巨大，但许多新药的研发实际上建立在公共资助的研究之上，或者直接得到了政府的额外拨款和补贴。缺乏透明度使得关于"公平"药品定价的社会辩论难以进行，因为公众无法充分了解研发资金的来源、金额以及药品价格的制定过程。

---

[1] Leroy Leo and Bhanvi Satija, "US FDA Approves Two Gene Therapies for Sickle Cell Disease", Reuters,（2023-12-09），https://www.reuters.com/business/healthcare-pharmaceuticals/us-approves-two-gene-therapies-sickle-cell-disease-2023-12-08/.

同时，药品制造商普遍向药品的机构采购方提供大幅度的价格折扣已成为高收入国家药品交易中的普遍现象，且其幅度因治疗领域与国别而异，显著影响着实际交易价格。然而，尽管此类保密折扣机制有效降低了最终支付价格，但其广泛存在仍对卫生系统构成了不容忽视的挑战。[1]保密价格折扣策略赋予了制造商针对不同支付方设定差异化价格的灵活性，这种灵活性在维持市场稳定与拓展市场方面展现了一定优势。具体而言，通过对最终交易价格的保密处理，制造商能够规避市场价格竞争的下探压力，确保每位支付方不会因知晓其他交易条件而竞相要求最低报价。在此框架下，若保密谈判所达成的价格能够合理反映各医疗系统的支付能力，则此定价模式或能助力制造商触及并服务于比传统透明定价模式下更为广泛的市场细分群体。然而，必须指出的是，秘密谈判机制亦蕴含潜在风险，即可能导致议价能力较强的国家获得更为优惠的价格条件，而议价能力较弱者则可能面临不利处境。尤为值得关注的是，这一机制并不必然促进全球药品价格的公平性，相反，有证据表明，在某些情况下，中低收入国家所需支付的药品标价，无论是从绝对值还是占其平均收入的百分比来看，均可能高于高收入国家。保密性的存在，无疑加大了纠正此类价格不公现象的难度，使得全

---

[1] Steven Morgan, Hannah Bathula and Suerie Moon, "Pricing of Pharmaceuticals Is Becoming a Major Challenge for Health Systems", *BMJ*, Vol.368, 2020, p.l4627.

球药品市场的公平性与可及性面临更为复杂的挑战。

有人或许会辩称，当前看似高昂的药品价格与其收益是合理的，理由是药品的研发成本正日益攀升。然而，当制药商主张高价以回收投资时，他们却未能公开其研发成本的具体数据。相反，他们往往依赖基于不透明且自我报告的假设数据来估算平均药物开发成本，这种做法引发了数据偏差的担忧。重要的是，需认识到这些平均成本估算并不直接与任何特定公司或药物的个性化定价决策有关。进一步而言，药物研发领域正趋向于更加专业化的方向，尤其是针对罕见病或孤儿药的开发，这一趋势导致大量新药基于相对较小规模的临床试验即可获得批准。因此，许多新药的实际开发成本可能远低于广泛应用的平均成本估算。这种基于小规模试验的批准模式，尽管加速了新药上市进程，但也凸显了现有成本估算方法的局限性及其对定价合理性的潜在影响。

第三节 健康自由主义与科学主义的碰撞：保健品监管的挑战与反思

膳食补充剂（Dietary supplements，在中国被称为保健食品）的有效性及安全性监管一直都是困扰世界各国政府食品药品监管部门的难题。近年来，美国多次发生关于膳食补充剂的安全问题。譬如，在2008—2011年，美国政府问责办公室（GAO）收到了6307份关于膳食补充剂的健康问题报告；[1] 2007—2016年，美国市场上有776种膳食补充剂被发现存在造假，其中只有不到一半被召回。[2] 出现如此多的膳食补充剂安全问题，与FDA对于膳食补充剂的监管变革不无关系。

FDA作为世界上认可度最高的食品药品监管机构，完全有能力以类似食品或药品的基于循证医学的科学主义标准对膳食补充剂进行监管。然而，从科学主义视角看，FDA对于膳食补充剂的监管实际上在不断地退步。膳食补充剂的监管困难并非只是技术层面的，而且还有政治层面的。20世纪70年代在美国兴起的健康自由主义（Health Libertarianism）思潮在不断冲击着FDA基于循证医学的科学主义建立的科学监管体系，致使美国膳食补充剂的监管经历了由严到宽的过程。本节试图梳理这一时期美国膳食补充剂产业监管变革的历史，讨论健康自由主义是如何影响FDA对膳食补充剂的监管，科学主义如何向健康自由主义让步。

---

[1] U.S. Government Accountability Office, "Dietary Supplements: FDA May Have Opportunities to Expand Its Use of Reported Health Problems to Oversee Products",（2019-09-20）, https://www.gao.gov/assets/gao-13-244.pdf.

[2] Jenna Tucker, Tessa Fischer and Laurence Upjohn et al., "Unapproved Pharmaceutical Ingredients Included in Dietary Supplements Associated with US Food and Drug Administration Warnings", *JAMA Network Open*, Vol.1, No.6, 2018, p. e183337.

一 基于科学主义的严格监管

19世纪末，随着美国人口的大规模增长和高速城市化，食品和药品生产也开始集中化和工业化。脱离了小规模生产时代互信的邻里关系，食品和药品的安全越来越难以受到制约。伴随着高速城市化进程的是越来越严峻的食品、药品安全形势，有识之士开始呼吁利用科学方法严格监管食品和药品生产企业。美国的食品、药品的科学监管始于美国农业部的首席化学家哈维·威利（Harvey Wiley）的努力。1902年，威利发布了关于食品质量和健康状况相关性的研究报告。这一报告揭露了美国食品、药品工业的一系列安全黑幕，美国舆论开始愈加关注食品的安全问题。同一年，美国农业部在威利的指导下研究了防腐剂对人体的危害。1903年，农业部药物实验室又开始研究药物造假的问题。威利的努力使得美国舆论更加关注食品、药品安全问题，并于1906年通过了联邦纯食品、药品法案。自此之后，威利的农业部化学局开始负责对于食品和药品安全的监管。然而该法案中却没有关于膳食补充剂的定义，现代意义上的膳食补充剂在当时有时是作为药品被监管，有时是作为食品被监管[1]。农业部化学局最终于1927年独立改组并于1930年正

---

[1] Ilyse Barkan, "Industry Invites Regulation: the Passage of the Pure Food and Drug Act of 1906.", *American Journal of Public Health*, Vol.75, No.1, 1985, pp. 18–26.

式被命名为我们今天所熟悉的FDA。

FDA作为一个由政府科研部门改组的科研机构，有着严谨的科学主义传统。美国联邦最高法院在此之后限制FDA权力的一切法案，归根结底是对于科学主义监管的规制，本质上是为防止以科学主义之名规范民众的一切生活选择，形成无处不在的大政府。FDA的监管往往是基于严格的循证医学证据，这一基于科学主义的方法虽然严谨却欠缺灵活性。在医学实践当中，未经循证医学研究证明有效的药物未必无效，经过循证医学论证的药物也未必一定对所有人安全有效。这也是后来各类呼吁健康自由的政治团体攻击FDA的主要论点。

1941年，FDA开始规范管理维生素、矿物质和植物制品等现代意义上典型的膳食补充剂。商家一旦标明一种植物制品能够治疗和预防疾病或者影响身体功能，它就会被认定为一种未被验证有效的药物，而被作为药物监管。同时，FDA也要求维生素和矿物质产品的制造商不能宣传其治疗功能，这些都被认为是药物的特性，如果宣传则会被认定为造假。FDA重点关注这些物质是因为相关制造商开始游走在法律的边缘，宣称这些产品具有预防、治疗疾病或者影响身体功能来牟取更为丰厚的利益。FDA的执法非常严谨，但也引起了巨大的争议。

1948年，著名食品公司心品味（Kordel's）起诉FDA违宪，认为FDA侵犯其言论自由。心品味公司在相关产品的外包装上并未注明这些产品具有预防、治疗疾病或者影响身体功能的特性，却在产品的货架旁放置了大量的宣传相关物质保健功能的宣传册。制造商认为这些产品是食品，不能用药品的严格法案来规制，而这些产品虽然未用严格的药物标准科学试验来验证其安全性和有效性，它们具有一定的对身体有益的功能且无太多副作用也是公认的。而FDA的立场则一贯是高度科学主义的，认为既然这些产品并没有严格科学实证层面的有效性，那么就不能宣称其具有该功能而误导消费者。虽然FDA在相关案件中胜诉，但仍未解决一个问题：规制部分制造商宣称其食品具有某些治疗保健功能的言论是否违反美国宪法。当制造商宣称药品具备某些功能时，很容易判断其是否涉嫌欺诈。然而，膳食补充剂制造商所宣称的功能大多是难以证实且难以证伪的。从科学主义角度出发，FDA认为这些宣传是不科学的。然而，这些难以证实和证伪的言论不能被直接认定为欺诈，因此膳食补充剂制造商长期以来一直指责FDA违反了美国宪法第一修正案。在当时，社会舆论普遍对食品药品生产商持不信任态度[1]。尽管这些生产商对FDA的严格监管表示不满，但他们无可奈何。归根结底，这是因为当时美国的食品药品

---

[1] Peter Barton Hutt and Richard Merrill, *Food and Drug Law: Cases and Materials*, Saint Paul: Foundation Press, 1991, pp204-228.

安全问题非常突出,而严格有效的科学主义监管能够迅速解决这些问题。民众更关注的是实际问题的解决,而非健康自由主义层面的诉求。

二 健康自由主义与药品化监管失败

部分美国人持有一种根深蒂固的信念,即人们有权在不受政府干预的情况下选择他们喜欢的治疗方法。这种思潮被政治哲学家称为健康自由主义。在美国建国初期,就有深厚的健康自由主义传统,甚至就行医是否需要政府颁发的执照进行过激烈的讨论。健康自由主义的思潮并不仅仅基于人有权控制自己的身体,美国人也认为自己有权质疑科学权威。膳食补充剂企业对FDA的反击很少基于科学研究成果,而更多是基于政治议题。

在20世纪60年代,嬉皮士运动兴起,药物滥用成为其重要标志之一。嬉皮士们是健康自由主义的积极捍卫者,他们愿意承担药物滥用的后果,并认为这是自由的代价。在这一时期,美国的健康自由主义运动风起云涌,FDA的科学主义监管受到挑战,企业开始利用这些社会思潮向FDA发难。FDA经历了多次来自食品商的起诉,理由都是侵犯言论自由。虽然FDA在这些诉讼案中胜出,但仍然难以解决侵犯言论自由的法理性问题。为了规避违宪的风险,

FDA开始不断探索缩小监管模糊地带的可能性[1]。1973年，FDA颁布了维生素和矿物质补充剂的特性标准，并确定有效物质的含量超过美国推荐每日允许量（USRDA）150%的制剂是药物。然而，相关企业强烈抗议FDA关于剂量管理的尝试，并在国会展开了大规模游说。威斯康星州参议员威廉·普罗克斯迈尔是国会中反对FDA的代表人物，他认为FDA对于维生素、矿物质等产品的监管是触犯美国人民健康自由的行为。在他的推动下，国会最终在1976年通过了著名的普罗克斯迈尔修正案，该修正案规定FDA无权干涉维生素、矿物质等膳食补充剂的剂量、数量或者组合。

该修正案被认为是FDA自成立以来的最大失败之一。时任FDA负责人的亚历山大·施密特强烈反对该法案的出台，认为这是圆了"骗子的美梦""完全不尊重循证医学"。该修正案是FDA对于膳食补充剂监管的重要拐点，此后FDA渐渐丧失了对膳食补充剂的监管能力。健康自由主义最终取得了胜利，但普罗克斯迈尔修正案也造成了一系列恶果，包括失去剂量监管后出现的一系列超量摄入膳食补充剂所引起的重大健康问题。例如，在1978年，一名心绞痛患儿的家长让婴儿摄入了致命剂量的氯化钾补充剂，导致婴

---

[1] Coleen Klasmeier and Martin Redish, "Off-Label Prescription Advertising, the FDA and the First Amendment: A Study in the Values of Commercial Speech Protection", *American Journal of Law & Medicine*, Vol.37, No.2-3, 2011, pp. 315-357.

儿死亡[1]。尽管医学常识表明过量摄入氯化钾会导致心脏骤停，但由于过量摄入已不在FDA的监管之列，无法得到有效控制。截至1989年，美国有38起死亡被证实与过量摄入L-色氨酸补充剂有关[2]。鉴于此，FDA开始重新研究如何规制膳食补充剂市场。1993年，FDA制定了一系列新的监管规定，包括将氨基酸视为未经批准的食品添加剂，将一些更适合作为药物的植物药，以及维生素和矿物质作为潜在的监管目标，并建议其摄入量应限制在接近美国推荐每日允许量（RDA）的水平。然而，膳食补充剂企业对这些监管限制反应强烈，引发了关于膳食补充剂在健康中的重要性、消费者获取补充剂信息的自由以及对FDA监管方法的广泛争议。为维护健康自由主义，FDA的监管法令在当年即失效。

三 DSHEA通过：健康自由主义的胜利

1993年FDA开始重新严格规制膳食补充剂之后，关于膳食补充剂的大讨论再次在美国国会发酵。据《纽约时报》报道，膳食补

---

[1] Charles Wetli and Joseph Davis, "Fatal Hyperkalemia from Accidental Overdose of Potassium Chloride", *JAMA*, Vol.240, No.13, 1978, p.1339.
[2] Maryw Trucksess, "Separation and Isolation of Trace Impurities in L–Tryptophan by High–Performance Liquid Chromatography", *Journal of Chromatography A*, Vol.630, No.1-2, 1993, pp. 147-150.

充剂制造商自然补养（Nature Plus）的首席执行官杰拉尔德·凯斯勒（Gerald Kessler）公开指责 FDA "50 年来一直反对补充剂行业"。膳食补充剂制造商再次开始组织在国会的游说，甚至请好莱坞当红电影演员梅尔·吉普森（Mel Gibson）拍摄因服用维生素被 FDA 逮捕的夸张公益广告。吉普森在银幕上以塑造反体制的英雄形象著称，请他拍摄相关广告显然是在暗示 FDA 的监管是恶政。在强大的游说之下，美国国会最终在 1994 年 10 月 15 日通过了美国历史上第一部专为膳食补充剂制定的法律——膳食补充剂和健康教育法（DSHEA）。该法案是美国迄今为止最重要的膳食补充剂法案。国会经过调查认定"保护消费者获得安全膳食补充剂的权利的立法行动对于促进健康是必要的"，这一法案被认为是健康自由主义运动迄今为止最大的胜利之一。该法案支持者认为，这一法案确保了美国人民自由选择医疗方法的权利[1]。该法案解决了关于膳食补充剂监管的三大核心问题：如何划定膳食补充剂的监管范围、如何监管膳食补充剂和膳食补充剂标签说明的言论自由问题。

为了明确新法案的监管范围，DSHEA 首次为膳食补充剂下了定义：一种产品（烟草除外），具备或含有以下营养成分，（A）维生素；（B）矿物质；（C）草本植物或其他植物；（D）氨基酸；（E）提

---

[1] Diane Miller, "Freedom of Speech and Truthful Information in Health Care", *Alternative & Complementary Therapies*, Vol.13, No.6, 2007, pp. 327–329.

升身体营养摄入量的物质；（F）含有（A）、（B）、（C）、（D）或（E）的浓缩物、代谢物、成分、提取物或组合。而这种区别于食品和药品的新定义实际上束缚了 FDA 的科学主义监管，这意味着原来应用于监管食品和药品的成熟体系对于膳食补充剂是无效的。例如，DSHEA 特别豁免膳食补充剂产品中的膳食成分不受食品添加剂类别的管制，因此 FDA 无权将膳食补充剂成分视为食品添加剂。FDA 曾试图将膳食补充剂作为食品添加剂监管，那就意味着膳食补充剂需要获得"普遍被认为安全"（GRAS）的认证。企业需要向 FDA 提供一系列科学研究报告才能有机会获得该认证，未获得该认证的食品添加剂上市后一旦出现安全问题会以违法论处。而不需要 GRAS，意味着膳食补充剂的上市将变得更加容易。DSHEA 对于膳食补充剂的有效性和安全性监管细则使得膳食补充剂很难被认定为造假，这是至今对于该法案争议的重大焦点。该法案规定膳食补充剂在"建议使用条件下存在重大或不合理的疾病或伤害的风险"则视为造假。也就是说，即使膳食补充剂是无用的，也不能视其为造假。更重要的是，如果 FDA 认为其存在造假问题，则必须由 FDA 承担举证责任。也就是说，膳食补充剂无须进行严格的实验研究来认证其是否有效，也不需要严格的实验研究证明其是否有害。一旦出现安全问题，则需要 FDA 进行调查，而 FDA 对其上市的审批权实质上消失了。对于 1994 年 10 月 15 日之前未在美国销售过的膳食补充剂，该法案规定需要在至少 75 天之前向 FDA 提供信息，该信息也不是严格的实验报告，而只是报备性质的"已经得出结论认为含有新成分的膳食补充剂预期是安全的"。FDA 可以要求制造商提供相应的研究报告以审查，但是新产品上市无须通过 FDA 批准。这就造成了一种情况：FDA 没有任何动力要求企业提供关于产品的任何科学研究报告。也就是说，在 DSHEA 之下，美国的膳食补充剂几乎没有上市门槛。

DSHEA 一劳永逸地解决了前文所述的言论自由问题。在该法案出台之前，FDA 不允许商家标注膳食补充剂"能够影响身体的结构或者功能"。而膳食补充剂厂商长期以来的论据则是，FDA 往往从科学角度难以严格证明其具有所声称的功能，更难以严格证伪其具有所声称的功能，所以 FDA 不允许他们标注"产品具有能够影响身体结构或功能"的科学主义规定是违反言论自由。DSHEA 规定，商家可以标注产品"能够影响身体的结构或者功能"，但必须注明该功能未经 FDA 确认。实际上，与 FDA 一样具有科学主义立场的消费者往往是不会消费膳食补充剂的，这等于直接向不具备科学主义立场的消费者推销膳食补充剂。因此，DSHEA 出台之后遭受了科学界的广泛批评。一方面，DSHEA 的出台使得公众难以获得足够的关于膳食补充剂的安全信息，并不是所有民众都具有较高的科学素养，忽视监管容易给缺乏足够科学知识的民众带来健康风险；另一方面，DSHEA 的出台意味着 FDA 实际上已经不具备监管膳食补充剂的能力，只能在出现安全问题之后进行问责。

DSHEA 的出台可以视为健康自由主义者的重大胜利。然而美国的大部分民众并非健康自由主义者，也不是严肃科学主义者，甚至对于健康自由主义的观点一无所知。他们中很多人并不了解科学主义监管的局限性，也缺乏足够的健康知识，但他们却相信 FDA 已经帮助他们排除了潜在的无效或不安全的风险。2002 年美国全国范围的哈里斯民调（Harris poll）显示：59% 的民众认为膳食补充剂必须经过 FDA 批准方可上市，68% 的民众认为商家会在膳食补充剂的标签上标明副作用，55% 的民众认为膳食补充剂的安全一定是经过严格科学验证的[1]。DSHEA 的出台并不能保证这些极为相信 FDA 监管能力的民众的安全，对于并不持有健康自由主义观点且缺乏科学知识的美国民众而言，DSHEA 显然有保护膳食补充剂生产企业的嫌疑。在 DSHEA 生效之后，FDA 依然在自己的权限之内对该法案进行"反抗"，但收效甚微。2001 年，FDA 公布了康复草（comfrey，一种菊苣）的毒性检验报告，建议膳食补充剂制造商将康复草移出原料单。康复草在西方世界有着近两千年的使用历史，老普林尼（Pliny the Elder）的《博物志》中就记载它可以加

---

[1] Consumers Union of US Inc, *Dangerous Supplements: Still at Large*, Yonkers: Consumer Reports, 2004.

速伤口愈合，并认为将其加入深色的酒中可以使人精神愉悦。它是西方世界民间广泛使用的草药，因而后来也被引种入新大陆。由于 FDA 的建议不具有强制力，市场表现良好的康复草相关制品并没有因此而停产。自 DSHEA 生效之后，FDA 对于膳食补充剂较为成功的成分管制仅仅有麻黄碱一例。2004 年 FDA 通过立法禁止了麻黄碱在膳食补充剂中的使用。2004 年的美联邦公报第 69 卷第 28 期称 FDA 禁止麻黄碱添加是因为其实际功能与膳食补充剂厂家声称的功能不同，存在造假。当然，还有更重要的原因，那就是麻黄碱可以作为冰毒（去氧麻黄碱）的生产原料，而冰毒在美国也是明令禁止的毒品。因此，FDA 此次较为成功的成分管制很可能更多源于禁毒需要，而非简单的功能掺假。2019 年 4 月，FDA 公布了膳食补充剂成分咨询清单，这是 FDA 试图管制膳食补充剂成分的一次新尝试。该清单是一份成分的"黑名单"，FDA 试图利用该清单建立一个快速反应机制，一旦民众报告可能的保健品问题之后，FDA 就会将一些值得怀疑的成分列入该名单当中，以供民众参考。一旦相关成分被验证安全则会被移除。该咨询清单并不具有法律的强制效力，只能作为参考，不能违反健康自由主义原则。

  美国的健康自由主义运动对 FDA 如今对膳食补充剂的监管方式产生了深远影响。从循证医学的角度来看，FDA 的监管方式既不能保证膳食补充剂的有效性，也难以保证其安全性。由于膳食补充剂的研发过程并不遵循药物研发的严格过程，这给了健康自由主义的支持者以极大的解释空间。同时，由于医学具有强烈的不确定性，科学应用于医学时具有强烈的局限性，因此很难确保民众使用膳食补充剂过程的安全。

DSHEA 法案在法理层面解决了剥夺民众健康自由的问题，但在公众健康的实体正义层面却失守了。回顾历史，我们发现健康自由主义运动中的膳食补充剂议题往往与利益紧密相连，很难明确评估相关企业的游说主要是出于维护自身利益还是民众健康自由。企业与 FDA 的斗争维度并不在公共健康层面，而在政治层面。大部分人对于健康自由没有概念，也没有足够的医学知识，但他们却充分信任 FDA 的监管。对于这部分人而言，膳食补充剂企业确实有一定的欺诈嫌疑。

第五章

公众科学的困境：以福岛核危机为例

现代医学并不完美，医学知识与实践的高度不确定性和医学领域各种潜在的道德挑战都使得公众难以将健康决策权完全交给专家。在当今世界的大部分正规医疗机构中，手术等重要医学决策必须由患者或家属签字，实际上就是典型的让渡决策权的过程。在20世纪50年代前，这些转移决策主体的繁杂的法规还不存在。

世界进入大科学时代，政府和资本逐渐开始在科学研究中扮演重要角色，一定程度上影响了科学的客观性和中立性，科学技术与医学的异化广泛存在。由于公众与专家之间存在明显的知识差距，公众难以质疑和讨论科学问题。

仅仅让公众签字以完成法律上的决策主体让渡显然不能真正解决问题。试想一个场景：医生推荐进行某种治疗方式，患者或家属难道有能力反驳吗？即使医生在术前谈话时把话说得再清楚，患者或家属能够完全理解吗？有鉴于此，20世纪70年代以来，西方思想界开始呼吁公众参与科学知识生产，以实现对于科学家的监督。在此之后，公众科学逐渐在先发工业国发展成为一种社会监督机制，在公共卫生和食品安全等领域发挥重要的作用，成为医学领域对抗异化的重要思想武器和社会运动。

然而，公众科学在监督层面存在明显的困境，它成为一种社会"减压阀"，却在监督层面举步维艰，日本的福岛核危机事件可谓其中的典型案例。2021年4月13日，日本政府宣布计划将福岛核电站的核污水排向大海，这一决定迅速引起了国际社会的高度关注。尽管日本政府认为，向大海排放处理后的核污水是安全且符合科学标准的，具体处理方法也得到了国际原子能机构的支持，[1]但日本政府的计划依然受到了来自国际和国内社会的广泛质疑。核泄漏后不久，日本政府即制定了一系列有科学依据的食品安全标准，并开放了辐射地区农产品的销售。但日本国民却对官方食品安全标准进行了消极抵抗。日本国民利用公众科学的方式监测食物中的辐射物含量，参与核安全相关知识的生产，表达对于政府核安全政策的不信任，但并未能实现有效的监督。本文将深入剖析公众科学运动在实践过程中的困境，并探讨如何超越当前的监督困境。

---

[1] 日本通商产业省官网，"ALPS Treated Water Q&A", Ministry of Economy, Trade and Industry,（2021-05-26）, https://www.meti.go.jp/english/earthquake/nuclear/decommissioning/qa.html.

第一节　公众科学的兴起与发展

公众科学是 20 世纪 70 年代以来在发达工业国发起的倡导公众参与知识生产、监督职业科学工作者的活动，其哲学基础则来源于对科学知识客观性的怀疑。在理想状态下，科学研究是价值中立的，科学家具有追求真理的崇高道德，科学研究成果是基于当前证据和研究方法的一种客观呈现。然而从马克思主义的视角看，科学家作为人就一定是其社会关系的总和，科学研究作为一种由人主导的实践活动就会在一定程度上受到社会的影响。早在 1931 年，苏联物理学家鲍里斯·赫森（Boris Hessen）即在伦敦的第二届国际科学史大会上提出了牛顿的科学研究工作受社会经济因素影响的"赫森论题"，阐释了科学研究受社会经济因素影响的马克思主义科学史观，但并未在当时受到学术界的广泛认可，《自然》期刊甚至在当年撰文批评苏联学者的观点，认为这是在赞颂民众而贬低天才，是一种牵强的科学发展的意识形态解释。而到了 20 世纪 70 年代后，"赫森论题"又重新受到重视，李约瑟在 1977 年的第十五届国际科学史大会的开幕式讲话上回顾了苏联代表团的重要工作，并盛赞相关观点的开创性意义。[1] 思想界观念的转变并非凭空而来，科

---

[1]　唐文佩：《马克思主义科学史学纲领的提出及其影响》，《科学学研究》2019 年第 02 期。

学研究活动显而易见的社会化造成了这种思想的转变，印证了"赫森论题"的深远洞见。

在20世纪50年代前的"小科学时代"，科学还主要由科学共同体本身主导，受外界因素影响较小，科学研究主要是由科学家的求知兴趣主导的，科学对于社会决策的影响仍然有限，"赫森论题"并未受到足够的重视。科学社会学鼻祖罗伯特·默顿（Robert Merton）就持有典型的实证主义科学观，认为科学知识具有特殊的地位——"特定的发现和发明属于科学的内部史，而且在很大程度上与那些纯科学因素以外的因素无关。"[1] 20世纪50年代后，科学研究的组织方式受美国"曼哈顿"计划的影响而彻底改变，人类进入"大科学"时代，政府和资本开始影响甚至主导科学研究，科学的价值中立受到了严峻挑战。同时，政府的公共政策制定愈发依赖科学研究，科研成果会直接影响食品安全、环境安全和医疗健康等相关的公共政策制定，与公众利益息息相关。由于科学研究具有高度的专业性，基于科学研究的公共政策讨论也开始精英化并将大众排斥在外。在科学研究层面，公众掌握的知识和信息显然和科学家群体存在巨大差异，这天然造成了公众和科学家在认知层面的不平等。理想状况下，在面对与公众相关的科学问题时，科学家应当从科学立

---

[1] ［美］罗伯特·金·默顿：《十七世纪英格兰的科学、技术与社会》，范岱年等译，商务印书馆2000年版，第110页。

场出发，给出价值中立的具有客观性的研究结论，而事实往往并非如此。20世纪美国蔗糖工业企业对于哈佛大学等高校的研究资助成功地将脂肪归结为冠心病的罪魁祸首，这些研究成果塑造了一代美国人的高糖饮食习惯，造成了巨大的健康风险。[1]20世纪50年代末，在制药企业的公关压力之下，欧洲和日本的药物监督部门的科学家忽视了沙利度胺明显的神经毒性而批准其作为抗妊娠呕吐反应药物上市，最终造成了大量新生儿畸形的悲剧。[2]类似的案例在先发工业国并不少见，因而公众对于科学家缺乏信任并非单纯源于认知层面的不平等。在"大科学"时代到来后，科学研究愈发依赖政府和资本的资助，一定程度上影响了科学家群体的公信力。科学家不再是独立的知识创造者，科学知识的客观性自然也就饱受质疑。

在科技精英开始逐渐垄断一部分公共政策的制定权后，先发工业国出现了对于这种现象的担忧。时任美国总统艾森豪威尔甚至在其离职演讲中发出了"公共政策本身可能成为科学技术精英的俘虏"的著名警告。[3]在此之后，科学哲学家托马斯·库恩的《科

---

[1] Cristin Kearns, Laura Schmidt and Stanton Glantz, "Sugar Industry and Coronary Heart Disease Research: A Historical Analysis of Internal Industry Documents", *JAMA Internal Medicine*, Vol.176, No.11, 2016, pp. 1680–1685.
[2] James Ridings, "The Thalidomide Disaster, Lessons from the Past", *Teratogenicity Testing: Methods and Protocols*, 2013, pp. 575–586.
[3] Dwight Eisenhower, "Farewell Address (17 January 1961)", https://pdcrodas.webs.ull.es/anglo/EisenhowerFarewellAddress.pdf.

学革命的结构》(1962)和科学学家大卫·普莱斯的《小科学,大科学》(1963)先后出版,在思想界引起了极大震撼,认为科学具有社会建构特性的科学知识社会学也在随后逐渐诞生。20世纪70年代开始,科学的权威性开始广受质疑。保罗·费耶阿本德(Paul Feyerabend)呼吁"科学民主化",因为科学本身的性质决定了它必然是开放而不确定的,怀疑精神也是科学的基本精神。[1]一方面,科学不代表真理,科学史就是一部科学认知不断被颠覆的历史;另一方面,与权力和资本关系密切的科研机构的公正性也遭到质疑。虽然怀疑是合理的,但科学权威在决策层面拥有无与伦比的知识优势,而民众的怀疑在这样的知识优势之下则显得盲目。正是在这样的大背景下,公众科学应运而生。可以说,公众科学发起的社会基础就是反权威化的科学知识生产方式,充满了理想主义色彩。

科学共同体内也存在支持公众参与科学的声音。以生物化学家埃尔文·查戈夫(Erwin Chargaff)为代表的绅士科学支持者主张自然科学爱好者像笛卡儿、牛顿、莱布尼兹、布丰和达尔文那样参与科学研究,他认为主导科学的应该是"业余爱好而非被金钱左右的充满偏见的技术官僚"。[2]而科学家所呼吁的公众参与科学和公众

---

[1] [美]保罗·法伊尔阿本德:《自由社会中的科学》,兰征译,上海译文出版社1990年版,第91—103页。
[2] Erwin Chargaff, *Heraclitean Fire: Sketches from a Life Before Nature*, New York: Rockefeller University Press, 1978, p.131.

科学并不能混为一谈。范发迪认为，公众科学并非大众科学、业余科学和科学普及等相关项目，它自身具有绕不开的政治属性。[1]公众科学的根本目的并不在于寻求更精确的知识，而在于公众通过参与科学知识生产来监督职业科学家，防止职业科学家因政治或资本因素在涉及公共问题的科研中丧失中立和客观的立场。因此，在思想界积极呼吁公众科学的同时，先发工业国出现了一系列与公众科学相关的社会运动，这些社会运动多与食品安全、卫生健康、环境保护等领域的研究息息相关。公众进行非官方的知识生产，并利用自己的研究成果与职业科学家和决策者对话，通过理性探讨质疑公共政策的合理性，监督政府科学家的科研活动。

第二节 公众科学的三重困境

公众科学发展到今天已经有接近半个世纪的历史，在先发工业国发挥了重要的社会减压阀作用。然而公众科学在实际的公共事务决策中却难以有效地发挥作用，甚至在一定程度上阻碍了科学技术造福人类。2017年美国国家科学基金会的公众科学研讨会已经深

---

[1] Fa-ti Fan and Shun-ling Chen, "Citizen, Science, and Citizen Science", *East Asian Science, Technology and Society: An International Journal*, Vol.13, No.2, 2019, pp. 181-193.

入讨论了相关困境。凯文·埃利奥特（Kevin Elliott）和乔恩·罗森伯格（Jon Rosenberg）将当前公众科学的核心困境总结为三点：第一，是缺乏构建研究假说的能力，只能在他人的框架下收集资料来印证他人的假说；第二，科研方法和水平一般；第三，公众科学参与者往往有政治诉求，很难保持客观公正的状态。[1]

第一，公众科学行动者并不具备构建假说的能力。现代科学研究是由假说和实证构成的，构建假说的能力来源于严谨的科学训练，公众科学行动者并没有能力提出假说框架。公共政策中常见的环境评价标准、食品安全标准和公共卫生标准本质上也是基于现有数据的假说，这一假说的基本逻辑即人类在这一标准之下是安全的。公众科学行动者能够验证某些测量指标是否符合标准，却并无能力制定标准。在这种情况下，无论科学精英的研究是否中立，公众科学都难以真正参与知识生产。假设科学精英的研究成果受社会影响较大不够中立，制定了不适当的科学标准，公众科学行动者也只能质疑标准的合理性并试图找出能够证伪该标准的例子，但公众科学行动者并没有能力制定新的标准，最终关于科学标准的解释权依然归属于科学精英。假设科学精英的研究成果是高度中立的，并且制定了严谨的科学标准，公众科学行动者依然有权利质疑标准，

---

[1] Kevin Elliott and Jon Rosenberg, "Philosophical Foundations for Citizen Science", *Citizen Science: Theory and Practice*, Vol.4, No.1, 2019, pp. 1–9.

但他们的质疑在此时就与谣言无异,会助长公众的惶恐。

第二,公众科学行动者的科研水平比较低。职业科学家们普遍不认为公众具有与他们进行平等科学对话的资格,公众科学的主要行动者是业余科学家和志愿者,他们的专业性显然与职业科学家相比具有较大的差距。现在科学的一大特性就是研究设备的专业化,公众科学行动者难以负担得起高额的先进科研设备,往往只能利用相对简陋的设备进行测量研究,这使得他们的测量数据难以精准。即使公众科学行动者使用与专业科研人员相同的设备,一旦他们的研究结果与职业科学家相悖,专业科研人员完全可以怀疑他们的研究方法不够标准。美国的公众科学组织曾经做过与专业科研机构分享科研设备的尝试。在美国路易斯安那州的查尔梅特市,公众科学组织从1990年起即开始监测当地美孚石油工厂的化工排放,但一直采用简陋的自制设备进行检测。2004年,美孚石油工厂开始与当地的公众科学组织共享检测设备以求得公众科学组织的认同,但公众科学组织仍然未得出与美孚的化工安全专家相同的结论,这使得公众科学的可行性饱受质疑。[1] 在科学逐渐职业化的过程中,科学共同体内业已形成了自有的专业建制,科学家们可以通过论文和

---

[1] Gwen Ottinger, "Epistemic Fencelines: Air Monitoring Instruments and Expert-Resident Boundaries", *Spontaneous Generations: A Journal for the History and Philosophy of Science*, Vol.3, No.1, 2010, pp. 55–67.

学术报告等业已存在的建制内的方式进行科学交流，却很难信任共同体外的非专业人士的研究成果。这样的学术交流机制是科研活动专业化的必然结果，事实证明公众科学行动者即使使用相同的设备也难以实现专业级别的科学研究。对于忙碌的职业科学家而言，大量涉猎公众科学的研究内容无异于浪费时间。这也就形成了一个悖论：公众科学意在通过业余的科学研究寻求与职业科学家进行平等对话，消除知识不平等之下的决策不平等。但显然，公众科学的水平远远无法与职业科学研究相比，即使进行相关研究，依然无法与职业科学家平等对话。

第三，公众科学的研究客观性也同样值得怀疑。公众科学组织的资助者同样成分复杂，左翼环保主义者、关心健康问题的普通市民、宗教组织和企业都是公众科学组织的积极资助者，而这些群体的利益诉求显然是不一样的。公众科学的哲学基础就在质疑职业科学家的研究中立性，怀疑他们的研究成果被政治和资本影响。然而，公众科学的支持者同样可以是政治团体和资本，并不能因为冠以公众科学之名就认为它不会受到资本与政治的影响。公众科学运动的初衷在于反对将科学研究封闭于精英圈层内，让公众实现对于科学研究的参与和监督。然而，公众科学行动者的年龄、性别、种族、阶级，特别是教育背景，在统计学意义上是否代表了公众？目前看来，公众科学行动者的主体人群是中产阶级，他们的诉求显然不能完全代表公众立场。[1]中产阶级在经济上具有相对优势，相比于就业对于生活质量更加关心，对于环境安全等问题容忍度较低，所以有潜在污染可能性的工业企业往往会是公众科学组织重点关注的对象。而对于经济条件相对较差的公众而言，就业显然更加重要，但他们的声音则被忽视了。中产阶级价值观主导的公众科学助长了反对科技发展的思潮。质疑科学知识的客观性是一种典型后现代主义思想，在解构了科学精英进行公共决策的正当性的同时，公众科学并未能成功构建一个可行的决策体系。理想状况下，科技精英依然是公共政策的主导者，公众科学行动者的角色是通过参与知识生产进行决策监督。但实践过程中，由于公众科学行动者往往会将公众科学运动发展为反对科技发展的社会运动。现代工业的发展往往会造成一定程度的环境污染，发展工业的前提是将污染控制在安全范围内，这就需要严谨的环境安全监测。公众科学组织往往很难和与环境安全相关的专业机构达成有效共识，前者的标准是无风险，后者的标准则是相对安全，这使得公众科学组织难以作为"协商者"，而是常年充当"反对者"。这种永远的"反对者"的存在大大提高了行政成本，使得新建工业项目难以落地，既有工业项目运行压力增大，客观上造成了先发工业国的去工业化。

---

[1] Bruno Strasser, Jérôme Baudry and Dana Mahr et al., "Citizen Science? Rethinking science and Public Participation", *Science & Technology Studies*, Vol.32, No.2, 2019, pp. 52-76.

第三节 公众科学的社会实践：以福岛核危机为例

一 福岛核危机中公众科学运动的合理性

与大部分公众科学活动类似，福岛核危机后的公众科学起源于对于精英科学家研究结论的怀疑。2011年3月11日，福岛核电站因地震和海啸发生了堆芯熔毁，造成了严重的核事故。在核泄漏发生后，日本政府试图迅速树立核泄漏后食品安全的权威标准，很快组织科学家制定了辐射的临时监管值，但作为政府标准的临时监管值却备受怀疑。一方面，日本过去的食品安全标准中并没有关于食物中辐射物含量的标准，在核事故发生后迅速制定的安全标准是否真的科学值得商榷。另一方面，日本政府制定的标准明显低于世界卫生组织的食品辐射物含量标准和乌克兰等国在切尔诺贝利核事故后制定的标准。在没有充分科学研究的基础上，人们没理由相信日本政府科学研究机构迅速制定的较低安全标准是完美标准。与乌克兰不同的是，日本人多地狭，不能将有污染嫌疑的地区彻底封闭和废弃，所以难以制定较高的安全标准。同时，高安全标准显然会伤害日本东北地区农民的利益，进而影响选情。从日本政府的立场看，显然不能采用更高的安全标准，而日本科学界的立场显然与日本政府是一致的。日本的顶级专家往往毕业于著名公立大学,这些大学都曾经是旧日本的帝国大学,与日本政府有着深厚的渊源,这些著名公立大学与政府的旋转门向来是比较通畅的,这使得专家们有动机站在政府快速恢复经济的立场上得出结论。[1]虽然日本政府声称临时监管值是经过严谨的科学研究制定的,但这一标准相较国际标准明显有所降低显然存在照顾日本国情的因素。虽然公众并没有与政府科学家相当的科研能力去论证临时监管值的合理性,但公众的怀疑显然是正当且有依据的。

即使科学家并没有站在政府的立场刻意设置较低的辐射安全标准,公众的怀疑同样有合理性。日本政府显然是将科学权威在短时间内形成的论断视为科学真理,忽视了科学具有不确定性的根本特征。日本政府确实组织了核安全专家和公共卫生专家来制定食品中的辐射物含量标准,这些专家显然在专业领域内具有常人无法比拟的专业知识。但科学并非绝对真理,且具有巨大的不确定性,短时间内制定的食品安全标准并不一定坚不可摧。科学的结论往往是根据现有的数据和理论知识得出的,是现有的最为理性而非完美的判断,因而一定具有不确定性。正因为科学的不确定性永恒存在,所以对于公共卫生专家的科研结论的质疑是永远有效的,政府科研机构的反对

---

[1] Toshio Sugiman, "Lessons Learned from the 2011 Debacle of the Fukushima Nuclear Power Plant", *Public Understanding of Science*, Vol.23, No.3, 2014, pp. 254–267.

者也将强调科学的不确定性作为一种常见的公共关系策略。[1]众所周知的是，日本自民党政府是新自由主义的拥趸。虽然福岛核泄漏后日本政府联合国际原子能机构制定了食品中辐射物含量标准，但这一标准是否完美依然具有巨大的不确定性。同时，当前也并不存在权威的人体摄入被辐射物后的长期健康影响研究数据。关于辐射对人体影响的最全面和最长期的研究数据是广岛和长崎原子弹爆炸后幸存者的数据，这些数据是广岛的核辐射效应基金会主导收集的。但该基金会是第二次世界大战后美国政府设立的，其流行病学研究倾向于跟踪明显遭遇辐射的幸存者，而不是人体摄入被辐射物后的长期健康影响。一方面，该基金会设立于20世纪40年代，当时人类对于辐射的认识还比较粗浅，所以没有关注人体摄入被辐射物后的影响问题；另一方面，美国政府可能并不想扩大原子弹受害者名单而引起日本人民不快，所以并没有追加相关数据的研究。[2]即使日本科学家基于当前研究成果负责任地制定了核安全标准，摄入被辐射物质后的长期健康影响数据也是缺位的，这大大提升了这项科学研究的不确定性。公众对于科学权威的质疑显然在逻辑和科学上都是成立的。

---

[1] David Michaels and Celeste Monforton, "Manufacturing Uncertainty: Contested Science and the Protection of the Public's Health and Environment", *American Journal of Public Health*, Vol.95, No.S1, 2005, pp. S39–S48.
[2] M. Susan Lindee, *Suffering Made Real: American Science and the Survivors at Hiroshima*, Chicago: University of Chicago Press, 2008, p.28.

二 福岛核危机中公众科学运动的困境

虽然福岛核危机中的公众科学运动具有巨大合理性，但该运动依然遭遇了公众科学的常见困难。在福岛核危机爆发初期，日本公众主要质疑的是日本政府制定临时监管值的科学性，但公众科学行动者却没有能力制定标准。有部分公众认为，日本政府制定较低的核安全标准是为加速经济恢复和减小自身的监管责任，随后爆发的铯牛肉丑闻间接证明了公众质疑的合理性。2011年夏天，有消费者发现所购买牛肉的辐射值远远超过临时监管值，这批牛肉被称为"铯牛肉"，其中一部分甚至流向了中小学餐桌。据日经新闻报道，大阪地区甚至检出了铯含量为临时监管值8.7倍的牛肉。[1]这一丑闻大大削弱了日本政府的公信力，因为日本的校园午餐向来以高质量闻名于世，甚至曾经一度是日本国民的骄傲。日本农业土地有限，食品成本相对较高，国民曾经一度比较瘦小，因此非常重视校园午餐。在政府的补贴和学校的精心安排下，日本校园午餐曾经一度是质优价廉的典范。日本的校园食堂在20世纪80年代后经历了新自由主义改革，由学校承办改为外部承包。学校会给承包商制定餐饮计划，承包商则自行在市场上采购食材。在过去，日本的食品

---

[1] "大阪に流通の牛肉、セシウム検出 基準の8.7倍"，日本经济新闻官网，（2011-07-13），https://www.nikkei.com/article/DGXNASDG1303V_T10C11A7CR8000/.

并没有遭受大规模核污染，平价食品也就没有太大的安全性问题。在福岛核危机之后，部分商家推出了高价的"无辐射食物"，这显然是外部承包商不可能承担得起的，而公众则希望政府能够出面为校园提供无辐射的食物。但政府代表给出的答复则是，即使摄入少量的"铯牛肉"，依然不会对身体健康造成较大影响。[1]政府对于辐射安全标准的认定前后不一触怒了部分公众，然而公众并没有能力制定辐射安全标准，他们希望在校学生获得完全无辐射的安全午餐，这显然是在经济上无法实现的。最终，双方只能各退一步，公众不能奢求无辐射校园午餐，而政府则必须对校园午餐的食材进行二次检测。

虽然政府承诺食品在学校进行二次检验，但公众并不相信学校核安全检验的可靠性。公众在海内外科学志愿者的帮助下开始进行知识生产，在科学层面与官方对话，诉求变得非常具体。第一，他们要求学校并不只对做好的午餐进行抽样检测，而是检测所有用到的食材；第二，他们要求学校使用更加先进的探测仪器，伽马射线探测仪并不能探测到所有的放射性物质；第三，他们要求提升校园食品的安全标准，把辐射安全标准由 40 贝克勒尔/公斤提升到 3 贝克勒尔/公斤。双方的核心争议显然是第三点，在没有充分科学

---

[1] Aya Hirata Kimura, *Radiation Brain Moms and Citizen Scientists: The Gender Politics of Food Contamination after Fukushima*, Durham: Duke University Press, 2016, pp.78-84.

研究的情况下，并不能确认哪一种标准更加科学。在政府掌握绝对科学优势的情况下，显然是政府标准在科学层面更加有说服力。为了收集更多的科学证据，日本民间组建了公众科学实验室，形成了公众的科学研究网络，他们试图通过非官方的科学研究来确定更加合理的核安全标准。然而，由于公众科学研究的水平依然有限，相关实验数据并不能影响日本政府的食品安全标准。

　　福岛核危机中公众科学运动的大部分诉求是合理的，但公众科学行动者显然也无法制定最合理的标准，他们只能抗议而无法建设，这一场社会运动也被迅速污名化了。由于校园午餐涉及的食品产业链过于庞大，日本政府并不想伤及这些食品生产商的利益，因而只能要求学校加强食品的辐射检测工作，这显然难以令抗议的公众满意。然而由于公众和专家之间存在天然的知识差异，公众的诉求被视为不理性。而公众如果不能拿出有力的数据和研究成果去反驳政府的言论，他们的担忧就只能被视为杞人忧天。日本是世界上唯一遭受过原子弹轰炸的国家，反对核能的社会运动由来已久。与全世界类似的是，反对核能运动的主要行动者是左翼环保主义政治团体。[1]而在右翼政府长期执政的日本，左翼政治团体往往被冠以非理性和暴力的印象。日本《警察白皮书》中直至今日都在使用

---

[1] Go Yoshizawa, "Anticipatory and Participatory Governance: Revisiting Technology Assessment on Nuclear Energy in Japan", *Journal of Disaster Research*, Vol.7, No.sp, 2012, pp. 511–516.

"极左暴力团"的说法，充满了对于左翼社会运动的刻板印象。[1]由于公众的诉求和环保主义左翼运动关于核安全的诉求高度重合，这一社会运动被迅速政治化，被视为非理性的左翼运动，而这并非运动发起者的初衷。该运动的发起者主要是中小学生家长，他们对于政治的左右之争并不感兴趣，只希望子女的校园午餐能够更加安全。但他们的校园食品无辐射最终诉求又与左翼环保主义者高度重合，这使得日本的社交网络上出现了对于公众科学运动的污名化。

第四节 超越公众科学

理想状况下，公众科学具有认知正义和程序正义的双重价值。认知正义层面，公众科学将弱势群体纳入了知识生产网络中，使得他们同样有权利了解知识生产的过程，并质疑知识权威，防止知识权威屈服于资本和政治以危害公众。程序正义层面，公众科学帮助普通人获得了参与一些公共政策讨论的合法性，帮助他们论证了自身诉求的合理性。然而，从福岛核危机后的公众科学案例中，我们却发现公众科学并没有起到它理想中的作用。一方面，职业核科学

---

[1] "極左暴力集団の動向と対策"，日本警察庁官网（2020-01-05），https://www.npa.go.jp/hakusyo/h27/honbun/html/r5320000.html.

家并不承认公众科学的研究成果具有认知价值；另一方面，公众科学的讨论到最后变成了具体的核科学的细节探讨，而并没能真正有效地推动进一步的政策议题。

从公众科学诞生和发展的历史来看，公众科学的核心目的显然不是寻求更加准确的科学知识，而是监督涉及科学的公众事务。更进一步讲，公众科学本身想制约的并非职业科学家，而是新自由主义意识形态。新自由主义意识形态强调有限政府和自由市场，这使得政府的核安全监管倾向于"合理"而非绝对安全。所谓的科学标准，是综合考虑社会经济成本之下以科学主义的外衣包装出的标准，并不能保证绝对安全。在政府将标准放低之后，如果想获得更高安全标准的食物，则只能通过公众科学的方式进行检测。这本质上也是政府退出之后的私人力量介入。在这一过程中，没有条件进入这一公众科学网络的民众则只能食用最低标准的食物，这无疑对底层民众而言是社会达尔文主义式的残酷，进一步加剧了社会不平等。同时，新自由主义社会对于左翼社会运动的体系性污名化，导致公众科学被迫远离政治议题，最终没能发挥足够理想的作用。日本福岛核危机后的公众科学困境并非孤例，公众科学发展近50年，在全世界都面临着巨大的困境。拥有构建假说能力的科学家往往在职业化的科研机构工作，这一点是公众科学参与者难以企及的。福岛核泄漏后，公众科学参与者也同样难以制定可靠的核安全标准，只能在既有标准框架下检测验证，这并不能真正影响标准制定。在科研水平和方法层面，日本的公众科学参与者同样劣势明显，遭遇了职业科学家的质疑。在公众科学参与者的政治诉求方面，日本的公众科学参与者们则明显不同，他们试图尽量保持自身工作的中立性，避免与政治相联系，避免参与左翼的政治运动，与欧美公众科学参与者仍然有一定区别。但总体而言，全世界的公众科学工作似乎都陷入了探讨知识客观性的误区当中。

公众科学目前的思想困境在于，只质疑知识的客观性，却认为新自由主义渗透到科学研究当中是具有必然性的。在大科学时代，为科学研究提供支撑的主要是政府和资本，这使得科学家很难反抗政府和资本的意志。资本当然希望科学直接服务于商业利益，而如果政府的立场同样是尽量避免自身的社会责任，将一切交给市场，那么公众科学就只能沦为一种社会减压阀而非监督模式。公众科学要超越目前的困境，探讨重点不应集中于具体的知识客观性上，而在于遏制政府的新自由主义化。在涉及民众健康的公共事务中，政府的主体责任一旦缺位，放任市场上的企业、行会、媒体等团体在市场环境下遵循"合理"而非"真理"原则主导公共政策，公众科学是难以实现监督和反抗的。在新自由主义之下，公众科学只能沦为社会运动去政治化的工具，最终压制社会合理化变革。知识不平等是难以消解的，公众科学将不负责任的、与科学相关的公共政策归结为知识不平等显然是一种错误。在这个前提下，似乎知识不平等必然造就压迫性而非客观性的公共政策。而实际上，这反映了一种实证主义社会学范式和马克思主义社会学范式的根本差异。在实证主义社会学范式之下，社会规律具有普遍性；而在马克思主义社会学范式之下，社会规律是可以因社会形态而改变的历史规律。[1]在新自由主义的意识形态下，政府并没有动力维持科学研究的绝对客观性。而历史已经证明，企业、行会、媒体、公共组织并没有能力对于科学研究的客观性进行及时的监督，往往在各种力量的博弈过程中，悲剧已经酿成。只有政府将公众作为利益共同体，坚持科学为公众服务的原则时，才会虚心地接受公众科学所生产的知识，并与公众沟通协商。因而，超越公众科学困境的根本在于超越新自由主义意识形态，否则各个利益团体对于科学的认识必然难以摆脱相对主义，只能成为情绪的发泄渠道，却不能形成实质性的监督。

在科技大发展的时代，人类很难掌握全部的科学知识，往往只能接受一些片面的感性的认识。大部分人不了解芯片的工作原理，但这不妨碍公众使用手机和电脑；大部分人也不了解内燃机和电动机的工作原理，但这并不妨碍公众驾驶汽车。因为在现代社会，人类很难全面掌握关于商品属性的知识，所以科技产品在走向商业化

---

[1] 谢立中：《简析马克思主义与实证主义社会研究范式的区别》，《天津社会科学》2014年第6期。

的过程往往要展现出对市场的友好。大部分公众只能接受比较简单的宣传信息,因而科技产品已经很难以反映其本质的面目在公众的面前出现。汽车是公众生活中最重要的复杂工业品,要全面理解汽车性能需要至少掌握几百项系统的专业知识,汽车生产商们早就发现这并不可能,因而往往用简单的广告语说明汽车的特性。比如,奔驰汽车有经典的广告语"最好或没有"(the best or nothing),宝马汽车也有经典的广告语"纯粹驾驶乐趣"(sheer driving pleasure)。在70年前,西欧和美国社会对于复杂科技产品的介绍趋于广告化已经非常普遍,这是科学技术、商品经济和社会分工高度发展的必然。

在20世纪八九十年代,中国电视上播放的很多商品广告还非常类似于产品说明书,现在我们已经见不到这类广告了。随着中国科技、经济的迅速发展,公众能够接触到海量的科技产品,已经难以详细审视被科技包围的生活。我们的生活已经离不开手机,但大部分公众很难区分不同手机的功能区别,商家也用各种联名的噱头让消费者感性认识手机功能,比如有些品牌与徕卡相机联名合作来突出其摄像优势,而实际上徕卡相机对手机摄像并没有明显的技术支持,但消费者就是认定了徕卡的"品牌魔力"。手机界也出现了各个品牌的支持者们,他们讨论的已经远远超出了手机技术本身的范畴,甚至很多人购买手机的动机已经与功能无关。汽车同样如此,新能源汽车如雨后春笋般突进,既有的汽车品牌所代表的商业语言已经被解构，而新兴的汽车品牌不断用新的商业语言标榜自身，但汽车本身最为核心的技术环节往往被忽略。事实上，我们在生活中面对海量科技产品的信息时，普遍难以真正地形成理性甄别，只能通过感性认识来选择，甚至相信某些代言人。这样的非理性选择不可能总是成功的，但在大部分情况下，失败的选择仅仅意味着经济损失，通俗来讲就是"智商税"。而在健康领域，非理性选择则可能对身体健康造成直接伤害，并不只交了"智商税"，也交了"健康税"。那么，我们就把这种选择的权力让渡给医学专家吗？显然，完全放弃这种权力并不能保证自身的健康，任何不受监督的权力都容易导致腐败和滥用，在医学这种专业领域同样如此。本书不惜撕破科学权威的面纱，用庞大的篇幅向读者描绘了医学专业权力被滥用的景象，是为了让广大读者更加清晰地认识到，科学并不完美，医学也不一定完全可靠，因而无论是从逻辑层面还是从实践层面，个人都不应该将健康决策的权力完全交给专家，因为专家不是圣人，科学教育并不能直接为人建立完备的道德标准。

"大科学"时代的基本特征之一是科学研究的专业化，这使得普通公众难以参与科学知识的生产，更难以参与与科学技术相关的决策。但科学精英的决策却并不一定是对公众有利的。公众科学运动试图通过让公众参与科学知识的生产来监督科学精英，防止科学技术的相关决策被利益集团裹挟。这样的尝试显然是有益的，而相关困境目前也是难以突破的。理解了公众科学运动的本源，就更容易理解新冠病毒传染开来后先发工业国民间产生的各种关于疫苗的质疑。与其说部分公众不相信科学，不如说他们是不相信被新自由主义裹挟的科技精英。我们也能够更好地理解，为什么部分科技水平较高的工业国以经济发展为由拒绝使用有效的社会化防治手段，导致了贫民和老年人的大规模死亡。我国政府在面对病毒传播时，遵循生命至上原则进行科学防疫，取得了举世瞩目的防疫成绩。事实证明，中国的抗疫方式是成功的，充分体现了中国特色社会主义制度的优越性。

在理想状况下，由专业人士进行科学决策是更加高效的。公众科学运动的困境已经说明，在科学研究愈加专业化的当今时代，理想化的公众科学运动只能作为社会减压阀，而不能直接帮助公众参与科技政策的讨论。需要防止的是科学研究被权力和资本所裹挟，失去客观中立。我国的科研活动大部分由政府主导，受外界扰动较少，需要担心的是地方政府的一些做法影响科学研究成果的中立性。改革开放后的财政分权体制和人事考核体制的变化使地方政府在招商引资、推进城市化、建设基础设施方面起到了重要作用。[1]需要警惕的是部分地方政府的一些为了经济发展而轻视科学事实的

---

[1] 周飞舟：《以利为利：财政关系与地方政府行为》，上海三联书店2012年版。

做法，比如忽视地方生态压力盲目引进大量人口维持土地财政，甚至为有明显科技风险的企业"开绿灯"。2008年的三聚氰胺奶粉事件就是其中典型：石家庄地方政府在确认三鹿奶粉含有三聚氰胺后依然试图掩盖事实。地方政府本应对于食品生产进行基于科学主义的严格监管，但三鹿集团对于地方经济发展具有重要意义，而食品安全在当时却没有明确的监管绩效。[1]因而地方政府对三鹿奶粉的生产放松了监管，在确认三鹿奶粉有问题后的第一反应是公关。这一事件沉重打击了我国本土的奶制品行业，甚至一度影响了国民对于食品安全的信心。又如，近年来部分地方政府为了促进当地互联网企业快速发展没有对相关企业进行充分监督，造成了巨大的数据安全风险。这种做法与福岛核事故中急于恢复经济而引起巨大核安全争议的做法一样不可取。美国成为世界科技中心后，逐渐开始用官僚化和新自由主义的方式来组织科学研究与实践，科学已经变得不再"单纯"，而是"世故"和"铜臭满身"。在新自由主义之下，医学科学家们为了尽快完成科研KPI，获得"帽子"，争取基金，不断铤而走险地造假，一度成为世界医学论文造假第一大国。不仅如此，美国的医疗系统和药物企业都存在过度医疗、正常生理过程医学化的丑闻，医药代表与医生有明面上的利益勾连，而中国

---

[1] 李静：《我国食品安全监管的制度困境——以三鹿奶粉事件为例》，《中国行政管理》2009年第10期，第30—33页。

在2023年进行的医疗反腐运动同样也揭示出了医药代表的惊天贿赂黑幕。在现代性和全球化的冲击下，各国很难独善其身。

在自由与混乱交织的信息市场中，完全盲从专家意见并不可取。公众科学的存在犹如一柄双刃剑，既是对科学权威的必要制衡，又因结构性困境陷入"监督无力"的悖论。少数科学精英的作恶空间与公众的碎片化监督形成畸形平衡，这种表面的制衡实则沦为社会的减压阀——既维持着科技发展的表面正义，又巧妙消解着系统性变革的可能性。这种困境的根源在于，医疗的产业化将科学话语权异化为可交易的商品，使真理标准在资本逻辑中不断坍缩。破解这一困局的关键在于重构科技治理的底层逻辑。在大科学时代，只有政府统筹价值导向与专业决策时，科技发展才能突破资本短视的因笼。科学研究的价值坐标不能从追求真理滑向资本增殖，必须坚持以公共利益为核心的价值体系。这就需要政府在科技决策中扮演更具能动性的角色——不是以技术官僚的姿态垄断解释权，而是作为公共利益的受托人监督科学精英。必须承认，科学争议本质上是社会利益分歧的投射，因此科技治理不能局限于实验室的纯净空间，而应主动嵌入社会关系的重构过程。这意味着将公众科学从边缘化的监督工具，提升为科技政策制定的基础性环节——不是通过降低专业门槛制造可参与医疗决策的假象，而是通过制度设计确保不同群体对风险的感知能够转化为技术路线的约束条件。

余论

裂缝的弥合

　　我从2020年开始关注三明医改，至今随各类课题组在三明和相关试点调研不下10次，深刻认识到这场改革本质上是对医疗体系结构性裂缝的修复工程。三明医改的思路并不复杂，其核心是坚持以人民为中心，全方位、全周期保障人民健康，通过遏制药品滥用和药品集中采购等方式，降低群众看病负担和医保财政负担。但若仅将"省钱"视为三明模式的特征，便如同将塔体裂缝的修补简化为涂抹防水涂料——这既低估了裂缝的深度，也忽视了修复工程的系统性价值。三明医改的真正意义在于重新铆合白色巨塔的断裂构件：让药品回归治病功能，让医生回归看病的角色，让公立医院回归公益性质。这种修复不是否定技术理性，而是阻止塔体在产业化震动中持续崩解。

　　然而，"看上去很美"的三明经验在全国推广过程中却伴有巨大的争议。一些声音质疑，建立目标年薪制和消灭"以药养医"的潜规则双管齐下，部分医生可能不再拥有以往的高收入，积极性可能会被严重挫伤。但这种质疑依然暴露出工具理性思维对体系修复的抗拒——当我们将医务劳动异化为绩效商品，自然难以理解激励机制的结构性校准。这种思维惯性有其历史根源：20 世纪 80 年代后的财政"卸包袱"政策，如同在塔体浇筑速凝但低标号的混凝土，医院承包制与私有化浪潮使裂缝加速延伸。在 20 世纪末的医院私有化狂潮中，甚至出现过地级市主要公立医院全部私有化的现象。在缺乏完善保险监督体系的情况下，医疗私有化造成的大规模过度医疗如同钢筋的应力腐蚀，最终在 2003 年公共卫生事件中显现出致命的结构疲劳，这正是体系锈蚀的应激反应。尽管二十多年的公益化方向为塔体加固了支撑梁，但资本水泥的渗透压力始终存在。

近年来，我在参与各类医疗改革讨论过程中，普遍发现我国医疗专家对于西方医疗体系裂缝的认知盲区。他们不理解美国医疗产业化如何导致信任基岩的碎裂——过度医疗如同钢筋锈蚀，健康危机则是混凝土剥落的粉尘；更难以意识到对医学权威的反抗已成为美国左翼社会运动的重要震源。当我们将公众对专家系统的质疑简单归因于文化差异时，实则忽视了全球白色巨塔共有的结构性疲劳：利益至上的驱动力如同持续施加的偏心荷载，使医疗体系的剪力墙逐渐偏离"生命至上"的力学轴线。本书试图呈现的，正是第二次世界大战后医疗体系在资本重力作用下的应力形变，以及三明这类"修补焊接点"的启示意义。

必须承认，弥合裂缝绝非浪漫主义的救赎叙事。我们不能用道德涂装遮掩塔体裂痕，也不能以公益之名透支医务劳动者的承重能力。三明经验的真正启示，在于通过制度性焊接修复体系断裂——当集中采购消除回扣腐蚀，当年薪制重塑职业尊严，当分级诊疗分散结构负荷，裂缝的弥合才具备工程学意义的可持续性。中国的医疗改革，本质上是在全球白色巨塔的震荡中探索结构性修复的中国方案。这种修复既需要政治魄力提供的预应力，也离不开公众科学注入的韧性纤维：患者组织的数据共享如同碳纤维布补强，社区诊所的协同实验优化着荷载分布，而开源诊断工具的研发则是新型复合材料的创新应用。

本书无意提供普适性的工程蓝图，但若读者能透过这些文字看见：医疗现代化的终极命题不是无止境垒高塔体，而是让每一条裂缝的修补都指向"生命至上"的应力计算；让医生的听诊器不仅是诊断工具，更是监测体系健康的声呐仪；让每一次手术刀的落下都成为校准结构平衡的精密铆接——那么这场关于弥合的思想实验便实现了它的脚手架价值。毕竟，人类医疗制度的终极理想，终将回归对体系完整性的永恒追求：当白色巨塔的每一条接缝都渗透着生命的温度，当技术的铆钉与伦理的焊缝共同承载文明的重量，医疗才能真正成为庇护人类尊严的不朽建筑。

参考文献

中文：

韩启德：《医学的温度》，商务印书馆 2020 年版。

胡金富、史玉民：《美国科研不端记录系统的制度内涵》，《中国科学基金》2017 年第 2 期。

李静：《我国食品安全监管的制度困境——以三鹿奶粉事件为例》，《中国行政管理》2009 年第 10 期。

梁亮亮：《三明医改：促进医药卫生科技创新》，《中国医院院长》2023 年第 16 期。

唐文佩：《马克思主义科学史学纲领的提出及其影响》，《科学学研究》2019 年第 2 期。

谢立中：《简析马克思主义与实证主义社会研究范式的区别》，《天津社会科学》2014 年第 6 期。

周飞舟：《以利为利：财政关系与地方政府行为》：上海三联书店 2012 年版。

［美］保罗·法伊尔阿本德：《自由社会中的科学》，兰征译，上海译文出版社 1990 年版。

［美］罗伯特·金·默顿：《十七世纪英格兰的科学、技术与社会》，范岱年等译，商务印书馆 2000 年版。

外文：

Aamir Dave and Judith Beizer, "The Controversial Use of Aducanumab (Aduhelm) for Alzheimer's Disorder", *Rho Chi Post*, Vol.3, No.11, 2022, pp. 14-17.

Aaron Kesselheim, Joshua Gagne and Jessica Franklin et al., "Variations in Patients' Perceptions and Use of Generic Drugs: Results of a National Survey", *Journal of General Internal Medicine*, Vol.31, 2016, pp. 609-614.

Akira Endo, "A Historical Perspective on the Discovery of Statins", *Proceedings of the Japan Academy, Series B*, Vol.86, No.5, 2010, pp. 484-493.

Alan Woolf, "Sulfanilamide (Diethylene Glycol) Disaster—United States, 1937", in Alan Woolf ed., *History of Modern Clinical Toxicology*. Cambridge: Academic Press, 2022: 139-148.

Alexander Grothendieck, "The New Universal Church", *Survivre et Vivre*, Vol.9, 1971, pp. 3–8.

Alexander Schuhmacher, Markus Hinder and Nikolaj Boger et al., "The Significance of Blockbusters in the Pharmaceutical Industry.", *Nature Reviews Drug Discovery*, Vol.22, No.3, 2022, pp. 177–178.

Alicia Mundy, *Dispensing with the Truth: The Victims, the Drug Companies, and the Dramatic Story Behind the Battle over Fen-Phen*, New York: St. Martin's Press, 2010.

Andrew Wakefield, Simon Murch and Andrew Anthony et al., "Retracted: Ileal-Lymphoid-Nodular Hyperplasia, Non-Specific Colitis, and Pervasive Developmental Disorder in Children", *The Lancet*, Vol.351, no.9103, 1998, pp. 637–641.

Antona Wagstaff and Karen Goa, "Rosiglitazone: A Review of Its Use in the Management of Type 2 Diabetes Mellitus", *Drugs*, Vol.62, 2002, pp. 1805–1837.

Antonio Beltrami, Konrad Urbanek and Jan Kajstura et al., "Evidence that Human Cardiac Myocytes Divide After Myocardial Infarction", *New England Journal of Medicine*, Vol.344, No.23, 2001, pp. 1750–1757.

Aris Angelis, Roman Polyakov and Olivier Wouters et al., "High Drug Prices Are Not Justified by Industry's Spending on Research and

Development", BMJ, Vol.380, 2023, p. e71710.

Arthur Kaplan, *Ethics in Hard Times*, New York: Springer Science & Business Media, 2012.

Aya Hirata Kimura, *Radiation Brain Moms and Citizen Scientists: The Gender Politics of Food Contamination After Fukushima*, Durham: Duke University Press, 2016.

Belen Pedrique, Nathalie Strub-Wourgaft and Claudette Some et al., "The Drug and Vaccine Landscape for Neglected Diseases (2000–11): A Systematic Assessment", *The Lancet Global Health*, Vol.1, No.6, 2013, pp. e371–e379.

Bianca Barros Parron Fernandes, Mustafa Reha Dodurgali and Carlos Augusto Rossetti et al., "Editorial – The Secret Life of Retractions in Scientific Publications", *Principles and Practice of Clinical Research*, Vol.9, No.1, 2023.

Bo Wang, Joshua Gagne and Niteesh Choudhry, "The Epidemiology of Drug Recalls in the United States", *Archives of Internal Medicine*, Vol.172, No.14, 2012, pp. 1110–1111.

Brad Partridge, Jayne Lucke and Wayne Hall, "Over-Diagnosed and over-Treated: A Survey of Australian Public Attitudes Towards the Acceptability of Drug Treatment for Depression and ADHD", *BMC*

Psychiatry, Vol.14, 2014, pp. 1-9.

Brucem Rothschild, "History of Syphilis", *Clinical Infectious Diseases*, Vol.40, No.10, 2005, pp. 1454-1463.

Bruno Latour, *Pandora's Hope: Essays on the Reality of Science Studies*, Cambridge: Harvard University Press, 1999.

Bruno Strasser, Jérôme Baudry and Dana Mahr et al., "Citizen Science? Rethinking Science and Public Participation", *Science & Technology Studies*, Vol.32, No.2, 2019, pp. 52-76.

Carmen Perez-Casas, Pierre Chirac and Daniel Berman et al., "Access to Fluconazole in Less-Developed Countries", *The lancet*, Vol.356, no.9247, 2000, p. 2102.

Carol Ballentine, "Sulfanilamide Disaster", *FDA Consumer Magazine*, Vol.5, 1981.

Charles Wetli and Joseph Davis, "Fatal Hyperkalemia from Accidental Overdose of Potassium Chloride", *JAMA*, Vol.240, No.13, 1978, p.1339.

Christopher Janus, Jacqueline Pearson and Joanne McLaurin et al., "Aβ Peptide Immunization Reduces Behavioural Impairment and Plaques in a Model of Alzheimer's Disease", *Nature*, Vol.408, No.6815, 2000, pp. 979-982.

Christopher Pierson, "Data Breaches Highlight the Importance of Privacy.", *Financial Executive*, Vol.25, No.2, 2009.

Claire Bombardier, Loren Laine and Alise Reicin et al., "Comparison of Upper Gastrointestinal Toxicity of Rofecoxib and Naproxen in Patients with Rheumatoid Arthritis", *New England Journal of Medicine*, Vol.343, No.21, 2000, pp. 1520–1528.

Claudia Clark, *Radium Girls, Women and Industrial Health Reform: 1910-1935*, Chapel Hill: University of North Carolina Press, 1997.

Coleen Klasmeier and Martin Redish, "Off–Label Prescription Advertising, the FDA and the First Amendment: A Study in the Values of Commercial Speech Protection", *American Journal of Law & Medicine*, Vol.37, No.2–3, 2011, pp. 315–357.

Consumers Union of US Inc, *Dangerous Supplements: Still at Large*, Yonkers: Consumer Reports, 2004.

Cristin Kearns, Laura Schmidt and Stanton Glantz, "Sugar Industry and Coronary Heart Disease Research: A Historical Analysis of Internal Industry Documents", *JAMA Internal Medicine*, Vol.176, No.11, 2016, pp. 1680–1685.

David Cyranoski, "Korea's Stem–Cell Stars Dogged by Suspicion of Ethical Breach.", *Nature*, Vol.429, No.6987, 2004, pp. 3–4.

David Geggie, "A Survey of Newly Appointed Consultants' Attitudes Towards Research Fraud", *Journal of Medical Ethics*, Vol.27, No.5, 2001, pp. 344-346.

David Knopman, David Jones and Michael Greicius, "Failure to Demonstrate Efficacy of Aducanumab: An Analysis of the EMERGE and ENGAGE Trials as Reported by Biogen, December 2019", *Alzheimer's & Dementia*, Vol.17, No.4, 2021, pp. 696-701.

David Michaels and Celeste Monforton, "Manufacturing Uncertainty: Contested Science and the Protection of the Public's Health and Environment", *American Journal of Public Health*, Vol.95, No.S1, 2005, pp. S39-S48.

David Orr, *Environmental Literacy: Education as if the Earth Mattered*, England: Human Scale Education, 1994.

Davidb Resnik, Adil Shamoo and Sheldon Krimsky, "Commentary: Fraudulent Human Embryonic Stem Cell Research in South Korea: Lessons learned", *Accountability in Research*, Vol.13, No.1, 2006, pp. 101-109.

David Jacob and Lindac Tapsell, "Food, Not Nutrients, Is the Fundamental Unit in Nutrition", *Nutrition Reviews*, Vol.65, No.10, 2007, pp. 439-450.

Diane Miller, "Freedom of Speech and Truthful Information in Health Care", *Alternative & Complementary Therapies*, Vol.13, No.6, 2007, pp. 327-329.

Dominique Guellec and Bruno van Pottelsberghe de la Potterie, *The Economics of the European Patent System: IP Policy for Innovation and Competition*, New York: Oxford University Press, 2007.

Donald Miller, " Retraction of Articles Written by Dr. Yoshitaka Fujii", *Canadian Journal of Anesthesia*, Vol.59, 2012, pp. 1081-1088.

Donald Orlic, Jan Kajstura and Stefano Chimenti et al., "Bone Marrow Cells Regenerate Infarcted Myocardium", *Nature*, Vol.410, No.6829, 2001, pp. 701-705.

Douglas Porter, "The Critical Theory of Psychopharmacaology: The Work of David Healy and Beyond", in James Phillips ed., *Philosophical Perspectives on Technology and Psychiatry*, New York: Oxford University Press, 2008, pp. 115-134.

Drew Altman, Carolyn Clancy and Robert Blendon, "Improving Patient Safety—Five Years After the IOM Report", *New England Journal of Medicine*, Vol.351, No.20, 2004, pp. 2041-2043.

Edmun Pellegrino, "Professionalism, Profession and the Virtues of the Good Physician", *Mount Sinai Journal of Medicine*, Vol.69, No.6,

2002, pp. 378-384.

Eileen Welsome, *The Plutonium Files: America's Secret Medical Experiments in the Cold War*, New York: Random House Publishing Group, 2010.

Elisabeth Mahase, "Three FDA Advisory Panel Members Resign over Approval of Alzheimer's Drug", *BMJ*, Vol.373, 2021, p. n1503.

Ellen Schrecker, *Many Are the Crimes: McCarthyism in America*, Princeton: Princeton University Press, 1998.

Els Torreele, "Why Are Our Medicines So Expensive? Spoiler: Not for the Reasons You Are Being Told...", *European Journal of General Practice*, Vol.30, No.1, 2024, p. 2308006.

Els Torreele, Yap Boum and Ismael Adjaho et al., "Breakthrough Treatments for Ebola Virus Disease, But No Access—What Went Wrong, and How Can We Do Better?", *The Lancet Infectious Diseases*, Vol.23, No.7, 2023, pp. e253-e258.

Elżbieta Senkus and Aleksandra Łacko, "Over-Treatment in Metastatic Breast Cancer", *The Breast*, Vol.31, 2017, pp. 309-317.

Ernesto Sábato, *Hombres y Engranajes: Heterodoxia*, Spain: Alianza Editorial, 2000.

Erwin Chargaff, *Heraclitean Fire: Sketches from a Life Before*

Nature, New York: Rockefeller University Press, 1978, p.131.

Fa-ti Fan and Shun-ling Chen, "Citizen, Science, and Citizen Science", *East Asian Science, Technology and Society: An International Journal*, Vol.13, no.2, 2019, pp. 181-193.

Francis Hane, Morgan Robinson and Brenda Lee et al., "Recent Progress in Alzheimer's Disease Research, Part 3: Diagnosis and Treatment", *Journal of Alzheimer's Disease*, Vol.57, No.3, 2017, pp. 645-665.

Frank Ascione, Duane Kirking and Caroline Gaither et al., "Historical Overview of Generic Medication Policy.", *Journal of the American Pharmaceutical Association* (Washington, DC: 1996), Vol.41, No.4, 2001, pp. 567-577.

Sigmund Freud, The Basic Writings of Sigmund Freud, Modern Library, 2012.

Friedrich August Hayek, *The Counter-revolution of Science: Studies on the Abuse of Reason*, Carmel: Liberty Press, 1979.

Friedrich August Hayek, "Scientism and the Study of Society. Part I", *Economica*, Vol.9, No.35, 1942, pp. 267-291.

Fritz Hauschild, "Pharmakologische Wirkungen nach Abänderungen am Ephedrinmolekül", Naunyn-Schmiedebergs Archiv für experimentelle Pathologie und Pharmakologie, Vol.190, 1938, pp. 177-178.

Geoff Garnett and Robertc Brunham, "Magic Bullets Need Accurate Guns-syphilis Eradication, Elimination, and Control", *Microbes and Infection*, Vol.1, No.5, 1999, pp. 395-404.

Gerhard Domagk, "Further Progress in Chemotherapy of Bacterial Infections", *Nobel Lect*, 1947.

Gf Meyer, "History and Regulatory Issues of Generic Drugs.", *Transplantation Proceedings*, Vol.31 (3A Suppl), 1999, pp. 10S-12S.

Gideon Steinbach, Patrick Lynch and Robin Phillips et al., "The Effect of Celecoxib, A Cyclooxygenase-2 Inhibitor, in Familial Adenomatous Polyposis", *New England Journal of Medicine*, Vol.342, No.26, 2000, pp. 1946-1952.

Gina Kolata, "How fen-phen, a Diet 'Miracle,' Rose and Fell", *New York Times*, Vol.23, 1997, pp. 16-19.

Go Yoshizawa, "Anticipatory and Participatory Governance: Revisiting Technology Assessment on Nuclear Energy in Japan", *Journal of Disaster Research*, Vol.7, No.sp, 2012, pp. 511-516.

Gwen Ottinger, "Epistemic Fencelines: Air Monitoring Instruments and Expert-resident Boundaries", *Spontaneous Generations: A Journal for the History and Philosophy of Science*, Vol.3, No.1, 2010, pp. 55-67.

Heidi Connolly, Jack Crary and Michael McGoon et al., "Valvular

Heart Disease Associated with Fenfluramine-Phentermine", *New England Journal of Medicine*, Vol.337, No.9, 1997, pp. 581–588.

Hussain Lalani, Sarosh Nagar and Ameet Sarpatwari et al., "US Public Investment in Development of mRNA covid-19 Vaccines: Retrospective Cohort Study", BMJ, Vol.380, 2023, p. e73747.

Ilyse Barkan, "Industry Invites Regulation: the Passage of the Pure Food and Drug Act of 1906.", *American Journal of Public Health*, Vol.75, No.1, 1985, pp. 18–26.

Immanuel Kant, *The Moral Law: Kant's Groundwork of the Metaphysic of Morals*, Abingdon: Routledge, 1991. pp. 6–7.

Issac Asimov, "A Cult of Ignorance (My turn)." *Newsweek,* Jan 21, 1980, p.19.

James Nicoll, David Wilkinson and Clive Holmes et al., "Neuropathology of Human Alzheimer Disease After Immunization with Amyloid-β Peptide: A Case Report", *Nature Medicine*, Vol.9, No.4, 2003, pp. 448–452.

James Ridings, "The Thalidomide Disaster, Lessons from the Past", *Teratogenicity Testing: Methods and Protocols*, 2013, pp. 575–586.

Janet Woodcock, Mansoor Khan and Lawrence Yu, "Withdrawal of Generic Budeprion for Nonbioequivalence", *New England Journal of Medicine*, Vol.367, No.26, 2012, pp. 2463–2465.

Jayne Woodside, Damian McCall and Claire McGartland et al., "Micronutrients: Dietary Intake v. Supplement Use", *Proceedings of the Nutrition Society*, Vol.64, No.4, 2005, pp. 543-553.

Jeanne Lenzer, "FDA Advisers Warn: COX 2 Inhibitors Increase Risk of Heart Attack and Stroke", *BMJ*, Vol.330, No.7489, 2005, p. 440.

Jenna Tucker, Tessa Fischer and Laurence Upjohn et al., "Unapproved Pharmaceutical Ingredients Included in Dietary Supplements Associated with US Food and Drug Administration Warnings", *JAMA Network Open*, Vol.1, No.6, 2018, p. e183337.

John Carlisle, "The Analysis of 168 Randomised Controlled Trials to Test Data Integrity", *Anaesthesia*, Vol.67, No.5, 2012, pp. 521-537.

John Paul, *A History of Poliomyelitis*, New Haven: Yale University Press, 1971.

Joseph Ross, Cary Gross and Harlan Krumholz, "Promoting Transparency in Pharmaceutical Industry-Sponsored Research", *American Journal of Public Health*, Vol.102, No.1, 2012, pp. 72-80.

Karl Popper, *The Logic of Scientific Discovery*, Abingdon: Routledge, 2002.

Kevin Elliott and Jon Rosenberg, "Philosophical Foundations for Citizen Science", *Citizen Science: Theory and Practice*, Vol.4, No.1,

2019, pp. 1-9.

M. Susan Lindee, *Suffering Made Real: American Science and the Survivors at Hiroshima*, Chicago: University of Chicago Press, 2008, p.28.

Marcia Angell, *The Truth About the Drug Companies: How They Deceive Us and What to Do About It*, New York: Random House Publishing Group, 2005.

Mario Chojkier, "Troglitazone and Liver Injury: in Search of Answers", *Hepatology*, Vol.41, No.2, 2005, pp. 237-246.

Maryw Trucksess, "Separation and Isolation of Trace Impurities in L-tryptophan by High-performance Liquid Chromatography", *Journal of Chromatography A*, Vol.630, No.1-2, 1993, pp. 147-150.

Massimo Franchini and Pier Mannuccio Mannucci, *"The History of Hemophilia"*, Vol.40, 2014, pp. 571-576.

Melissa Barber, Dzintars Gotham and Giten Khwairakpam et al., "Price of a Hepatitis C Cure: Cost of Production and Current Prices for Direct-Acting Antivirals in 50 Countries", *Journal of Virus Eradication*, Vol.6, No.3, 2020, p. 100001.

Michael Hengartner and Martin Plöderl, "Statistically Significant Antidepressant-Placebo Differences on Subjective Symptom-Rating Scales Do Not Prove that the Drugs Work: Effect Size and Method Bias

Matter!", *Frontiers in Psychiatry*, Vol.9, 2018, p. 517.

Naomi Oreskes, "Anti-Realism in Government", *Science*, Vol.310, No.5745, 2005, p. 56.

Norman Ohler, *Blitzed: Drugs in the Third Reich*, Boston: Houghton Mifflin Harcourt, 2017.

Olivier Wouters, Lucas Berenbrok and Meiqi He et al., "Association of Research and Development Investments with Treatment Costs for New Drugs Approved from 2009 to 2018", *JAMA Network Open*, Vol.5, No.9, 2022, p. e2218623.

Onno Van der Hart and Rutger Horst, "The Dissociation Theory of Pierre Janet", *Journal of Traumatic Stress*, Vol.2, No.4, 1989, pp. 397–412.

Paul Feyerabend, *Against Method*, London: Verso, 1993.

Paul Gallagher, "Poverty Causes AIDS: The Actual Message of the Durban Conference", *Conscience International*, 2002, pp. 34–37.

Paul Whelton, Robert Carey and Wilbert Aronow et al., "2017 ACC/AHA/AAPA/ABC/ACPM/AGS/APhA/ASH/ASPC/NMA/PCNA Guideline for the Prevention, Detection, Evaluation, and Management of High Blood Pressure in Adults: A Report of the American College of Cardiology/American Heart Association Task Force on Clinical Practice Guidelines", *Hypertension*, Vol.71, No.6, 2018, pp. e13–e115.

Peter Barton Hutt and Richard Merrill, *Food and Drug Law: Cases and Materials*, Saint Paul: Foundation Press, 1991.

Peter Kranke, Christian Apfel and Norbert Roewer, "Reported data on Granisetron and Postoperative Nausea and Vomiting by Fujii et al. Are Incredibly Nice!", *Anesthesia & Analgesia*, Vol.90, No.4, 2000, pp. 1004–1006.

Ramas Singh, Costasb Krimbas and Dianeb Paul et al., *Thinking about Evolution: Historical, Philosophical, and Political Perspectives*, Cambridge: Cambridge University Press, 2001.

Ray Defalque and Amos Wright, "Methamphetamine for Hitler's Germany: 1937 to 1945.", *Bulletin of Anesthesia History*, Vol.29, No.2, 2011, pp. 21–24.

Raymond Moynihan, Georga Cooke and Jenny Doust et al., "Expanding Disease Definitions in Guidelines and Expert Panel Ties to Industry: A Cross-sectional Study of Common Conditions in the United States", *PLoS Medicine*, Vol.10, No.8, 2013, p. e1001500.

Rex Dalton, "Obesity Expert Owns up to Million-dollar Crime.", *Nature*, Vol.434, No.7032, 2005, pp. 424–425.

Richard Hofstadter, *Anti-Intellectualism in American Life*, New York: Knopf Doubleday Publishing Group, 1963.

Richard Smith, "Peer Review: A Flawed Process at the Heart of Science and Journals", *Journal of the Royal Society of Medicine*, Vol.99, No.4, 2006, pp. 178-182.

Richard Smith, Carlos Correa and Cecilia Oh, "Trade, TRIPS, and Pharmaceuticals", *The Lancet*, Vol.373, No.9664, 2009, pp. 684-691.

Richard von Krafft-Ebing, *Psychopathia Sexualis: A Medico-Forensic Study*, Oxford: Butterworth-Heinemann, 2013.

Robert DuBroff and Michel de Lorgeril, "Cholesterol Confusion and Statin Controversy", *World Journal of Cardiology*, Vol.7, No.7, 2015, pp. 404-409.

Robert Griffith, *The Politics of Fear: Joseph R. McCarthy and the Senate*, Amherst: University of Massachusetts Press, 1987.

Sharon Wyatt Moore, "An Overview of Drug Development in the United States and Current Challenges.", *Southern Medical Journal*, Vol.96, No.12, 2003, pp. 1244-1256.

Sigmund Freud, *The basic writings of Sigmund Freud*, New York: Modern library, 2012.

Stephen Salloway, Reisa Sperling and Nick Fox et al., "Two Phase 3 Trials of Bapineuzumab in Mild-to-Moderate Alzheimer's Disease", *New England Journal of Medicine*, Vol.370, No.4, 2014, pp. 322-333.

Steven Morgan, Hannah Bathula and Suerie Moon, "Pricing of Pharmaceuticals Is Becoming a Major Challenge for Health Systems", *BMJ*, Vol.368, 2020, p. l4627.

Suanubliss Wikina, "What Caused the Breach? An Examination of Use of Information Technology and Health Data Breaches", *Perspectives in Health Information Management*, Vol.11, 2014.

Susanc Litton, "What's Causing Our Healthcare Breaches? A Comparison of Data from 2013 to 2020", *TMS Proceedings 2021*, 2021.

Terje Pedersen and Jonathan Tobert, "Simvastatin: A Review", *Expert Opinion on Pharmacotherapy*, Vol.5, No.12, 2004, pp. 2583-2596.

The PLOS Medicine Editors, "The Paradox of Mental Health: Over-Treatment and Under-Recognition", *PLoS Medicine*, Vol.10, no.5, 2013, p. e1001456.

Thomas Sowell, *Intellectuals and Society*, New York: Basic Books, 2012.

Thomase Cronin, *On the Presidency: Teacher, Soldier, Shaman, Pol*, Oxfordshire: Taylor & Francis, 2015.

Thomass Kuhn, *The Structure of Scientific Revolutions*, Chicago: University of Chicago Press, 1962.

Toshio Sugiman, "Lessons Learned from the 2011 Debacle of the Fukushima Nuclear Power Plant", *Public Understanding of Science*, Vol.23, No.3, 2014, pp. 254-267.

Trevor Torgerson, Cole Wayant and Lisa Cosgrove et al., "Ten Years Later: A Review of the US 2009 Institute of Medicine Report on Conflicts of Interest and Solutions for Further Reform", *BMJ Evidence-based Medicine*, Vol.27, No.1, 2022, pp. 46-54.

Umar Wazir, Abdul Kasem and Kefah Mokbel, "The Clinical Implications of Poly Implant Prothèse Breast Implants: An Overview", *Archives of Plastic Surgery*, Vol.42, No.01, 2015, pp. 4-10.

Victor Roy and Lawrence King, "Betting on Hepatitis C: How Financial Speculation in Drug Development Influences Access to Medicines", *BMJ*, Vol.354, 2016, p. i3718.

William Shrank, Emily Cox and Michael Fischer et al., "Patients' Perceptions of Generic Medications", *Health Affairs*, Vol.28, No.2, 2009, pp. 546-556.

Woo Suk Hwang, Young June Ryu and Jong Hyuk Park et al., "Retracted: Evidence of a Pluripotent Human Embryonic Stem Cell Line Derived from a Cloned Blastocyst", *Science*, Vol.303, No.5664, 2004, pp. 1669-1674.

Woo Suk Hwang, Sung Il Roh and Byeong Chun Lee et al., "Retracted: Patient-Specific Embryonic Stem Cells Derived from Human SCNT Blastocysts", *Science*, Vol.308, No.5729, 2005, pp. 1777-1783.

Zygmunt Bauman, *Modernity and the Holocaust*, New York: Cornell University Press, 2000.

网络文献:

"Alzheimer's & Dementia: Global Resources", Alzheimer's Association, https://alz.org/global/overview.asp.

"Beta-amyloid and the Amyloid Hypothesis. Alzheimer's and Dementia", Alzheimer's Association, (2017-03-01), https://www.alz.org/national/documents/topicsheet_betaamyloid.pdf.

"CMS Drug Spending", Centers for Medicare & Medicaid Services (CMS), https://www.cms.gov/data-research/statistics-trends-and-reports/cms-drug-spending.

"Global Medicine Spending and Usage Trends", IQVIA Institute, (2020-05-05), https://www.iqvia.com/insights/the-iqvia-institute/reports-and-publications/reports/global-medicine-spending-and-usage-trends.

"Hepatitis C", World Health Organization,（2024-04-09）, http://www.who.int/mediacentre/factsheets/fs164/en/.

"Historical Background", The Office of Research Integrity, https://ori.hhs.gov/historical-background.

"Nearly Half of U.S. Adults Have High Blood Pressure Under New Guidelines", CBS News,（2017-11-14）, https://www.cbsnews.com/news/half-of-u-s-adults-have-high-blood-pressure-under-new-guidelines/.

"Orphan Drug Report 2017", EvaluatePharma,（2017-02）, https://idoc.pub/documents/orphan-drug-evaluate-pharma-epod17-jlk9v3qyw045.

"S Korea Cloning Expert Suspended", BBC News,（2006-02-10）, http://news.bbc.co.uk/2/hi/asia-pacific/4697210.stm.

"The Global Use of Medicines 2024: Outlook to 2028", IQVIA Institute,（2024-01-16）, https://www.iqvia.com/insights/the-iqvia-institute/reports-and-publications/reports/the-global-use-of-medicines-2024-outlook-to-2028.

"U.S.Department of Justice.Mallinckrodt Agrees to Pay $260 Million to Settle Lawsuits Alleging Underpayments of Medicaid Drug Rebates and Payment of Illegal Kickbacks", Office of Public Affairs,（2022-03-07）, https://www.justice.gov/opa/pr/mallinckrodt-agrees-pay-260-million-settle-lawsuits-alleging-underpayments-medicaid-drug.

"What is alzheimer's disease. Alzheimer's and Dementia", Alzheimer's Association,（2021-06-01）, https://www.alz.org/alzheimers-dementia/what-is-alzheimers.

"World Has Entered Stage of 'Vaccine Apartheid'- WHO Head". Reuters,（2021-5-17）, https://www.reuters.com/business/healthcare-pharmaceuticals/world-has-entered-stage-vaccine-apartheid-who-head-2021-05-17/.

"大阪に流通の牛肉、セシウム検出 基準の8.7倍",日本经济新闻官网,（2011-07-13）, https://www.nikkei.com/article/DGXNASDG1303V_T10C11A7CR8000/.

"極左暴力集団の動向と対策",日本警察庁官网,（2020-01-05）, https://www.npa.go.jp/hakusyo/h27/honbun/html/r5320000.html.

"A Worldwide Revolt for Access", Access Campaign,. https://msfaccess.org/worldwide-revolt-access.

Adam Marcus, Ivan Oransky, "How the Biggest Fabricator in Science Got Caught ", Nautilus,（2015-05-11）, https://nautil.us/how-the-biggest-fabricator-in-science-got-caught-235421/.

Adam Marcus, "The New Retraction Record Holder Is a German Anesthesiologist, with 184," Retraction Watch,（2023-07-12）, https://retractionwatch.com/2023/07/12/the-new-retraction-record-holder-is-a-german-anesthesiologist-with-184/.

Adam Marcus, "A Retraction Milestone: 200 for One Author", Retraction Watch,（2024-05-22）, https://retractionwatch.com/2024/05/22/a-retraction-milestone-200-for-one-author/#more-129263.

amfAR Public Policy Office, "Hepatitis C and Drug Pricing: The Need for a Better Balance", amfAR,（2015-02）, https://www.amfar.org/wp-content/uploads/2022/05/amfAR-HCV-Issue-Brief-Feb-2015.pdf.

Carolyn Y. Johnson, "Harvard Investigation Finds Fraudulent Data in Papers by Heart Researcher", The Washington Post,（2018-10-15）, https://www.washingtonpost.com/science/2018/10/15/harvard-investigation-finds-fraudulent-data-papers-by-heart-researcher/.

Darrell Issa, "Continuing Oversight of Regulatory Impediments to Job Creation: Job Creators Still Buried by Red Tape", U.S. House of Representatives 112th Congress Committee on Oversight and Government Reform,（2020-10-01）, https://oversightdemocrats.house.gov/sites/evo-subsites/democrats-oversight.house.gov/files/Mallinckrodt%20Staff%20Report%2010-01-20%20PDF.pdf.

Data Breaches, "Our Latest YouTube Video and Tips", Privacy Rights.org,（2012-10-01）, https://privacyrights.org/resources/data-breaches-our-latest-youtube-video-and-tips.

Dwight Eisenhower, "Farewell Address"（17 January 1961）, https://pdcrodas.webs.ull.es/anglo/EisenhowerFarewellAddress.pdf.

Ellie Kincaid, "Crystallography Database Flags Nearly 1000 Structures Linked to a Paper Mill", Retraction Watch,（2022-07-26）, https://retractionwatch.com/2022/07/26/crystallography-database-flags-nearly-1000-structures-linked-to-a-paper-mill/.

Fraiser Kansteiner, Zoey Becker and Angus Liu, et al., "Most Expensive Drugs in the US in 2023", Fierce Pharma,（2023-05-22）, https://www.fiercepharma.com/special-reports/priciest-drugs-2023.

Hannah McQueen, "10 Most Expensive Drugs in the US, Period", GoodRx,（2022-06-02）, https://www.goodrx.com/healthcare-access/drug-cost-and-savings/most-expensive-drugs-period.

Jacob Bell, "Biogen Quits Aduhelm, Handing back Rights to Original Developer", Biopharma Dive,（2024-01-31）, https://www.biopharmadive.com/news/biogen-aduhelm-alzheimers-drug-discontinue-rights-neurimmune/706132/.

Jessica Davis, "Mount Locker Ransomware Actors Claim Sonoma Valley Hospital Attack", TechTarget,（2020-11-04）, https://www.techtarget.com/healthtechsecurity/news/366595510/Mount-Locker-Ransomware-Actors-Claim-Sonoma-Valley-Hospital-Attack.

Joseph Conn, "Data Security Group HITrust Reports Breach", Modern Healthcare, (2013-05-29), http://www.modernhealthcare.com/article/20130529/NEWS/305299952.

Joseph Goedert, "Hospital HIM Department Loses Paper Records", Health Data Management, (2013-05-28), https://www.healthdatamanagement.com/articles/hospital-him-department-loses-paper-records.

Juliette Cubanski and Tricia Neuman, "FDA's Approval of Biogen's New Alzheimer's Drug Has Huge Cost Implications for Medicare and Beneficiaries", Kaiser Family Foundation, (2021-06-10), https://www.kff.org/medicare/issue-brief/fdas-approval-of-biogens-new-alzheimers-drug-has-huge-cost-implications-for-medicare-and-beneficiaries/.

Leroy Leo and Bhanvi Satija, "US FDA Approves Two Gene Therapies for Sickle Cell Disease", Reuters, (2023-12-09), https://www.reuters.com/business/healthcare-pharmaceuticals/us-approves-two-gene-therapies-sickle-cell-disease-2023-12-08/.

Mallapaty S. "China Conducts First Nationwide Review of Retractions and Research Misconduct", Nature, (2024-02-12), https://www.nature.com/articles/d41586-024-00397-x.

Mario Savio, "Sit-in Address on the Steps of Sproul Hal", American Rhetoric, (1964-12-2), https://www.americanrhetoric.com/speeches/

mariosaviosproulhallsitin.htm.

Marisa Taylor, "Brad Heath, Years after Harvard Scandal, U.S. Pours Millions into Tainted Field", Reuters,（2022-06-21）, https://www.reuters.com/investigates/special-report/health-hearts-stem-cells/.

Max Roser and Hannah Ritchie, "HIV/AIDS: A Global Epidemic and the Leading Cause of Death in Some Countries", Our World in Data,（2023-12）, https://ourworldindata.org/hiv-aids.

Mike Adams, "Big Pharma Drug Cartel Changed the Definition of 'High Blood Pressure' to Trick HALF of U.S. Adults into 'Treatment'", Coalition to Govern America,（2017-11-15）, https://governamerica.com/issues/global-issues/health-medical/22184-big-pharma-drug-cartel-changed-the-definition-of-high-blood-pressure-to-trick-half-of-u-s-adults-into-treatment.

National Prescription Drug Utilization Information System（NPDUIS）, "Meds Entry Watch, 2016", PMPRB Website,（2018-06）, http://www.pmprb-cepmb.gc.ca/CMFiles/NPDUIS/NPDUIS_MedsEntryWatch_2016_e.pdf.

Office for Civil Rights（OCR）, "Business Associates", US Department of Health and Human Services,（2003-04-03）, http://www.hhs.gov/ocr/privacy/hipaa/understanding/coveredentities/businessassociates.html.

Phil Taylor, "ICER Revises Its View of Aduhelm's Price-But Not by Much", pharmaphoru, (2021-07-01), https://pharmaphorum.com/news/icer-revises-its-view-of-aduhelms-price-but-not-by-much.

Phil Taylor, "Biogen Takes Axe to Aduhelm Price in a Bid to Drive Take-up", pharmaphoru, (2021-12-20), https://pharmaphorum.com/news/biogen-takes-axe-to-aduhelm-price-in-a-bid-to-drive-take-up.

Polly Curtis, "Psychiatrist Settles out of Court After Job Withdrawn", EducationGuardian.co.uk, (2002-05-07), https://www.theguardian.com/education/2002/may/07/highereducation.uk3.

Ralph Martins, "'A Slow and Painful Journey': Why Did It Take over 20 years to Approve the New Alzheimer's Drug?", The Conversation, (2021-6-18), https://theconversation.com/a-slow-and-painful-journey-why-did-it-take-over-20-years-to-approve-the-new-alzheimers-drug-162603.

Richard Van Noorden, "More than 10,000 Research Papers were Retracted in 2023 — a New Record", Nature, (2023-12-12), https://www.nature.com/articles/d41586-023-03974-8.

Shamsad Mortuza, "The Snowball Effect of Academic Crimes", The Daily Star, (2023-07-29), https://www.thedailystar.net/opinion/views/blowin-the-wind/news/the-snowball-effect-academic-crimes-3381266.

T. Joseph Mattingly Ⅱ, "Kennedy, Kefauver, And Castro: A Historical Lesson On The Politics Of Drug Pricing Reform", Health Affairs Blog, (2021-11-01), https://www.healthaffairs.org/content/forefront/kennedy-kefauver-and-castro-historical-lesson-politics-drug-pricing-reform.

The WHO Council on the Economics of Health for All, "Governing Health Innovation for the Common Good – Council Brief No.1", (2023-11-29), https://www.who.int/publications/m/item/governing-health-innovation-for-the-common-good.

U.S. Government Accountability Office, "Dietary Supplements: FDA May Have Opportunities to Expand Its Use of Reported Health Problems to Oversee Products", (2019-09-20), https://www.gao.gov/assets/gao-13-244.pdf.

日本通商产业省官网, "ALPS Treated Water Q&A", Ministry of Economy, Trade and Industry, (2021-05-26), https://www.meti.go.jp/english/earthquake/nuclear/decommissioning/qa.html.